HELGA VOLLMER

Aspirin®

Ein Jahrhundertmittel macht Karriere

Die vielseitigen Einsatzmöglichkeiten des Wirkstoffs Acetylsalicylsäure (ASS)

Originalausgabe

WILHELM HEYNE VERLAG
MÜNCHEN

HEYNE RATGEBER
08/5137

Umwelthinweis:
Dieses Buch wurde auf
chlor- und säurefreiem Papier gedruckt.

Lektorat: Birgit Groll
Umschlaggestaltung: Atelier Adolf Bachmann, Reischach
Umschlagbild: Studio für Werbefotografie E. Kohn, Landshut
Satz: Schaber Satz- und Datentechnik, Wels
Druck und Bindung: Ebner Ulm

ISBN 3-453-12268-2

Inhaltsverzeichnis

Einleitung

»... Der junge Mann, der in einem Café mit Namen Little Jewel frühstückte, trank, ebenso wie Mr. Clutter, keinen Kaffee. Er zog Root-Bier vor, ein aus Anis, Muskatnuß und Wacholder gebrautes Getränk. Drei Tabletten Aspirin, kaltes Root-Bier und eine Kette von Pall-Mall-Zigaretten, das war es, was er sich unter einem ›anständigen Happen‹ vorstellte ...« Diese Schilderung stammt aus dem Roman ›Kaltblütig‹ von Truman Capote. Abgesehen davon, daß die Zusammenstellung jenes ›Frühstücks‹ einem bereits beim Lesen ein gelindes Schaudern und das Gefühl von massiven Kopfschmerzen vermittelt, fragt man sich, welche Gemeinsamkeit der exzentrische, amerikanische Autor und Schauspieler Capote wohl mit zahlreichen anderen Schriftstellern aus aller Herren Länder, angefangen bei Erich Fromm bis zu Edgar Wallace, über Kurt Tucholsky, Hans Hellmut Kirst und Walter Kempowski, Thomas Mann, Raymond Chandler und Agatha Christie, John Steinbeck, Alexander Spoerl, Heinz G. Konsalik, Roald Dahl, Giovanni Guareschi, Jaroslav Hašek, Alfred Andersch, Eric Malpass oder Lothar-Günther Buchheim – um nur einige zu nennen – gemeinsam haben mag. Es ist Aspirin! Irgendwann erwähnt jeder dieser Autoren, welche die unterschiedlichsten Werke mit den unterschiedlichsten Anliegen verfaßt haben, in irgendeinem Zusammenhang und aus irgendeinem Grund Aspirin.

Im allgemeinem sticht dies dem Leser – egal in welchem Land der Erde er lebt – nicht besonders ins Auge. Denn Aspirin ist nahezu überall auf der Welt bekannt, ein ganz normaler Bestandteil der Hausapotheke, eine Allzweck-Arznei, die so gut wie jedermann besitzt: Man setzt sie ein bei Erkältungen, gegen Fieber, bei Grippe, gegen Kopfschmerzen und auch – siehe oben – gegen den berühmten ›Kater‹, vorbeugend oder als Heilmittel. Schilderte doch der amerikanische Autor Henry Miller in einem Brief seiner französi-

schen Freundin Anaïs Nin seine Reise durch Arizona unter anderem so: »... Fühle mich wohl, sehe wohl aus, habe lediglich Kopfweh. Nahm heute sechs Aspirin und konnte dann nicht losfahren ...«; und so dichtete Erich Kästner im ›Wiegenlied für sich selber‹: »Schlafe! Mache eine Pause! Nimm, wenn nichts hilft, Aspirin ...!«; sei es, daß Monika in Harold Robbins Roman ›Die Unersättlichen‹ Jonas fragt: »Soll ich dir etwas Aspirin geben ...« und ergänzt: »Du siehst aus, als hättest du Kopfschmerzen«; oder daß Oberst Rolland in Frederick Forsyth's Spionage-Thriller ›Spiegeleier‹ bestellt, »Brötchen und weiteren Kaffee – diesmal eine große Tasse café au lait – sowie Aspirintabletten gegen seine Kopfschmerzen«.
Der kleine Helfer ist längst zum mehr oder weniger notwendigen Bestandteil unseres täglichen Lebens geworden – und das seit langer, langer Zeit. So forderte der berühmte Tenor Enrico Caruso einst stets von seinen Impresarios, ihn mit Aspirin zu versorgen, da nur dieses Mittel ihn von seinen Kopfschmerzen befreien könne. Und der manisch-depressive Dichter Franz Kafka erklärte seiner Verlobten Felice Bauer, Aspirin sei eines der wenigen Dinge, die den unerträglichen Schmerz des Daseins linderten.
Graham Greene behauptete schon in den fünfziger Jahren, wir befänden uns im Zeitalter des Aspirin. Damals war Aspirin ein halbes Jahrhundert alt. Inzwischen ist es hundert Jahre alt, und Greenes Aussage trifft heute noch weitaus mehr als damals zu: denn das Original-Aspirin hat in den letzten Jahren einen Boom erlebt, der seinesgleichen sucht. Und wo immer auf der Welt man sich aufhält, jeder kennt Aspirin – wenn auch nicht unbedingt als das Originalpräparat. Wann auch immer jemand in Japan, im indischen Kaschmir, in irgendeinem sibirisch-russischen Staat, im schwärzesten Afrika, auf irgendeiner Insel im Indischen Ozean oder in der Karibik, geschweige denn in den USA, Europa oder Australien in einen Supermarkt, in eine Apotheke oder auch nur in den Dorfladen geht und nach ›Aspirin‹ fragt – er bekommt eine ›Medizin‹ gegen Kopf- oder andere Schmerzen, gegen Fieber oder gegen einen ausgewachsenen ›Kater‹. ›Aspirin‹ gehört zu den Vokabeln, mit denen die Ureinwohner von

Neuguinea bereits vor knapp einem halben Jahrhundert lesen lernten, und es ist ein Wort, das überall auf der Welt verstanden und begriffen wird.

Die chemische Substanz Acetylsalicylsäure (ASS) wird inzwischen in zahlreichen Produkten verschiedener Arzneimittelhersteller des In- und Auslandes in den unterschiedlichsten Varianten und Zusammen-

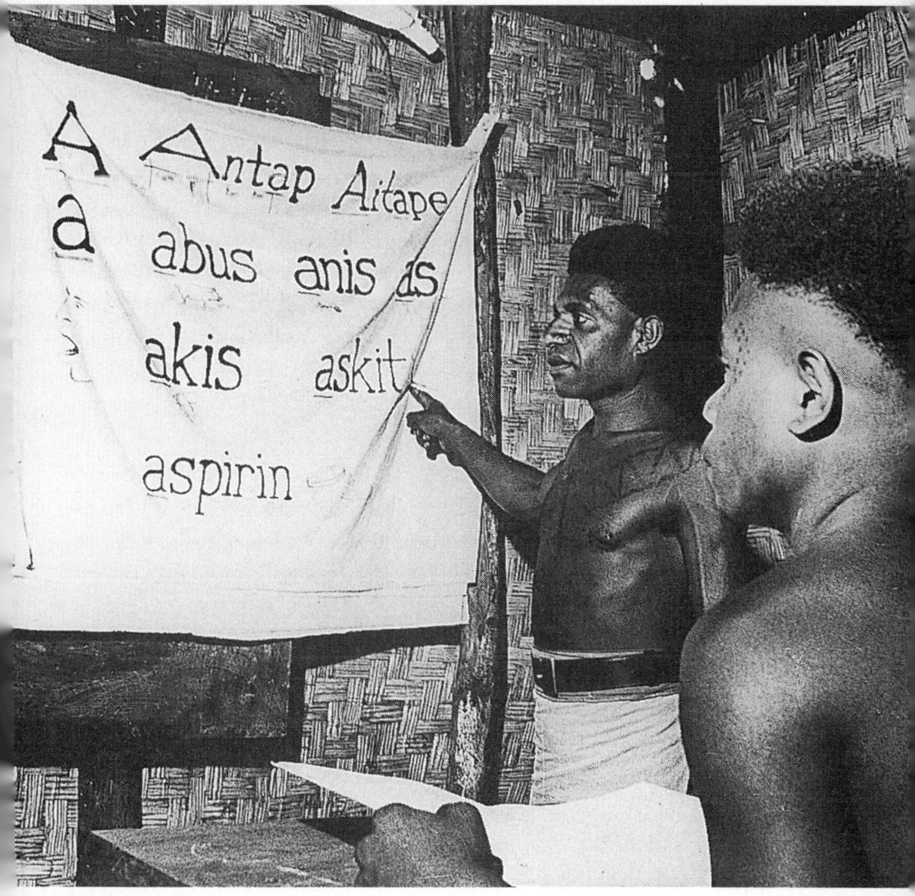

setzungen für zahlreiche Medikamente gegen alle möglichen Erkrankungen eingesetzt.
Doch allein dieser Wirkstoff macht natürlich nicht die Wirksamkeit eines Arzneimittels gegen eine bestimmte Krankheit aus, sondern zahlreiche Mechanismen spielen eine ebenfalls wichtige Rolle, beispielsweise die Resorptionsgeschwindigkeit, die Einbettung in eine Trägersubstanz, die galenische Zubereitung, die Darreichungsform und nicht zuletzt die Qualitätssicherung ergeben die ›biopharmazeutischen Eigenschaften‹ eines Medikaments. Doch nicht nur das. Das Original-Aspirin – lassen wir es im Moment bei dieser Bezeichnung – ist wohl das berühmteste Heilmittel der Welt, ein Jahrhundertpharmakon – im wahrsten Sinne des Wortes. Denn 1997 beziehungsweise 1999 wird Aspirin® tatsächlich einhundert Jahre alt. Aber warum feiert es gleich zweimal hundertsten Geburtstag?
Nun, das ist ganz einfach zu erklären, sozusagen mit ›Geburtsstunde‹ und ›Taufe‹. Obwohl seine Grundsubstanz eigentlich schon über zweitausend Jahre alt ist. Was soll das nun wieder bedeuten? Die ursprüngliche ›Entdeckung‹ des natürlichen Vorgängers der Acetylsalicylsäure, nämlich der Salicylsäure aus der Weidenrinde, wird dem wohl berühmtesten Arzt der Antike zugeschrieben, nämlich Hippokrates. Er verordnete seinerzeit diesen Extrakt aus gekochter Weidenrinde seinen Patienten gegen Fieber und Schmerzen. Irgendwann im Mittelalter geriet dieser Weidenrindenextrakt trotz seiner Wirksamkeit bei den Ärzten in Vergessenheit, nicht aber bei den Kräuterfrauen: Sie empfahlen ihn weiterhin als Mittel gegen rheumatisches Fieber und Schmerzen.
Napoleon war dann sozusagen der Auslöser für die ›Wiederentdeckung‹ dieses Wirkstoffes. Infolge der von ihm 1806 verhängten Kontinentalsperre konnte keine Chinarinde mehr importiert werden und man suchte händeringend nach einem Ersatz für Chinin. Bis man sich wieder der fiebersenkenden Inhaltsstoffe des *Cortex salicis* erinnerte.
Zahlreiche Wissenschaftler, Pharmakologen und Chemiker machten sich an die Arbeit – und schließlich beschrieb am 10. Oktober 1897

der junge Chemiker Felix Hoffmann von den Pharmakologischen Laboratorien der Farbenfabriken, vorm. Friedr. Bayer & Co. in Elberfeld, in seinem Laborjournal, wie und daß es ihm gelungen war, Acetylsalicylsäure in chemisch reiner und haltbarer Form herzustellen. Das ›Kind‹ war geboren.

Diese Acetylsalicylsäure, damals noch in Pulverform, wurde klinisch getestet und ihre ›schmerzstillende und fiebersenkende Wirkung‹ bestätigt.

Die vielversprechenden Resultate veranlaßten die Firmenleitung der Farbenfabriken, das Medikament in die Produktion aufzunehmen. Als Handelsname einigte man sich auf ›Aspirin‹. Das ›A‹ stand für Acetyl, die Silbe ›spir‹ war der mit Salicylsäure chemisch identischen Spirsäure aus der *Spirea ulmaria* (Mädesüß) entlehnt. Am 1. Februar 1899 wurde Aspirin® als Warenzeichen angemeldet und unter der Nummer 36 433 in die Warenzeichenrolle des Kaiserlichen Patentamtes Berlin eingetragen. Das ›Kind‹ hatte einen Namen bekommen. Bereits ein Jahr später, am 27. Februar 1900, wurde es in den USA patentiert, und im gleichen Jahr erfolgte die internationale Registrierung. Der Siegeszug um die Welt hatte begonnen.

Das Original-Aspirin hat noch einen Vorteil gegenüber all den anderen Aspirin-Präparaten, die im Laufe der Jahre auf den Markt kamen: Das Aspirin® der Firma Bayer ist seit seiner ›Erfindung‹ im Jahre 1897 unverändert geblieben. Zwar wurden die einzelnen Präparate verbessert, sie in ihrer Wirkstoffmenge variabel gestaltet oder beispielsweise mit Vitamin C kombiniert, dennoch enthalten sie alle den identischen ›originalen‹ Wirkstoff. Und es gibt bis heute keinen wissenschaftlichen Beweis, daß irgendeine ›Spielart‹ oder Variante besser als Acetylsalicylsäure allein gegen Kopfschmerzen, Fieber und Entzündungen wirkt.

Über sechzig Jahre lang blieb Aspirin ein Schmerzmittel für den Alltagsgebrauch, ein Standardtherapeutikum bei fieberhaften Erkrankungen, bei Kater und Kopfschmerzen.

Aspirin war gang und gäbe, es gehörte – wie gesagt – in den Industrieländern zur Hausapotheke, jeder kannte es und Millionen nahmen es. So gaben beispielsweise 1951 die beiden ›Mütter‹ der sogenannten Antibabypille, Margaret Sanger und Katharine McCormick, dem Wissenschaftler Gregory Pincus sogar den Auftrag, ein Kontrazeptivum zu entwickeln, »das man schlucken kann wie ein Aspirin...«.

Die zweite Karriere des Aspirin begann 1968, als erstmals der Einfluß von ASS auf die Zusammenklumpung beziehungsweise Gerinnung von Blutplättchen nachgewiesen wurde.

Aspirin schien also noch etwas mehr zu können als Fieber zu senken und Schmerzen zu bekämpfen. Damit wurde es für die Wissenschaftsforschung wieder interessant. 1971 entdeckte John Vane den ›Schlüssel‹ für das klassische Wirkprofil von Acetylsalicylsäure: die Prostaglandinsynthesehemmung. Die war hochinteressant und enorm aufschlußreich. Zum einen, weil man inzwischen festgestellt hatte, daß Prostaglandine eine außerordentlich wichtige Rolle im Zusammenhang mit dem Schmerz spielen, vor allem aber auch deswegen, weil in unseren Industrieländern inzwischen über 50 Prozent der Menschen an Herz-Kreislauf-bedingten Krankheiten wie Herzinfarkt und Schlaganfall starben. Auslöser für einen Infarkt sind stets Blutgerinnsel – und wenn es da etwas gäbe, womit sich diese Thromben vermeiden oder wieder auflösen ließen...? Die Acetylsalicylsäure (Abkürzung: ASS), so stellte sich in mehreren hundert Studien an über 100 000 Patienten heraus, beugt Schlaganfällen vor und Herzinfarkten.

Vane bekam dann 1982 für seine Arbeit auf dem Gebiet der Prostaglandinforschung – zusammen mit zwei schwedischen Professoren – den Nobelpreis der Medizin.

Noch erstaunlicher als die Dauerhaftigkeit ihres Erfolges ist, daß die Forscher heute noch, nachdem die Acetylsalicylsäure immerhin schon hundert Jahre alt ist, auf weitere neue und bisher unbekannte Eigenschaften dieses Pharma-Oldie stoßen. So gibt es inzwischen Hinweise, daß ASS beispielsweise die Immunabwehr des Körpers stärkt, daß sie schmerzerregende und fieberauslösende Hormone blockiert, daß diese ›Allzweck‹-Arznei in gewissem Umfang vor Krebs schützen kann, bei Gürtelrose und den Herpes-zoster-Schmerzen hilft, daß sie lebensbedrohlichen Bluthochdruck-Attacken während der Schwangerschaft vorbeugt und möglicherweise Zahnfleischschwund bremst. Lange Zeit standen die Mediziner diesem ›Allround-Mittel‹ skeptisch gegenüber, aber Tatsachen lassen sich nun mal nicht leugnen, besonders dann nicht, wenn das Medikament an einigen hunderttausend Menschen mit Erfolg getestet wurde.

Prinzipiell müssen die Eigenschaften eines Arzneimittels sorgfältig durch klinische Studien belegt werden, bevor eine ›Indikation‹ offiziell erlaubt ist. So ergab beispielsweise allein die Auswertung von über 200 Studien mit den Daten von mehr als 100 000 Patienten einwandfrei, daß ASS die Verklumpung roter Blutkörperchen verhindert und so die Blutgerinnung hemmt. Durch derartige wissenschaftliche Studien wissen Arzt und Patient, wann sie ein Medikament in welcher Dosierung gegen welche Krankheit einsetzen können, welche Wechselwirkung es möglicherweise mit anderen Medikamenten hat und bei welchen Erkrankungen es nicht eingenommen werden sollte. Gleichzeitig müssen – auch das ist Vorschrift – sämtliche nur möglichen Nebenwirkungen im sogenannten ›Beipackzettel‹ aufgezählt werden, selbst wenn sie möglicherweise nur einmal unter Tausenden von Patienten auftreten könnten. Das erlaubt, den erwünschten Nutzen gegen eventuelle Risiken abzuwägen.

Zur Acetylsalicylsäure laufen ständig Studien, einmal zur Absicherung bereits bekannter Indikationen, aber auch in Hinblick auf neue Einsatzmöglichkeiten.

Denn eines ist ganz sicher: Noch längst sind nicht alle Wirkbereiche der ASS bekannt. Vermutlich kann die Acetylsalicylsäure noch weitaus mehr, als man bisher weiß.

Aber auch jetzt handelt es sich bereits um eine erstaunlich breite Palette von Krankheiten, bei der ASS heilt, hilft, schützt oder zumindest dem Patienten Erleichterung verschafft.

Alle seine Einsatzmöglichkeiten, bei den unterschiedlichsten Krankheiten sowie als Prophylaxe, ob sie durch Studien belegt und nur auf Erfahrungswerten basieren, sollen in diesem Buch aufgezählt und erklärt werden.

Das bedeutet aber nun nicht, daß die Acetylsalicylsäure von jedem wahllos, sozusagen, um allem Übel vorzubeugen, in Mengen geschluckt werden soll, auch wenn der Verbraucher ›Aspirin‹ ohne Rezept in der Apotheke kaufen kann und damit die Möglichkeit hat, sich selbst zu behandeln. ASS zu schlucken hilft nämlich weder gegen einen ungesunden Lebenswandel, noch gibt es hundertprozentigen Schutz vor Herzinfarkt, Schlaganfall und ähnlichem. Eine Selbstmedikation hat Vorteile, aber auch Grenzen, und beide muß man letztendlich selbst herausfinden. Und ›Aspirin‹ ist trotz seiner erstaunlichen Eigenschaften keine ›Wunderdroge‹.
Prinzipiell gilt: Der wichtigste und kompetenteste Ansprechpartner für jemanden, der über einen längeren Zeitraum, das heißt mehrere Tage, an einer Krankheit oder unter Schmerzen – und seien es ›nur‹ Kopfschmerzen – leidet, ist der Arzt. Nur er kann die Erkrankung abklären, aufgrund von Untersuchungen eine Diagnose stellen, und er sollte auch das geeignete Medikament verordnen. Möglicherweise wäre dies Acetylsalicylsäure, vielleicht auch ASS zusätzlich zu einem anderen Präparat, eventuell aber kann Acetylsalicylsäure in diesem speziellen Fall auch kontraindiziert, also ungeeignet, sein.

In diesem Buch soll zum einen die spannende Geschichte dieses Jahrhundertpharmakons erzählt, aber gleichzeitig auch folgendes er- und geklärt werden: Wofür beziehungsweise wogegen eignet sich die Acetylsalicylsäure? Wie groß ist ihre Bandbreite, welches sind ihre Einsatzmöglichkeiten? Wann und wie und wie lange kann sich jemand selbst behandeln? Wann ist es angebracht, sich ›Aspirin‹ zu besorgen, und inwieweit kann man sich damit selbst helfen? In welchen Fällen jedoch sollte ASS vom Arzt verordnet, und wann sollte sie nur unter ärztlicher Aufsicht eingenommen werden? Und last but not least: Welche Nebenwirkungen hat sie, wo sind ihren Einsatzmöglichkeiten Grenzen gesetzt?

Da es für das Verständnis der in diesem Buch geschilderten Wirkweisen und Studienergebnisse notwendig ist, sei abschließend auf ein wichtiges Unterscheidungsmerkmal hingewiesen: Wenn im folgenden über Anwendungsmöglichkeiten und Heilerfolge mit Aspirin® berichtet wird, beziehen sich diese auf das von der Bayer AG hergestellte Produkt. Das ® hinter einem Präparat bedeutet, daß es sich hier um einen geschützten Markennamen handelt. In allen anderen Beschreibungen wird die Bezeichnung Acetylsalicylsäure oder deren Abkürzung ASS verwendet – egal, von welcher Firma, in welcher Zusammensetzung und für welche Indikation diese Substanz auf den Markt gebracht wurde.

Die Geschichte eines Jahrhundertmedikamentes

Wie bei vielen Dingen war es Hippokrates, der ›Urvater‹ der Medizin und aller Ärzte höchstpersönlich, der sich angeblich als erster mit der Substanz beschäftigte, die den natürlichen Vorgänger für unser heutiges Aspirin ausmacht, nämlich mit der *Salicylsäure.* Wie kam es dazu?

Die antiken Ärzte

Hippokrates wurde um 460 v. Chr. auf der griechischen Insel Kos, nahe der Westküste Kleinasiens geboren. Trotz aller Mären, Legenden, ›Überlieferungen‹, Geschichten usw., die sich um diesen Mann ranken, ist dies das einzige, was man über ihn tatsächlich weiß. Denn auch die hippokratische Sammlung zahlreicher Schriften, oder, wie man sie oft bezeichnet, das ›Corpus Hippocrateum‹, stammt vermutlich nicht von ihm allein, sondern von verschiedenen Autoren, denn es ist zu verschiedenen Zeitpunkten verfaßt worden. Angeblich erhielt Hippokrates seine medizinische Ausbildung durch seinen Vater Herakleides. Das entsprach seinerzeit der Tradition: Der griechische Arzt war Handwerker und wurde nicht in einer Schule ausgebildet, sondern ging bei einem Meister in die Lehre. Wie alle Ärzte jener Tage – und einige der heutigen – verbrachte er einen Großteil der Zeit auf Reisen. Er praktizierte seine Heilkunst in den Nachbarstädten und auf den anderen ägäischen Inseln, hielt Vorträge über Medizin und Chirurgie und bekam dafür sowohl von seinen Patienten wie auch von den Studenten Honorare. Mit wachsendem Ruhm wurde die Nachfrage nach seinen Diensten größer. Als hochangesehenes Mitglied der medizinischen Akademie auf der Insel Kos war er einer der einflußreichsten Ärzte seiner Epoche. Er scheint für die damalige Zeit sehr alt geworden zu sein, vermutlich war er über achtzig, als er in Larissa (Thessalien/Griechenland) starb, angeblich 377 v. Chr.

Eigenartigerweise gab es bereits damals verschiedene Trends in der Medizin: Auf der Kos gegenüberliegenden Halbinsel Knidos (heute Türkei), praktizierten die knidischen Ärzte. Ihre Form der und ihre Anschauung über die Medizin gleicht in mancher Hinsicht mehr unserer heutigen als die der Ärzte auf Kos: In Knidos stand die Krankheit im Mittelpunkt der Interessen, bei Hippokrates dagegen der Patient. Die knidischen Ärzte – wie auch die Medizin unserer Zeit – richteten ihre Bemühungen auf eine Klassifikation der Krankheit, des Krankheitsprozesses sowie eine exakte Diagnose.

Beispielsweise unterschieden sie nicht weniger als zwölf Formen von *Zystitis* (Harnblasenentzündung). Sie suchten die spezifischen lokalen Organstörungen zu erkennen, welche die Symptome verursachten, und kategorisierten diese eifrig. Sie waren auch operationsfreudiger als die Koer. Allerdings hatten die Knider seinerzeit wenig Erfolg. Daran war aber nicht etwa ihre ›Unwissenheit‹ schuld, ganz im Gegenteil. Für ihre Denkweise hätte es nur eines präziseren Wissens um die Anatomie und die Organfunktionen des Menschen bedurft. Doch den religiösen Dekreten jener Zeit entsprechend, die umgehend nach dem Tod eine Bestattung forderten, war die Öffnung eines menschlichen Körpers verboten. Hinzu kam eine kulturell bedingte Abscheu vor Leichen, welche die Menschen jener Zeit nur schwer überwinden konnten; selbst die damaligen Ärzte hatten damit Probleme. Das Innere von Lebewesen wurde höchstens an Tieren studiert und gelegentlich durch einen zufälligen Blick in den aufgeschlitzten Körper irgendeines verwundeten Kämpfers vervollständigt. Damit waren die knidischen Ärzte längst nicht so wissensdurstig wie die Ärzte des alten Ägyptens, die beispielsweise Jahrhunderte zuvor schon Hirnoperationen und andere chirurgische Eingriffe durchgeführt hatten und die gleichzeitig mit pflanzlichen, tierischen, aber auch metallischen Stoffen experimentierten und Heilmittel her-

zustellen versuchten. In deren Gärten wuchsen viele Weidenbäume und Vitamin-C-haltige Granatapfelbäume. Blätter, Rinde und sogenannte Extrakte wurden als Wickel oder zur Heilung von Wunden verwendet – Vorläufer der *Enzymtherapie,* die heute wieder zunehmend Anerkennung und immer neuere Einsatzgebiete findet[1]. Und noch einen Schritt weiter zurück: ›Das älteste Lehrbuch der Medizin‹ ist eine Steintafel aus dem 3. Jahrtausend v. Chr. Sie enthält eine Rezeptsammlung, die ein unbekannter sumerischer Arzt um das Jahr 2200 oder 2100 v. Chr. aufgeschrieben hatte. In einem ganz wesentlichen Punkt unterscheidet sie sich von sämtlichen anderen Sammlungen: Sie erwähnt dabei keine Götter, keine Dämonen und keine Magie; zwar fehlen die Angaben zu Krankheiten, zu deren Behandlung die aufgeführten Medizinen gedient hatten, ebenso wie Gewichtsangaben für die einzelnen Medizinen, aber sie zeigt, in welchem Maße schon die Sumerer Drogen und chemische Substanzen bei der Krankenbehandlung eingesetzt hatten: Blätter oder Samen von Cassia, Myrrhe oder Thymian sowie Wurzeln, Rinde der Weide, Fichte und Dattelpalme, um nur einige zu nennen.
Doch zurück ins Griechenland der Antike: Auch in der gesamten hippokratischen Sammlung findet sich kein schlüssiger und unstrittiger Beweis einer offiziellen Zerlegung des menschlichen Körpers. Bei Hippokrates stand im Gegensatz zur knidischen Schule der Kranke als Person im Mittelpunkt, dieser Mensch wurde beobachtet und seine Krankheit nur als Hintergrund seines gesamten Lebenskontextes angesehen; die Symptome dienten Hippokrates als Indikatoren des Zustandes seines Patienten, nicht als Basis zur Klassifizierung in bestimmte Krankheiten. Dementsprechend richteten die Ärzte der Hippokratischen Schule ihre Behandlung auf den Wiederaufbau der natürlichen Bedingungen und der Abwehrkräfte des Körpers sowie auf die Wiederherstellung der richtigen Beziehung zu seiner Umwelt – eine Form der Medizin, die heute bei uns als ›Ganzheitsmedizin‹ eine Renaissance erlebt.

---

[1] Vgl.: Vollmer, Helga: Enzyme für die Frau, Berlin 1995

Jedoch unterschieden sich die Lehren des Hippokrates von den damals noch häufig praktizierten Mythen und Zaubereien, indem sie sich mehr den Naturwissenschaften zuwandten: beispielsweise in der Behandlung der Schmerzen, gegen die man mit altbewährten Pflanzenstoffen vorging, aber gleichzeitig auch nach neuen suchte. In der Ärzteschule von Kos verwendete Hippokrates beispielsweise Lattich- und Mohnsaft zur *Schmerzbehandlung*. Als er eines Tages einen Aufguß oder Sud der Weidenrinde (lat. *Salix* = Weide, *cortex salicis* = Weidenrinde) erprobte, beobachtete er den genauen Krankheitsverlauf unter diesem ›Medikament‹ und nahm es schließlich als geeignetes Mittel gegen Schmerzen und Fieber in sein ›Corpus Hippocraticum‹ auf.

Auch dem Philosophen Theophrast – angeregt durch den botanischen Garten seines Lehrers Aristoteles – waren die nützlichen Effekte der Salix-Arten ebenso bekannt wie die Gattung der Spirea. Wenn Dioskurides, ein griechischer Militärchirurg, der 600 medizinische Pflanzen beschrieb, und Plinius der Ältere (23–79 n. Chr.) in ihren Pharmakopöen (sogenannte amtliche Arzneibücher, die die Vorschriften über die Zusammensetzung der Arzneimittel enthalten) immer wieder die Weidenrinde zur Behandlung leichter und mittelschwerer Schmerzen empfehlen, speziell bei rheumatischen Leiden, so mag das möglicherweise an dem kleineren Risiko und den geringeren Nebenwirkungen dieses Mittels gegenüber den häufig angewandten Drogen aus Pflanzensäften wie beispielsweise des Mandragora, Bilsenkrautes oder des Mohns gelegen haben (vgl. Kapitel über den Schmerz), vor deren Überdosierung bereits der griechische Arzt Galen von Pergamon (130–201 n. Chr.) warnte. Er war der wahrscheinlich größte griechische Arzt nach Hippokrates. Nachdem er neun Jahre lang in Smyrna, Korinth und Alexandria Medizin und Philosophie studiert hatte, kehrte er in seine Heimatstadt Pergamon zurück, um Arzt der Gladiatoren zu werden – eine Aufgabe, die ihn zwangsläufig ständig mit der Behandlung von Schmerzen konfrontierte. Später ging er nach Rom und wurde Leibarzt des römischen Kaisers Marc Aurel. Galen von Pergamon dürfte der bedeutendste medizinische Experimentator nicht nur seiner Zeit, sondern der gesamten Medizingeschichte bis ins 17. Jahrhundert gewesen sein.

Die Medizin des Mittelalters

Im Mittelalter schließlich wurde die Weidenrinde als schmerzlindernde Droge von den Ärzten mehr oder weniger vergessen, jedoch nicht von den Kräuterfrauen. Sie sammelten die Rinde der hauptsächlich an den Flußufern wachsenden *Salix alba* (botanischer Name der Silberweide), kochten sie leicht auf, damit die Bitterstoffe herausgezogen wurden, und verabreichten das sicherlich immer noch abscheulich schmeckende Gebräu ihren vor allem von *Gliederschmerzen* geplagten Kunden. Da aber zu jener Zeit die Weiden für die Korbindustrie benötigt wurden und das Pflücken der Äste beziehungsweise Schälen der Rinde bald mit hohen Strafen geahndet wurde, geriet dieses Naturheilmittel zwangsläufig nach und nach wieder in Vergessenheit.

Erst das Jahr 1763 wurde für die Weidenrinde und ihre Wirkstoffe wieder zu einem besonderen Markstein. Auf einer Sitzung der Royal Society,

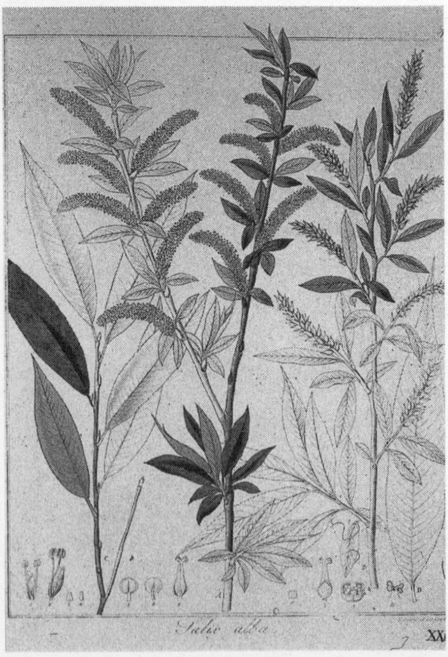

Weidengewächse.
© Bayer AG

der illustren medizinischen Gesellschaft Großbritanniens, wurde vermutlich zum erstenmal in wissenschaftlicher Form über Versuche mit Salix-Rindenextrakten berichtet: Diese Extrakte sollen, bei fünfzig fieberkranken Patienten angewandt, zu beachtlichen Erfolgen geführt haben. Reverend Edward Stone von Chipping Norton in Oxfordshire/England hatte mit Mitteln zur *Fiebersenkung* experimentiert. Dabei ging er von der damals weit verbreiteten Überzeugung aus, daß die Vorsehung die Heilmittel gegen Krankheiten nicht weit von deren Ursprüngen plaziere – »als ob neben Häusern mit fragwürdigem Ruf kleine Penicillin-Fläschchen auf den Bäumen wüchsen« (Charles C. Mann/Mark L. Plummer). Stone wußte, daß sich Menschen in Sumpfgebieten sehr leicht Fieber zuziehen. Also versuchte er es mit Pflanzen aus Sumpfgebieten und stieß dabei auf Weidenbäume. Er pulverisierte getrocknete Weidenrinde, vermischte sie mit Wasser, Tee und Dünnbier und verabreichte den Trank an fünfzig Fieberkranke. Bei fast allen ging das Fieber zurück. 1763 veröffentlichte er über die Royal Society seinen »Bericht über den Heilerfolg von Weidenrinde bei Wechselfieber«.

Gesucht: ein Ersatz für Chinin

Doch erneut geriet das bitterschmeckende Medikament in Vergessenheit. Denn die Weidenrindenextrakte zeigten einen schwächeren Effekt als die seit 1640 in Europa bekannte und bei Fieber bewährte *Chinarinde* (*Cinchona officinalis*) des in Peru beheimateten Chinabaumes. Das änderte sich schlagartig zu Beginn des 19. Jahrhunderts, als Napoleon 1806 die Kontinentalsperre verhing und das gerade bei Schmerzen und Fieber bewährte Chinin nicht mehr aus Peru importiert werden durfte. Man mußte sich nach einer Ersatzdroge umsehen, und jetzt erinnerte man sich wieder des englischen Geistlichen und seiner Untersuchungsergebnisse über die Weidenrinde sowie ihrer therapeutisch verwertbaren Eigenschaften, in erster Linie ihrer fiebersenkenden Eigenschaft. Die Wirkungen der Weidenrinde schie-

nen phantastisch zu sein, doch der saure und kratzende Geschmack sowie die durch die Säure verursachten Magenschleimhautentzündungen ließen keine Behandlung über einen längeren Zeitraum zu.
Was tun? Da dringend Ersatz für Chinin und *Cinchonin,* einen Abkömmling des Chinins, gebraucht wurde, beschäftigten sich zahlreiche Fachleute mit den fiebersenkenden Inhaltsstoffen der Weidenrinde. Einer der ersten war ein Professor für Pharmazie an der Münchner Universität, Johann Andreas Buchner (1783–1852). Er suchte nach einer ›Geheimsubstanz‹, die bitter schmeckte und Fieber senkte – frei nach dem teilweise heute noch gültigen Motto: Je bitterer und abscheulicher eine Medizin schmeckt, desto wirkungsvoller hilft sie. Buchner suchte und stieß auf die Weidenrinde. 1828 gewann er nach einer Extraktion der Weidenrinde mit Wasser, Fällung der Gerbstoffe sowie anderer Verunreinigungen und nachdem er die Lösung eingedampft hatte, eine gelbliche Substanz, die er nach dem lateinischen Namen für die Weidengewächse ›Salicin‹ nannte. Der Pharmazeut zweifelte nicht daran, daß dieser Stoff besser verträglich sein würde als die bisherigen gerbsäurehaltigen Auszüge der Weidenrinde, obwohl es ihm nicht gelang, den bitteren Bestandteil von allen Farbstoffen frei zu bekommen.
Bereits im darauffolgenden Jahr beschäftigte sich der in Vitry-le-François ansässige Apotheker Leroux – angeregt durch die 1803 von Wilkinson veröffentlichte Schrift über die ›Cortex salicis latifoliae‹ – mit demselben Problem. Durch weitere Ausfällung gelang ihm schließlich die Herstellung des Salicins in reiner Kristallform, als kristalline Substanz. Daß *Salicin* kein stickstoffhaltiges *Alkaloid* ist, wie die Entdecker annahmen, ergab 1830 eine Prüfung durch die Akademiemitglieder Gay-Lussac und François Magendie (1783–1855).
Der damals erst 23 Jahre alte italienische Chemiker Raffaele Piria (1814–1865) führte diese Arbeiten als Assistent an der Pariser Sorbonne fort.
Er spaltete Salicin in einen Zucker- und einen aromatischen Teil und bewies damit die *Glykosidnatur* (chem. Pflanzen- oder Tierstoffe, in denen ein Zuckermolekül mit einem anderen Molekül verbunden ist)

des Salicins. Durch verschiedene oxydative Eingriffe führte er das Salicin in eine zu farblosen Nadeln kristallisierende Säure über – in die ›Acide salicylice‹ oder *Salicylsäure.*

Die Erforschung und Gewinnung der Salicylsäure boomte in jenen Jahren geradezu: ein natürliches Heilmittel mit großer Wirkung war gefunden worden. Bereits 1835 hatte der Berner Apotheker Pagenstecher aus der Spierstaude (*Spiraea ulmaria*) ein ätherisches Öl gewonnen, aus dem der deutsche Apotheker Löwig in Zürich die *Spirsäure* gewann, die – wie 1839 der Chemiker Dumas feststellte – identisch ist mit der Salicylsäure.

Nachdem Cahours und Procter 1843 auch in dem aus der amerikanischen Teebeere (*Gautheria procumbens*) gewonnenen *Wintergrünöl* eine ergiebige Salicylsäurequelle nachwiesen, stand der Herstellung dieser Substanz zur Behandlung größerer Patientenzahlen nichts mehr im Wege.

Salicin beziehungsweise Salicylsäure wurden rasch bekannt und zur Schmerzstillung und Fiebersenkung, speziell zur Linderung von fiebrigem Gelenkrheumatismus, angewandt. Beide Substanzen schmeckten aber nicht nur bitter, sondern verursachten äußerst unangenehme Nebenwirkungen wie Übelkeit und Ohrensausen. Außerdem gab es ein weiteres Problem: Wie sollte man einen Stoff genau dosieren, wenn er chemisch nicht rein ist? Auch befürchtete man, daß die natürlichen Salicylquellen den großen Bedarf schon bald nicht mehr abdecken könnten.

Der Wunsch nach reiner Salicylsäure rief naheliegenderweise die Chemiker auf den Plan. Angeregt durch die chemische Analyse von Gerhardt, der den Zerfall der Salicylsäure in *Phenol* und *Kohlensäure* durch Erhitzen nachwies, gelang es Professor Hermann Kolbe (1818–1884) von der Universität Marburg zunächst, die Salicylsäurekonstitution als *o-Oxybenzoesäure* und schließlich 1859 die Synthese durch Verbindung der beiden Spaltprodukte, indem er *Natrium* in geschmolzenes Phenol (ein Desinfektionsmittel) einbrachte und gleichzeitig Kohlensäure durchleitete.

Sie sehen, wie kompliziert es ist, einen reinen Wirkstoff zu gewin-

nen. Denn es dauerte noch weitere 15 Jahre, bis das Verfahren von einem Schüler Kolbes, Friedrich von Heyden, technologisch aufgearbeitet wurde. Nun endlich konnte der reine Wirkstoff industriell produziert werden, und zwar zu einem Zehntel des Preises, der bisher für die Salicylsäure aus *Gautheriaöl* bezahlt werden mußte.
Salicylsäure wird nun hauptsächlich als Rheumamittel eingesetzt.
Hermann Kolbe, der den leicht bakteriziden Effekt der Salicylsäure überschätzte, empfahl, die Substanz anstelle der seinerzeit von dem Glasgower Arzt Lister zur *antiseptischen Wundbehandlung* empfohlenen *Karbolsäure* zu benutzen. Kolbes irrtümliche Empfehlung bewirkte in der Folgezeit eine großzügige Anwendung der Salicylsäure, wobei sich herausstellte, daß die Substanz zwar keine *Bakterien* abtöten und infektiösen Krankheiten nicht Einhalt gebieten, wohl aber prompt das Fieber senken und Schmerzen lindern kann. Das traf und trifft nicht nur auf *Rheuma* zu, sondern auch auf *Neuralgien* (Nervenschmerzen) und *Kopfschmerzen.* In den Jahren 1874 bis 1876 wurde die Salicylsäure dann zusätzlich als äußerliches Heilmittel eingesetzt, etwas, was wir heute noch als *Salicylpflaster* gegen Hornhaut und Hühneraugen kennen.
1887 schließlich wurde die Wirksamkeit der Salicylsäure hinsichtlich ihrer antirheumatischen Wirkung klinisch nachgewiesen, es wurde auch die *analgetische* (schmerzlindernde) und *antipyretische* (fiebersenkende) Wirkung der *Cortex salicis* bestätigt: An der Traubeschen Klinik der Charité in Berlin führte Stricker als erster die Salicylsäurebehandlung bei akutem *Gelenkrheumatismus* ein und belegte sie mit klinischen Daten.
Doch trotz all dieser großartigen Erfolge gab es nach wie vor jenes schwerwiegende Hindernis: der bittere, kratzende und saure Geschmack dieser Substanz und die durch die Säure verursachten *Magenschleimhautreizungen.* Behandlungen über einen längeren Zeitraum hinweg waren deswegen einfach nicht möglich. Wissenschaftler der verschiedensten Fachrichtungen wie Chemiker und Pharmazeuten versuchten, die Säure durch bestimmte Salze wie beispielsweise das süßliche Natriumsalz zu ersetzen. Aber diese Versuche boten

höchstens eine geringfügige geschmackliche Erleichterung, eine besser Verträglichkeit der Salicylsäure konnten sie nicht bewirken.

Das ›Aspirin-Zeitalter‹ beginnt

»Der gewöhnliche Mensch lebt heute leichter, bequemer und sicherer als früher der Mächtigste. Was schert es ihn, daß er nicht reicher ist als andere, wenn die Welt es ist und ihm Straßen, Eisenbahnen, Hotels, Telegraph, körperliche Sicherheit und Aspirin zur Verfügung stellt.«

Diese Feststellung traf der spanische Philosoph José Ortega y Gasset in seinem Werk ›Aufstand der Massen‹ – und damals war Aspirin noch nicht einmal 35 Jahre alt! Dabei war ihm nur ein Bruchteil dessen bekannt, was die Acetylsalicylsäure tatsächlich vermag. Wie würde er wohl heute schwärmen über die zahlreichen weiteren Indikationen und Einsatzmöglichkeiten dieses Jahrhundertmittels!

Doch was passierte, bis es schließlich zur *Acetylsalicylsäure* kam, bis das ASS in seiner jetzigen Form überhaupt ›entdeckt‹ wurde? Die Zeit war mehr als reif für neuartige Medikamente.

Denn daß die seit 1874 synthetisch hergestellte Salicylsäure ein therapeutischer Gewinn war – nicht nur zur Fiebersenkung, sondern auch zur Schmerzlinderung – zeigten die im ›Handbuch der Arzneimittellehre‹ von Nothnagel und Rossbach noch 1880 gegen Kopf- und Gliederschmerzen sowie gegen *Neuralgien* (Nervenschmerzen) empfohlenen Substanzen. Darunter befanden sich neben Salicylsäure unter anderem *Morphin, Cannabis, Hyoszyamin, Veratrin* und *Colchicin, Alkaloide* (stickstoffhaltige und meist giftige pflanzliche Substanzen) mit nicht nur unangenehmen, sondern zum Teil auch (lebens-)gefährlichen Nebenwirkungen. Zu diesem Zeitpunkt gab es einfach keine besseren Mittel, aber man suchte intensiv nach verträglicheren Präparaten mit weniger schwerwiegenden Nebenwirkungen.

1897 – ein sehr ereignisreiches Jahr

Machen wir einen Sprung in das Jahr 1897 – wie sah es auf der Welt aus, wie in Deutschland?

- An der New Yorker Börse wird der Dow-Jones-Index eingeführt. Er faßt die Kurse von dreißig führenden Industrie-Aktien für die Beurteilung des amerikanischen Aktienmarktes zusammen.
- Der Schriftsteller Émile Zola fordert auf einer ganzen Titelseite der Zeitung ›L'Aurore‹ vom Präsidenten der Republik Frankreich die Wiederaufnahme des skandalösen Dreyfus-Prozesses. Überschrift: ›J'accuse‹.
- Der schwedische Polarforscher August André versucht, mit einem Ballon von Spitzbergen aus den Nordpol zu erreichen, und bleibt dabei verschollen.
- In den USA wird der ehemalige Gouverneur von Ohio, William McKinley (1843–1901) zum 25. Präsidenten gewählt. Wenige Monate nach der Amtsübernahme des Republikaners werden die Vereinigten Staaten in einen Krieg gegen Spanien verwickelt und gehen daraus als Weltmacht hervor – die traditionelle Isolation war beendet. Dieser Sieg und die wachsende Konjunktur sicherten McKinleys Wiederwahl im Jahre 1900. Knapp sechs Monate nach seiner Amtsübernahme wird er ermordet, sein Nachfolger ist der erst 43 Jahre alte Vizepräsident Theodore (›Teddy‹) Roosevelt.
- Der Wert der chemischen Produktion Deutschlands erreicht 984 Millionen Goldmark, die Weltproduktion 3,5 Milliarden.
- Nach 17jähriger mühevoller Arbeit kann die BASF (Badische Anilin- und Sodafabriken) synthetisches Indigo auf den Markt bringen.
- Robert Koch (1843–1910), der Begründer der Bakteriologie, untersucht die Ursachen der Rinderpest in Südafrika.
- Der deutsche Physiker Karl Ferdinand Braun (1850–1918) entwickelt eine Kathodenstrahlröhre, die ›Braunsche Röhre‹. Sie wird später unter anderem auch als Fernsehbildröhre verwendet. Braun bekommt dafür 1909 den Nobelpreis.

- Und schließlich:
  1897 gelingt es dem jungen Chemiker Dr. Felix Hoffmann in den Labors der Bayer-Werke, damals noch in Elberfeld, die schmerzstillende Acetylsalicylsäure in reiner und haltbarer Form herzustellen bzw. zu synthetisieren.

Als Felix Hoffmann am 10. Oktober 1897 in seinem Laborjournal über die von ihm acetylisierte Salicylsäure berichtete, ahnte niemand, daß diese Substanz zu einer Art Jahrhundertpharmakon werden würde, diese Spitzenposition einhundert Jahren lang inne haben würde und wahrscheinlich noch viele weitere Jahrzehnte.

Die Farbenfabriken von Friedrich Bayer & Co. in Elberfeld

Was war das denn für eine Firma, in der Felix Hoffmann arbeitete? Und was hat eine Farbenfabrik überhaupt mit Medizin und Medikamenten zu tun?
Dazu muß man ein paar Jahre zurückgehen.
Die Entdeckung, daß aus den Bestandteilen des *Steinkohlenteers* Farbstoffe hergestellt werden können – die ersten wurden 1862 in London der staunenden Öffentlichkeit vorgestellt –, löste sozusagen einen Boom aus. Der Chemiker Friedlieb Ferdinand Runge (1775–1867) hatte es geschafft, das, was noch heute als *Anilin* bezeichnet wird – Runge nannte es *Kyanol* – aus Steinkohlenteer zu isolieren.

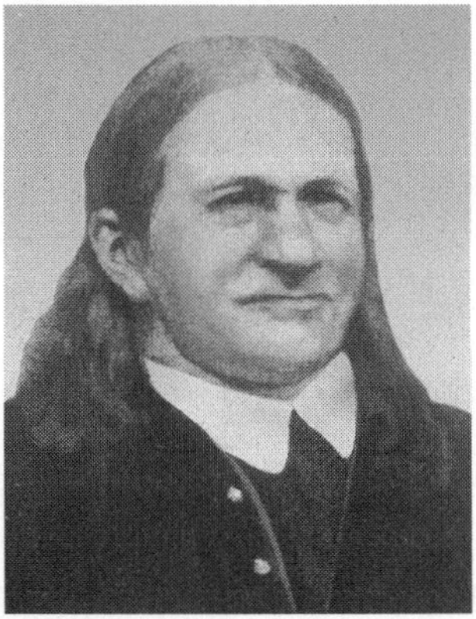

Friedlieb Ferdinand Runge.
© Bayer AG

Daß seine Entdeckung das Tor für eine zukunftsträchtige Fabrikation künstlicher Farbstoffe öffnete, kapierte zu diesem Zeitpunkt allerdings niemand. Das gelang erst dem Gießener August Wilhelm Hofmann, einem Professor für Chemie an der Bonner Universität. Der war einem Ruf nach England gefolgt und hatte dort einen außerordentlich begabten Schüler und später Assistenten namens William Henry Perkin (1838–1907), der auf der Suche nach einem Chininersatz – Sie erinnern sich? – auch mit Anilin experimentierte. Statt Chinin erhielt Perkin einen Farbstoff von bislang unbekanntem Violett. Perkin meldete diesen als Patent an, nannte ihn *Mauvein* und gründete später in Greenford Green die erste *Teerfarbenfabrik* der Welt. Sein Lehrer Hofmann, der inzwischen in England den Ehrennamen ›Vater der Farbenindustrie‹ erhalten hatte, kehrte 1865 nach Deutschland zurück und zog nun ebenfalls Konsequenzen aus diesen revolutionären Entdeckungen. Da es aber in Deutschland damals noch kein allgemeines Patentrecht gab, schossen nun überall Fabriken für *Teerfarbstoffe* aus dem Boden: chemisch hergestellte Farben zum Einfärben von Stoffen – das gab es bisher nicht und damit mußte doch Geld zu verdienen sein!

Eines der ersten deutschen Farbenwerke wurde 1863 von dem Kaufmann Friedrich Bayer (1825–1880) und dem Färber Johann Friedrich Weskott (1821–1876) gegründet. Die Produktion der Farbstoffe und die Überprüfung ihrer Tauglichkeit war Weskotts Bereich, die Kundenwerbung und die damit verbundenen Reisen übernahm Bayer. Außer *Fuchsin,* einem nach den Blüten der Fuchsie benannten Teerfarbstoff, wurden noch andere Farbstoffe produziert: Feinblau, Lichtblau, Alkaliblau, Chinablau, Wasserblau für Wolle und Baumwolle, Methylviolett und Jodgrün. Letzteres fand so guten Anklang, daß die Produktionsstätte zu eng wurde. 1880 zog die Firma, die im Wettrennen mit den Färbemitteln keineswegs führend war, aber doch ganz schön expandierte, von Barmen in die Kleinstadt Elberfeld, stromabwärts an das Ufer der Wupper. Der Umzug hatte noch einen weiteren Grund. Zunächst wurde für die Herstellung des Fuchsin *Arsensäure* benötigt, die man für den weiteren Gebrauch lagerte,

wobei die Fässer oft durchrosteten und die Restbestände ungehindert in den Boden versickerten. Irgendwann protestierten die Nachbarn und verlangten Schadenersatz. Und auch die Behörden griffen schließlich ein. Die neue Fabrik wurde nun stromabwärts an der Wupper errichtet, weil das Wasser die giftigen Stoffe zu niedrigen Konzentrationen verdünnte. Das genügte den damaligen Ansprüchen und den Behörden. Ab 1877 änderte Bayer jedoch das Fuchsin-Verfahren, so daß man gar kein Arsen mehr benötigte. Weskott starb am 4. Oktober 1876, Friedrich Bayer am 6. Mai 1880, jeder im Alter von 55 Jahren. Bayer hatte allerdings ›sein Haus bestellt‹: So war sein Sohn Friedrich Bayer jun. Teilhaber der Firma, seine älteste Tochter Clara hatte Carl Rumpff geheiratet. Dieser war mit 24 Jahren nach den USA ausgewandert und hatte dort einen ›Arzneimittel- und Farbenhandel‹ angefangen, später war er Mitbegründer der ersten Teerfabriken im Bundesland New York gewesen, an der sich auch Bayer beteiligt hatte. Zurück in Deutschland, arbeitete Rumpff im Stammhaus Bayer, kaufte die Grundstücke in Elberfeld und vermietete sie an die Firma, der die Grundstücke ursprünglich zu teuer schienen.
Die jüngere Tochter Bayers hatte den Besitzer der Würzburger Hofbrauerei, Henry Theodor Böttinger, geheiratet, der auch bald in die Firmenleitung eintrat.

Die Farbenfabrik wird eine Aktiengesellschaft

Nach dem Tod der Gründer Weskott und Bayer beschlossen die Erben, allen voran Friedrich Bayers Witwe Julie Bayer, das Unternehmen auf eine breitere und festere Basis zu stellen. Am 1. Juli 1881 gründeten sie die Aktiengesellschaft ›Farbenfabriken vorm. Friedrich Bayer & Co.‹ mit einem Grundkapital von 5,4 Millionen Mark. Erstmals verkaufte das Unternehmen Aktien an die Öffentlichkeit.
Daß nur eine eigene Forschungsabteilung die größten Aussichten für eine erfolgreiche wirtschaftliche Ausweitung der Firma bot, war den Managern der neu gegründeten Aktiengesellschaft klar. 1883 stellten

sie mehrere promovierte Chemiker ein, ein Jahr später unter anderem den erst 23 Jahre alten Carl Duisberg. Was zu diesem Zeitpunkt keiner ahnte – Duisberg, bei der ersten Bewerbung abgelehnt und dann von Rumpff persönlich engagiert, wird die Zukunft der Aktiengesellschaft entscheidend beeinflussen. Nach einigen Experimenten mit Farben, entwickelte er bereits 1884 den Farbstoff *Benzoazurin*

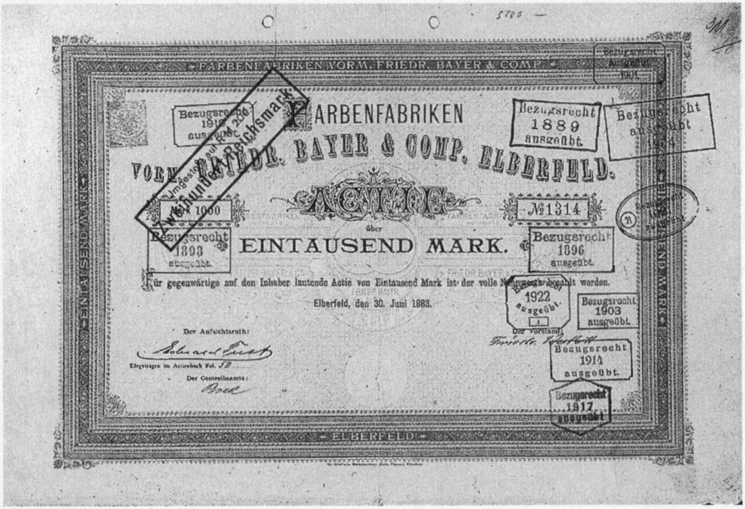

Bayer-Aktie. © *Bayer AG*

(Benzopurpurin 4 B, wie der Farbstoff heute heißt). Es wurde einer der erfolgreichsten Artikel auf dem Gebiet der *Azo-Farben,* der direkt-färbenden Baumwollfarbstoffe. Aus dessen Zwischenprodukt – sozusagen als Verlegenheitslösung – entstand nach der Idee von Duisberg, hergestellt allerdings von einem der anderen jungen Chemiker, nämlich von Oskar Hinsberg, das erste Bayer-Arzneimittel: *Phenacetin* zur Fiebersenkung. Duisberg beschloß daraufhin, sich nun auf fieber- und schmerzlindernde Mittel zu konzentrieren, da kurz zuvor von dem Doktoranden Ludwig Knorr auch noch das *Antipyrin* entdeckt worden war. Knorr gab die Herstellungsrechte jedoch an einen Konkurrenten von Bayer, an eine Firma in Hoechst, dem Vorläufer des Konzerns, der heute als Hoechst AG bekannt ist. Antipyrin wurde ziemlich erfolgreich verkauft.

1888 richtete das Unternehmen Bayer die erste pharmazeutische Abteilung ein. Doch schon bald waren das Stammhaus und die Fabrikanlagen in Elberfeld zu klein. Nach dem Tod von Carl Rumpff (1890) übernahm der begabte, aber auch außerordentlich ehrgeizige Carl Duisberg praktisch die Kontrolle über die gesamte Firma. 1891 begann man unter seiner Leitung in Wiesdorf am Rhein mit dem Aufbau des Werkes Leverkusen, und Duisberg wird Leiter des Forschungs- und Patentierungsprogramms von Bayer. Noch im selben Jahr brachten die Farbenfabriken ihr erstes pharmazeutisches Produkt heraus, das *Phenacetin.*

In den Jahren 1889 bis 1892 wurde die nördliche Hemisphäre von einer Grippeepidemie heimgesucht, und das Phenacetin kam gerade recht: Von Deutschland, über England, Frankreich, Italien, Rußland, Böhmen und bis in die Vereinigten Staaten nahmen die Kranken das fiebersenkende Phenacetin – und wurden wieder gesund. Erst 65 Jahre später, 1953, wiesen zwei Schweizer Forscher nach,

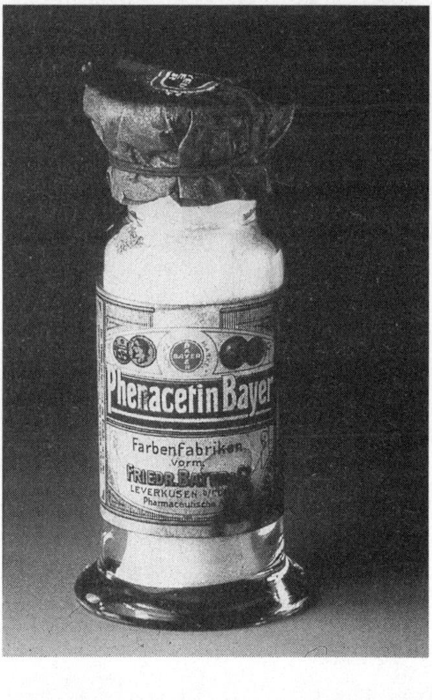

Erstes Fieberpulver: Phenacetin.
© Bayer AG

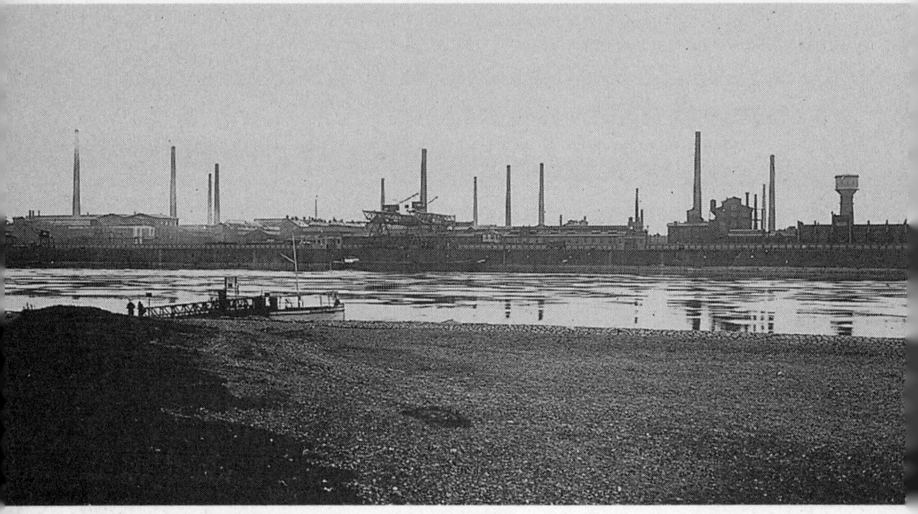

Bayer-Werke. *© Archiv Bayer AG*

daß phenacinhaltige Arzneimittel, über längere Zeit und in größeren Mengen eingenommen, zu Nierenschäden führen können.

Die Entdeckung, daß aus den Bestandteilen des Steinkohlenteers Farben hergestellt werden können, hatte ein Vierteljahrhundert zuvor zur Entstehung zahlreicher Farbenfabriken geführt. Die Entdeckung, daß aus denselben Grundstoffen auch Arzneimittel hergestellt werden können, führte dazu, daß sich die deutschen Farbenfabriken einem neuen, nicht nur entwicklungsfähigen, sondern auch lukrativen Gebiet zuwandten: der Produktion von Arzneimitteln.

Duisberg vernachlässigte trotz des Großprojektes Leverkusen nicht das alte Werk in Elberfeld. Nach Leverkusen, das nördlich von Köln am Ostufer des Rheins liegt, wurden die Rohstoffe per Schiff geliefert. Sie durchliefen die gitterförmig miteinander verbundenen Fertigungsanlagen, und die Fertigprodukte wurden schließlich per Eisenbahnwaggons in alle Welt verfrachtet. In Elberfeld dagegen errichtete

Duisberg eine zweite Reihe von Forschungslabors, die sich ausschließlich mit der Entwicklung neuer Arzneimittel befaßten.
Innerhalb kürzester Zeit wurden zahlreiche neue Produkte entwickelt. Und da die Ärzte allmählich den Überblick über all die von Bayer und anderen Firmen entwickelten neuen Arzneimittel verloren, entschloß sich Duisberg zu einem ganz cleveren Schachzug: Er brachte ein dickes Buch heraus, in dem alle bekannten pharmazeutischen Arzneimittel objektiv und neutral beschrieben waren. Diese ›Bayer-Bibel‹ wurde allen Ärzten Deutschlands zugeschickt – womit

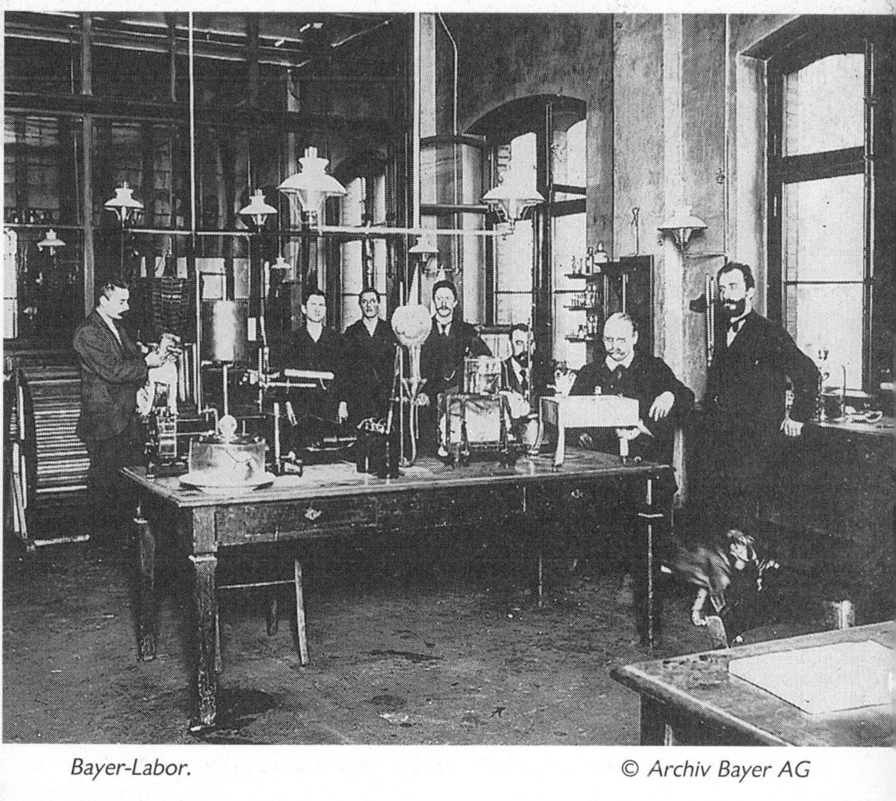

Bayer-Labor. *© Archiv Bayer AG*

gleichzeitig jeder von ihnen immer wieder den Namen Bayer vor Augen hatte. Die erste Ausgabe erhielten sie etwa zur selben Zeit, als Duisbergs neues pharmazeutisches Labor jenes Medikament hervorbrachte, daß zum Jahrhundertpharmakon werden sollte: das Aspirin®.

Realität und Legende

Die Arzneimittellabors waren in zwei Ressorts unterteilt: in eine pharmazeutische Abteilung, in der neue Medikamente entwickelt wurden und die der Forscher Arthur Eichengrün leitete; dazu in eine pharmakologische Abteilung, die unter einem Professor der Universität Bonn, Heinrich Dreser, die Arzneien testete.

Als eines der ersten Projekte des neuen Labors hatte sich Eichengrün vorgenommen, nach einer Variante der Salicylsäure mit geringeren Nebenwirkungen zu suchen. Er übertrug diese Aufgabe einem der acht damals in Elberfeld arbeitenden Chemiker und Pharmazeuten, dem 29jährigen Dr. Felix Hoffmann.

Hoffmann hatte in München Pharmazie und Chemie studiert und sein pharmazeutisches Staatsexamen magna cum laude bestanden.

Dem jungen Hoffmann gelingt tatsächlich der Durchbruch: Am 10. Oktober 1897 beschreibt er in seinem Laborbericht das Verfahren zur Abwandlung von Salicylsäure, um Acetylsalicylsäure zu erhalten. Das ›Kind‹ war geboren!

Eine Legende – möglicherweise stimmten aber auch beide Geschichten – lautet, daß Hoffmanns Vater seit Jahren unter chronischem Rheumatismus litt und vor Schmerzen fast bewegungsunfähig geworden war. Gegen die Schmerzen nahm er das damals übliche Natriumsalicylat, doch diese Medikation war fast ebenso schlimm wie die Krankheit: Der widerliche Geschmack des Mittels verursachte Brechreiz und zerfraß die Magenschleimhaut. Also flehte Hoffmann Senior seinen begabten Sohn um Hilfe an, und der wiederum versuchte, die Salicylsäure durch Abwandlung erträglich zu machen.

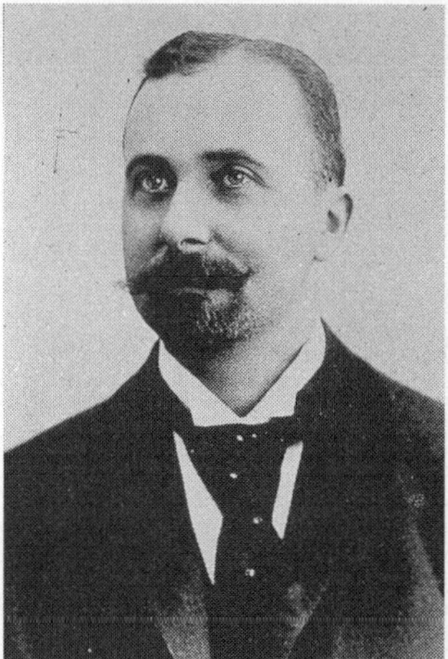

Felix Hoffmann.
© Bayer AG

Ob die zu Herzen gehende Vater-Sohn-Geschichte sich tatsächlich so abgespielt hat, mag dahin gestellt bleiben. Tatsache ist, daß Hoffmann die Salicylsäure acetylisierte:
Salicylsäure, wie sie in der Weide (*Salix*) vorkommt, ist *o-Hydroxybenzoesäure.* Die freie Hydroxygruppe ist die Ursache der schlechten Verträglichkeit dieser Verbindung als Schmerzmittel. Sie kann jedoch durch Acetylisierung inaktiviert werden. Die zur Produktion von ASS benötigte Salicylsäure läßt sich aus dem Natriumsalz des Phenols durch Überleiten von Kohlendioxyd, CO_2, nach einer von Kolbe-Schmitt entdeckten Reaktion leicht in großen Mengen herstellen. Der Ausgangspunkt des molekularen Aufbaus von Aspirin ist also die Salicylsäure, wie sie in der Salweide vorkommt.
Vielleicht hat er auch seinen Vater damit behandelt, aber eigentlich stieß Hoffmann auf die ASS weniger im Labor als in der Bibliothek. Denn sie war ja bereits 1853 in primitiver Form von einem französischen Chemiker, Charles Frédéric Gerhardt, geschaffen und sechzehn Jahre später von Carl Johann Kraut in reinerer Form synthetisiert worden. Hoffmanns Methode der Herstellung einer Acetylsalicylsäure stellte jedoch einen erheblichen Fortschritt dar.
Eichengrün reichte die ASS zur Überprüfung an den damals 37jährigen Dr. Heinrich Dreser weiter. Der zögerte zunächst, überprüfte aber dann mit breit angelegten Tierversuchen das Pulver auf seine therapeutische Wirkung und Verträglichkeit. Was natürlich einige Zeit dauerte. Viele Jahre später soll Eichengrün geäußert haben, daß Dreser der ASS nur dank seiner Bemühungen eine zweite Chance gegeben habe, während er, Eichengrün, von Anfang an überzeugt ge-

wesen sei, die acetylisierte Salicylsäure stelle das aussichtsreichste Arzneimittel dar, das jemals das Labor verlassen habe. Es mag auch dahin gestellt bleiben, ob nun Dreser die Tests durchführte oder Eichengrün im Selbstversuch und mit der heimlichen – denn auch Duisberg schien nicht überzeugt gewesen zu sein – Hilfe einiger Berliner Ärzte. Einer dieser Ärzte, Felix Goldmann – er war der Firmenvertreter von Bayer in Berlin –, schrieb einen begeisterten Brief über die Wirkung der Acetylsalicylsäure an die Bayer-Geschäftsführung. Nach seiner Meinung über dieses Memo befragt, soll Dreser nämlich geknurrt haben: »Das ist die übliche Berliner Angeberei. Das Produkt ist wertlos.« Eichengrün jedoch bestand darauf, von einem unabhängigen Pharmakologen Tests durchführen zu lassen. Die Ergebnisse jedenfalls fielen fabelhaft aus: Die Acetylsalicylsäure half nicht nur bei Gelenkschmerzen und Rheuma, sondern auch bei Kopf- und Zahnschmerzen, sie senkte das Fieber und wirkte entzündungshemmend. Ihr größter Vorzug war, daß sie weniger Nebenwirkungen hatte als die Salicylsäure oder irgendeine der Varianten in den Regalen der Apotheker. Und sie war – in der von Hoffmann gefundenen Form handelte es sich um einen reinen Stoff – haltbar in jedem Klima. Ein Präparat mit schmerzlindernder, also analgetischer, mit antirheumatischer und mit fiebersenkender, das heißt, mit antipyretischer Wirkung war gefunden worden.

Das ›Kind‹ bekommt einen Namen

Natürlich ließ sich ein Präparat nicht unter seiner chemischen Bezeichnung – in diesem Fall als Acetylsalicylsäure – verkaufen, ebenso wenig unter der Abkürzung ASS. Also suchte man einen Namen und einigte sich im Januar 1989 auf ›Aspirin‹. Dieser Name setzt sich zusammen aus dem mit der Salicylsäure chemisch identischen *Spirsäure* (*Spirea ulmaria*), die im *Mädesüß* vorkommt, und dem vorgesetzten ›A‹ der Acetylsäure oder Acetylisierung.
Nun verstehen Sie sicherlich die bereits im Vorwort beschriebenen

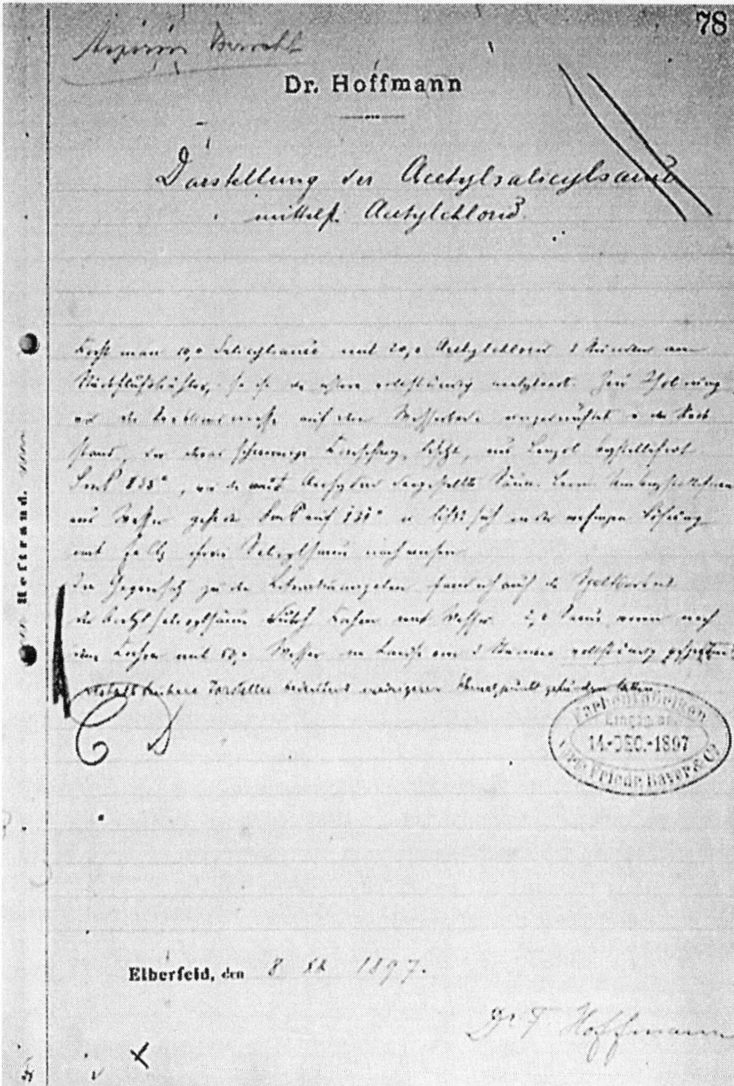
78

Dr. Hoffmann

Darstellung der Acetylsalicylsäure mittelst Acetylchlorid

Farbenfabriken ... 14. DEC. 1897 ... Friedr. Bayer & Co.

Elberfeld, den

Laborbericht von Dr. Hoffmann. © Archiv Bayer AG

zwei Geburtstage beziehungsweise der ›Geburtstag‹ im Oktober 1897 und die ›Taufe‹ im Januar des Jahres 1899.
Fünf Monate später präsentierte Dreser Aspirin® der Welt. Damals gab es natürlich noch nicht die uns heute geläufigen Werbemöglichkeiten. Vor allem konnte – und wollte – Bayer zunächst keine Reklame für ein breites Publikum machen. Statt dessen schickte die Firma Gratisproben Aspirin® an Ärzte und Krankenhäuser und ermunterte die Mediziner, ihre Befunde über die Wirksamkeit des Präparates zu veröffentlichen. Falls das Medikament effektiv war – was für Aspirin® zweifelsohne zutraf –, stellte dies und die mündliche Weiterempfehlung durch Ärzteschaft und Patienten die wirksamste Reklame dar. Ein Rundschreiben der Firma und eine Anzeige informierten die Ärzteschaft im Mai 1899 über das neue Schmerz- und Fiebermittel, das zunächst in Pulverform in den Handel kam. Bereits am 1. Februar jenes Jahres war Aspirin® als Warenzeichen beim Kaiserlichen Patentamt in Berlin eingetragen worden.
So erprobte beispielsweise der Oberarzt am Diakonissenhaus in Halle an der Saale, Dr. Kurt Wittauer, ein Jahr lang Aspirin® und schrieb dann begeistert:
»Das Mittel versagte nie in seiner Beeinflussung der Schmerzen, der Schwellungen und des Fiebers, es übte nie eine ungünstige Wirkung auf Herz und Magen auch bei den Schwerkranken aus.« Er wies zudem darauf hin, wie erstaunlich gut der Appetit der Patienten erhalten blieb, die über längere Zeit ASS einnehmen mußten. Wittauer war in seiner Beurteilung nicht zu optimistisch, als er in ›Die Heilkunde‹ Nr. 7/1899 behauptete, mit Aspirin® sei man dem idealen Mittel gegen Rheumatismus und ähnlichen Krankheiten einen guten Schritt näher gerückt.
Vermutlich ahnte damals kein Mensch, wie recht er hatte.

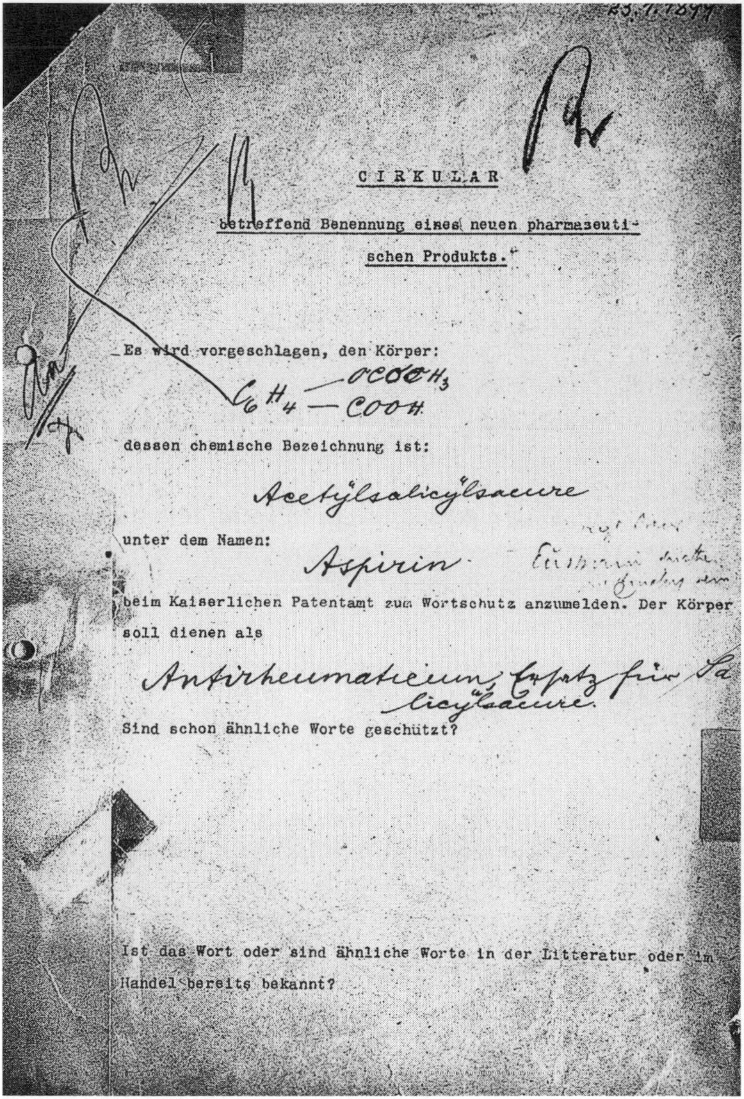

CIRKULAR

betreffend Benennung eines neuen pharmazeutischen Produkts.

Es wird vorgeschlagen, den Körper:

$C_6H_4 \begin{matrix} -OCOCH_3 \\ -COOH \end{matrix}$

dessen chemische Bezeichnung ist:

Acetylsalicylsäure

unter dem Namen:

Aspirin

beim Kaiserlichen Patentamt zum Wortschutz anzumelden. Der Körper soll dienen als

Antirheumaticum, Ersatz für Salicylsäure.

Sind schon ähnliche Worte geschützt?

Ist das Wort oder sind ähnliche Worte in der Litteratur oder im Handel bereits bekannt?

Cirkular der chemischen Formel von Aspirin. *© Archiv Bayer AG*

Die Entdeckung immer neuer Einsatzgebiete

Bereits weitere fünf Monate später, im November 1899, war Aspirin® schon über die Grenzen Europas verbreitet: In diesem Monat veröffentlichte der Texaner F. C. Floeckinger den ersten Bericht über Aspirin® in englischer Sprache.

Im Jahre 1900 schrieb Martin Masur, ein Doktorand an der Freiburger Universität, die erste *Dissertation* (Doktorarbeit) ›Ueber Aspirin‹. Er beobachtete bei Patienten mit akutem Gelenk- oder Muskelrheumatismus beziehungsweise mit *Neuralgien* (Nervenschmerzen) und anderen schmerzhaften Beschwerden die überraschend prompte analgetische Wirkung der Acetylsalicylsäure. Und natürlich erprobte er das Bayer-Aspirin an sich selbst, als er an *Lumbago* (Kreuzschmerzen) litt: Schon nach einer eintägigen Einnahme von drei Gramm waren seine Beschwerden so gut wie verschwunden.

Allein bis 1902, so schätzt man, erschienen etwa 160 wissenschaftliche Untersuchungen über das neue Medikament, »eine so umfangreiche Literatur«, wie ein Kommentator bemerkte, »daß es kaum möglich ist, sie zu begutachten«. »Die hervorragende schmerzlindernde Wirkung« und seine »energisch temperatursenkende Kraft« wurden gepriesen und die ASS gegen Gelenk- und Muskelrheumatismus empfohlen, vor allem aber auch für andere Indikationen mit vorwiegend durch Entzündungen verursachten Beschwerden wie Schnupfen, Mandelentzündung (*Tonsillitis*), Lungenentzündung (*Pleuritis*), Blasenkatarrh (*Zystitis*), Gelenkentzündungen (*tuberkulöse* und *gonorrhöische Arthritiden*), rheumatische Augenaffektionen, *Abszesse*, *Thrombosen* (Blutgerinnsel) und Nervenentzündung (*Neuritis*), aber auch bei Gichtanfällen, Kopfschmerzen, *Neuralgien* (Nervenschmerzen), *Chorea minor* (Bewegungsstörungen infolge eines Infektes), *Dysmenorrhoe* (Schmerzen während der Periode), *Erythema nodosum* (rheumatoide Beschwerden mit Knoten in der Haut) und *Karzinomschmerzen* (Krebsschmerzen). Da die Acetylsalicylsäure darüber hinaus gegen fieberhafte Erkältungen, *Influenza*, *Sepsis* (Blutvergiftung) und *gastrointestinal* (auf den Magen zurück-

zuführendes) oder *tuberkulös* bedingtem Fieber hervorragend wirkte, machte es sie sehr schnell zu einem in fast allen medizinischen Bereichen vielseitig einsetzbaren Antirheumatikum, Analgetikum und Antipyretikum.
Prinzipiell, so konnten Mediziner wie Patienten feststellen, beseitigte beziehungseise linderte das neue Medikament die Beschwerden, verbesserte das Allgemeinbefinden und kürzte den Krankheitsverlauf ab, besonders, da es aufgrund seiner besseren Verträglichkeit den Patienten über längere Zeit gegeben werden konnte. Man darf dabei nicht vergessen, daß *Penicillin* damals noch in der Versuchsphase stand und sogenannte Antibiotika erst in den vierziger Jahren bekannt wurden.
Unbekannt war damals allerdings auch noch, auf welchen Mechanismen diese verblüffenden Wirkungen der Acetylsalicylsäure beruhten. Um so erstaunlicher jedoch, wogegen dieses ›Wundermittel‹ helfen sollte.

Die ›Königin der Salicylate‹ erobert die Welt

Von San Francisco über Europa bis Sibirien verschrieben die Ärzte nun ›Aspirin‹ gegen nahezu jedes Siechtum unter der Sonne. Ein englischer Arzt behauptete sogar, es habe eine gewisse günstige Wirkung bei Diabetes. Doch ernsthaft: Das meiste ASS wurde Patienten mit Entzündungserscheinungen wie Arthrits oder akuten fieberhaften Gelenkrheumatismus verordnet, außerdem gegen Kopfschmerzen, Fieber und Erkältungskrankheiten. Zu Anfang des zwanzigsten Jahrhunderts brachen mehrere Grippeepidemien über Europa herein, und das schmerzstillende, entzündungshemmende, schweißtreibende und fiebersenkende Aspirin® brachte Millionen von Menschen Hilfe. Mit Bezeichnungen wie ›Königin der Salicylate‹ und ›Wunderdroge‹ priesen Fach- und Publikumspresse das neue Medikament und machten es so populär, daß der Name ›Aspirin‹ zu einem weltweiten Begriff für ein Schmerzmittel wurde – egal, ob es sich dabei tatsächlich

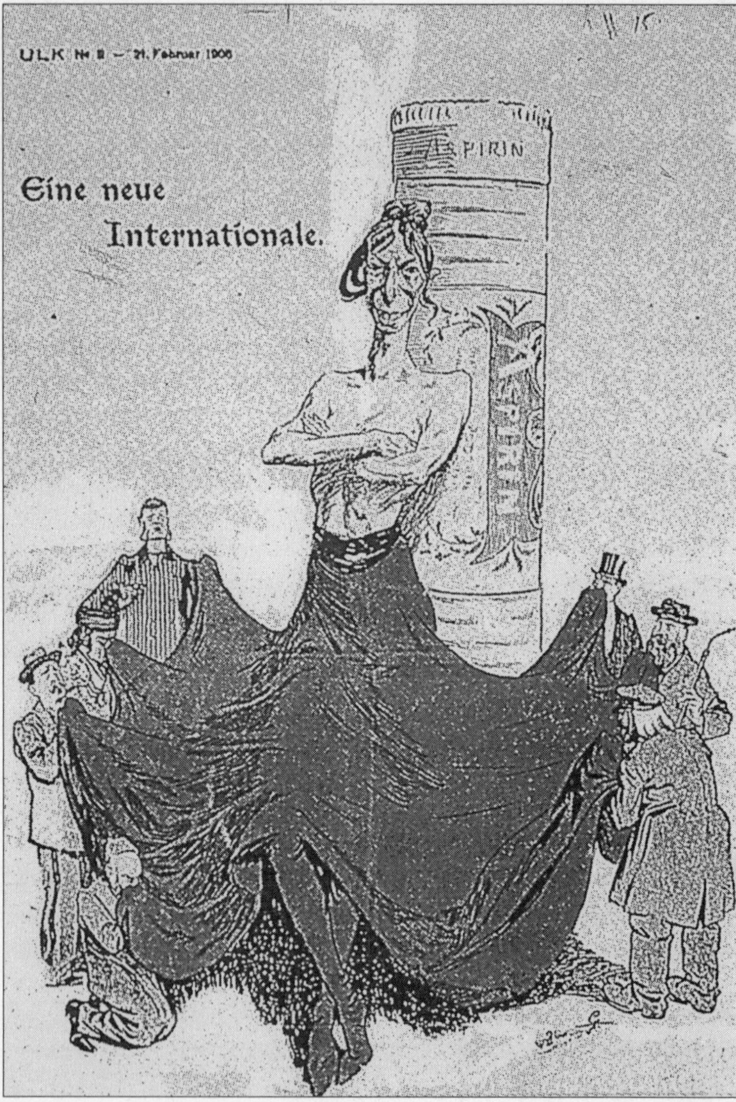

Karikatur aus ›Ulk‹ vom 21. 2. 1908. *© Archiv Bayer AG*

um reine Acetylsalicylsäure und das Bayer-Präparat handelte oder nicht.

Die satirische Zeitung ›Ulk‹ veröffentlichte 1908 die Karikatur einer nicht mehr ganz jugendfrischen und ziemlich unsympathischen Dame namens ›Influenza‹. Ihr zu Füßen die verschnupften Vertreter einiger europäischer Staaten. Die Dame lehnt an einer Säule des Widerstandes und der Hoffnung: Aspirin®.

Der Kölner ›Stadt-Anzeiger‹ vom 6. März 1926 rät bei Grippe-Erkrankungen zur Vorsicht und zu folgendem Rezept: »Sobald man sich krank fühlt, lege man sich ins Bett mit einer Wärmeflasche an den Füßen, trinke brühheißen Kamillentee oder auch Grog, um tüchtig zu schwitzen, und nehme täglich drei Aspirin-Tabletten. Befolgt man diese Regel, so wird man in den meisten Fällen nach wenigen Tagen wieder gesund sein.«

Ja, Aspirin® gab es seit 1904 nicht nur als Pulver, sondern auch als Tabletten. Zunächst hatte die Firma ASS als Pulver in Papierkapseln oder Flaschen verkauft. Dann entschloß sie sich zu einer Neuerung: mit Stärke vermischt, wurde die ASS zu Tabletten gepreßt, die – vor dem Einnehmen – in Wasser schnell zerfielen. Tabletten waren nicht nur billiger in der Herstellung, sondern gewährleisteten auch eine genauere Dosierung als die einer ›Messerspitze voll‹ Pulver. Erstaunlich war nämlich auch, in welcher Dosierung manche Ärzte damals das Medikament verschrieben: gegen Arthritis beispielsweise eine tägliche Dosis, die nach heutigen Maßstäben bis zu 25 Tabletten entspricht.

ASS trat einen bisher einzigartigen Siegeszug an. Dabei war die Hauptindikation eine ständig zunehmende Anzahl von Rezepturen gegen Entzündungen, wofür es bislang eigentlich kein Mittel gegeben hatte. Kopfschmerzen und Fieber waren weitere Gründe, ASS zu verordnen.

1906 bewertete die Firma Bayer den Erfolg des Präparates mit diesen Worten: »In dem Jahrzehnt seit seiner Einführung ist Aspirin so populär geworden, daß es von keinem anderen Heilmittel übertroffen wird. Sicher ist es keine Übertreibung zu sagen, daß es heute die meistbenutzte und beliebteste Medizin ist, die wir herstellen.«

UNITED STATES PATENT OFFICE.

FELIX HOFFMANN, OF ELBERFELD, GERMANY, ASSIGNOR TO THE FARBENFABRIKEN OF ELBERFELD COMPANY, OF NEW YORK.

ACETYL SALICYLIC ACID.

SPECIFICATION forming part of Letters Patent No. 644,077, dated February 27, 1900.

Application filed August 1, 1898. Serial No. 687,385. (Specimens.)

To all whom it may concern:

Be it known that I, FELIX HOFFMANN, doctor of philosophy, chemist, (assignor to the FARBENFABRIKEN OF ELBERFELD COMPANY, of New York,) residing at Elberfeld, Germany, have invented a new and useful Improvement in the Manufacture or Production of Acetyl Salicylic Acid; and I hereby declare the following to be a clear and exact description of my invention.

In the *Annalen der Chemie und Pharmacie*, Vol. 150, pages 11 and 12, Kraut has described that he obtained by the action of acetyl chlorid on salicylic acid a body which he thought to be acetyl salicylic acid. I have now found that on heating salicylic acid with acetic anhydride a body is obtained the properties of which are perfectly different from those of the body described by Kraut. According to my researches the body obtained by means of my new process is undoubtedly the real acetyl salicylic acid

$$C_6H_4\begin{cases}OCO.CH_3\\COOH.\end{cases}$$

Therefore the compound described by Kraut cannot be the real acetyl salicylic acid, but is another compound. In the following I point out specifically the principal differences between my new compound and the body described by Kraut.

If the Kraut product is boiled even for a long while with water, (according to Kraut's statement,) acetic acid is not produced, while my new body when boiled with water is readily split up, acetic and salicylic acid being produced. The watery solution of the Kraut body shows the same behavior on the addition of a small quantity of ferric chlorid as a watery solution of salicylic acid when mixed with a small quantity of ferric chlorid—that is to say, it assumes a violet color. On the contrary, a watery solution of my new body when mixed with ferric chlorid does not assume a violet color. If a melted test portion of the Kraut body is allowed to cool, it begins to solidify (according to Kraut's statement) at from 118° to 118.5° centigrade, while a melted test portion of my product solidifies at about 70° centigrade. The melting-points of the two compounds cannot be compared, because Kraut does not give the melting-point of his compound. It follows from these details that the two compounds are absolutely different.

In producing my new compound I can proceed as follows, (without limiting myself to the particulars given:) A mixture prepared from fifty parts of salicylic acid and seventy-five parts of acetic anhydride is heated for about two hours at about 150° centigrade in a vessel provided with a reflux condenser. Thus a clear liquid is obtained, from which on cooling a crystalline mass is separated, which is the acetyl salicylic acid. It is freed from the acetic anhydride by pressing and then recrystallized from dry chloroform. The acid is thus obtained in the shape of glittering white needles melting at about 135° centigrade, which are easily soluble in benzene, alcohol, glacial acetic acid, and chloroform, but difficultly soluble in cold water. It has the formula

$$C_6H_4\begin{cases}OCOCH_3\\COOH\end{cases}$$

and exhibits therapeutical properties.

Having now described my invention and in what manner the same is to be performed, what I claim as new, and desire to secure by Letters Patent, is—

As a new article of manufacture the acetyl salicylic acid having the formula:

$$C_6H_4\begin{cases}O.COCH_3\\COOH\end{cases}$$

being when crystallized from dry chloroform in the shape of white glittering needles, easily soluble in benzene, alcohol and glacial acetic acid, difficultly soluble in cold water, being split by hot water into acetic acid and salicylic acid, melting at about 135° centigrade, substantially as hereinbefore described.

In testimony whereof I have signed my name in the presence of two subscribing witnesses.

FELIX HOFFMANN.

Witnesses:
R. E. JAHN,
OTTO KÖNIG.

US-Patent der Acetylsalicylsäure. *© Archiv Bayer AG*

Nach Erteilung des US-Patentes am 27. Februar 1900 erfolgte 1906 die internationale Registrierung, und ›Aspirin‹ wurde bei Buschmännern wie Eskimos oder Indios zum Begriff für ein Mittel gegen Schmerzen; es wurde zum weltweiten Bestseller, das weltweit und unauslöschlich in den Köpfen der Menschen mit dem Gedanken an Schmerzbefreiung verankert ist.

Doch wie das so ist, Erfolg schafft nicht nur Neid, sondern auch Konkurrenz. Ziemlich schnell mußten sich die Hersteller des Erfolgsmedikamentes gegen Konkurrenten wehren. In Waschküchenlabors, in kleineren und größeren Fabriken des In- und Auslandes wurde Acetylsalicylsäure produziert oder gelegentlich sogar nur irgendein weißes Pulver in gefälschte Originalpackungen abgefüllt.

»Angesichts verschiedener in letzter Zeit gerichtlich abgeurteilter Fälle«, so ließen die Farbenfabriken vorm. Friedr. Bayer & Co. 1911 in der ›Pharmazeutischen Zeitung‹ veröffentlichen, »sehen wir uns im Interesse der Apotheker veranlaßt, vor einer Substituierung unseres Aspirins durch Ersatzpräparate hiermit öffentlich zu warnen. Wir werden gegen jeden Apotheker unnachsichtlich mit Strafanzeige vorgehen, der unsere Rechte durch Abgabe von Ersatzpräparaten anstelle der verlangten Originalpräparate verletzt.«

Die ›Apotheker-Zeitung‹ vom 22. Juni 1922 empfahl den Apothekern, die wo auch immer gekauften Aspirin-Tabletten peinlich genau auf ihre Echtheit zu prüfen.

In der Norwegischen Pharmazeutischen Gesellschaft wird am 25. Februar 1926 gefordert, die verbrecherische Fälschung von Arzneimitteln mit lebenslänglicher Zuchthausstrafe zu ahnden. Ursache für diese Forderung war unter anderem die steigende Zahl entdeckter unberechtigter ›Aspirin‹-Hersteller. Sie handelten mit gefälschter, oft nur aus *doppelkohlensaurem Natrium* bestehender Ware, die in imitierten Orginalpackungen verkauft wurde. Mit den Worten: »Man vergegenwärtige sich einen schwer Fieberkranken, der ein gefälschtes Medikament in dem kritischen Augenblick erhält, wo alles von der prompten Wirkung des gegebenen Arzneimittels abhängt« ermahnte ein Redner seine Zuhörer in Oslo.

Mitte der zwanziger Jahre wird im Keller eines Hamburger Privathauses eine geheime ›Aspirin‹-Fabrik entdeckt. Die Farbenfabriken vorm. Friedr. Bayer & Co., seit 1925 durch Fusion I. G. Farbenindustrie AG, warnen in mehreren Rundschreiben Grossisten und Apotheker eindringlich davor, Aspirin® aus zweiter Hand zu besorgen, wenn sie nicht Gefahr laufen wollten, gefälschte Ware zu bekommen.

Die Firma Bayer engagierte sich wie kein anderes Chemieunternehmen im Ausland. The Bayer Company im Bundesstaat New York war der größte Chemie-Komplex in den Vereinigten Staaten, und selbst in Rußland gab es eine Tochterfirma. Jedoch waren die Vereinigten Staaten das einzige Land, in dem Bayer sowohl ein eingetragenes Warenzeichen als auch ein Patent auf Aspirin® besaß. Und dann, mit dem Ende des Zweiten Weltkrieges, mußten die Aspirin®-Hersteller hilflos mit ansehen, wie die Vereinigten Staaten, die sich ja mit Deutschland im Krieg befunden hatten, deutsche Unternehmen in den USA systematisch an deren einheimische Konkurrenten versteigerten: genehmigt durch ein Gesetz, aufgrund dessen das Eigentum des Kriegsgegners konfisziert werden konnte. Die Bayer-Niederlassung in New York wurde

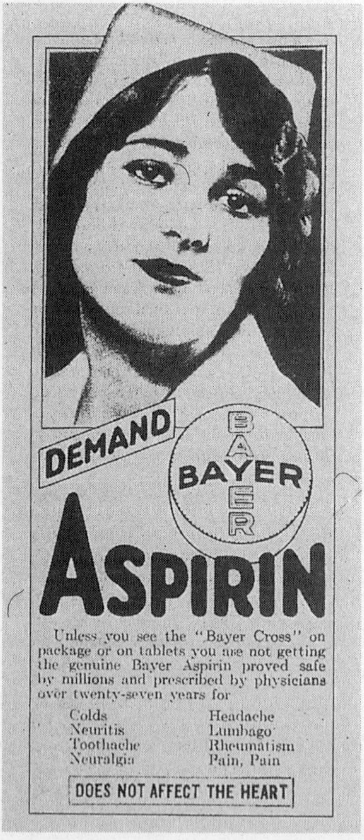

Amerikanische Aspirin-Reklame.
© Bayer AG

samt der Aspirin®-Produktion und den Warenzeichenrechten an die Sterling Products Company in West Virginia versteigert.
Dies war mit ein Grund, warum die US-Bürger bis vor einigen Jahren ›Bayer Aspirin‹ schluckten, das von Sterling kam, und anderes ›Aspirin‹, das von allen möglichen Chemiefirmen hergestellt wurde. Erst im Herbst 1994, nach endlosen Streitereien, gelang es dem Leverkusener Konzern, seine Patentrechte in den USA zurückzukaufen.

Der Beginn einer unendlichen Geschichte

1986, anläßlich des Staatsbesuchs des deutschen Bundespräsidenten Richard von Weizsäcker, sagte die britische Königin Elizabeth II. in ihrer Ansprache:
»Deutsche Erfolge überspannen die ganze Breite des menschlichen Lebens. Von der Philosophie über die Musik und Literatur bis zur Entdeckung der Röntgenstrahlen und der Massenproduktion von Aspirin.«
Mitte der achtziger Jahre war bereits bekannt, daß der Aspirin-Wirkstoff Acetylsalicylsäure mehr Talente hatte als ›nur‹ Schmerzen zu beseitigen.
Was war passiert?
Obwohl die Acetylsalicylsäure damals schon seit fast neun Jahrzehnten existierte und längst zahlreiche andere Schmerzmittel, die sogenannten *Analgetika*, auf den Markt gekommen waren, behauptete sie nach wie vor ihren Platz an der Spitze der Schmerzmittel. Nicht zuletzt deswegen reizte der Wirkstoff Acetylsalicylsäure die Experten immer wieder zu neuen experimentellen Untersuchungen und klinischen Vergleichsstudien mit anderen Medikamenten – so sehr, wie wohl keine andere Substanz.
Beispielsweise wies der amerikanische Rheumatologe E. P. Engelmann 1968 anhand klinischer Behandlungsergebnisse nach, daß ASS neueren Antirheumatika durchaus ebenbürtig ist. Zudem stufte er die Acetylsalicylsäure als weit ungefährlicher und als preiswerter ein als andere Rheumamittel.

Im gleichen Jahr wurde zum erstenmal festgestellt, daß ASS einen Einfluß auf die *Thrombozytenaggregation* ausübt. Bei einer Verletzung ballen sich die Blutplättchen (*Thrombozyten*) zusammen, unter anderem, um den Blutfluß zu stoppen. Was normalerweise eine gute Sache ist, kann sich jedoch dann tödlich auswirken, wenn es beispielsweise im Inneren eines Blutgefäßes zu derartigen Zusammenballungen und damit zur Bildung von *Thromben* kommt. Denn diese behindern den Blutfluß, verschließen die Versorgung für das restliche Gefäß und schneiden eventuell das umliegende Gewebe ganz oder teilweise von der Blutzufuhr und der lebensnotwendigen Sauerstoffversorgung ab.

Den genauen Grund, warum Charles Berry, der medizinische Direktor der amerikanischen Weltraumbehörde NASA, 1969 der Apollo-Besatzung Aspirin mitgab, kennen wir nicht. Jedenfalls enthielt die 12 x 12 x 20 cm große ›Mini-Apotheke‹ an Bord des ersten Raumschiffes zum Mond Aspirin (Gattungsname für in den USA hergestelltes ASS).

In einem Interview berichtete Berry am 14. Juli 1969 im ZDF, daß alle amerikanischen Astronauten die gesundheitlichen Belastungen des Mondfluges gut überstanden haben. Dabei hatte sich das Aspirin offenbar als sehr wirksam bei Kopf- und auch Muskelschmerzen erwiesen, die im Weltraum – hervorgerufen vermutlich durch den lang dauernden Bewegungsmangel und möglicherweise auch die ›künstliche‹ Luft – doch häufig auftreten. Berry jedenfalls kam aufgrund dessen zu folgender Prognose: Aspirin werde als Standardmittel »bestimmt bis in alle Ewigkeit benutzt«.

In den fünfziger und sechziger Jahren stellten Wissenschaftler fest, daß der *Vitamin-C-Gehalt* in den Nieren durch Salicylate vermindert wird. Zu wenig Vitamin C (*Ascorbinsäure*) aufgrund einer reduzierten Aufnahmefähigkeit der Zellen oder als Folge eines erhöhten Verbrauchs nach Überforderung, Alkohol- und Nikotingenuß erhöht die Anfälligkeit des Organismus für Infektionen. 1971 brachte die Firma Bayer ein mit Vitamin C kombiniertes Acetylsalicylsäure-Präparat, die Brausetablette ›Aspirin® plus C‹ auf den Markt.

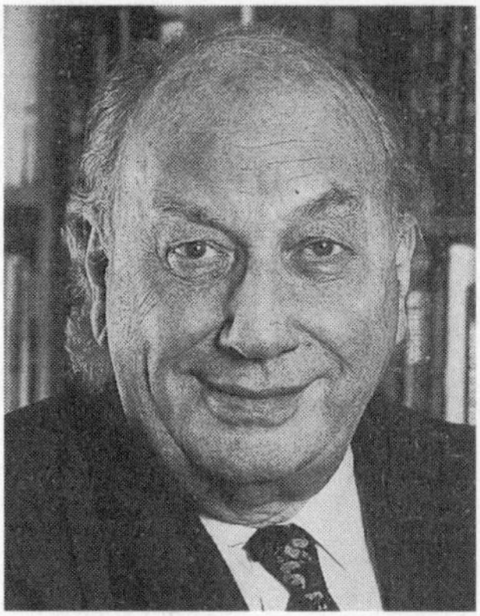

John R. Vane.
© Aspirin®-Archiv

1971 schließlich entdeckte John R. Vane in London den ›Schlüssel‹ für das klassische Wirkprofil von Acetylsalicylsäure: die Prostaglandinsynthesehemmung (vgl. Kapitel über Prostaglandine). Der Professor für Pharmakologie am Londoner Royal College of Surgeons und seine Mitarbeiter stellen fest, daß ASS die Bildung bestimmter Prostaglandine im Körper des Erkrankten hemmt und damit verschiedene *Schmerz-* und *Entzündungsmediatoren* (vgl. Kapitel über den Schmerz). Für seine Arbeit auf dem Gebiet der Prostaglandinfoschung bekommt Vane 1982 zusammen mit zwei schwedischen Forschern den Nobelpreis.

Nun war die Acetylsalicylsäure für Wissenschaftler und Forscher natürlich wieder hochinteressant geworden.

1972 testeten amerikanische Wissenschaftler diese älteste industriell gefertigte Schmerztablette erneut und konnten nach Abschluß ihrer Studien bestätigen, daß sich Schmerzen am besten mit ASS beherrschen lassen. Eine derartige Feststellung beinhaltete seinerzeit nicht nur eine unterschwellige Kritik an allen anderen Schmerzmitteln, sondern beruhte auf zwei neueren klinischen Behandlungsergebnissen: Bei der Überprüfung von 14 der in den USA gängigen rezeptfreien Schmerzmittel durch den Untersuchungsausschuß der National Academy of Science konnte keines der getesteten Pharmaka die Wirkung der reinen Acetylsalicylsäure übertreffen. Daß die Effektivität von Kombinationspräparaten zum überwiegenden Teil auf der in ihnen enthaltenen ASS beruhte, war eine konsequente Schlußfolgerung jener Wissenschaftler.

Fast gleichzeitig kommt ein Ärzteteam der weltberühmten Mayo-Klinik ebenfalls zu aufsehenerregenden Ergebnissen. An 57 Patienten hatten C. G. Moertel, D. L. Ashman, W. F. Taylor und N. Schwartau den *analgetischen* (schmerzlindernden) Effekt von ASS und acht anderen, vorwiegend verschreibungspflichtigen Analgetica im Vergleich zu *Placebo* (Scheinpräparat) im Doppelblind-Überkreuzversuch (*doppelblind-randomisiert*), wo weder Patient noch Ärzte wissen, welches Präparat verabreicht worden ist, getestet. Die bei den Erkrankten beobachteten Wirkungen wurden genau aufgelistet, miteinander verglichen und nach folgenden Fragestellungen ausgewertet:

1. Wie oft verursachte eine Substanz eine Besserung von über 50 %?
2. Wie groß war die Beeinflussung der Schmerzen durch die einzelnen Mittel, wobei jeder Grad der Besserung berücksichtigt wurde?
3. Welche Zahl (1 = am wirksamsten) erhielten die getesteten Analgetika, wenn sie von den Patienten nach dem Grad ihres Effektes geordnet wurden?

Und die Ergebnisse:

- In den Antworten zur Frage 1 zeigte ASS eine deutliche Überlegenheit gegenüber anderen Präparaten.
- Bei der Frage 2 führte ASS mit 62 %.
- In der Frage 3 stand die Acetylsalicylsäure an erster Stelle.

Und nun ging es Schlag auf Schlag: Die inzwischen über siebzig Jahre alte Substanz erlebt nicht nur einen Boom, sondern startet eine zweite Karriere:
1972 erklären die Wissenschaftler im ›The New England Journal of Medicine‹ vom 13. 4. 1972 ASS zum ›Schmerzmittel der Wahl‹.
1974 stellen Kliniker der Georgetown-Universität in Washington fest, daß ASS starke *Zahnschmerzen* wesentlich besser lindert als *Codein.*
1974 wird die erste kontrollierte Studie über die *Prävention* (Vorsorge) des sekundären Herzinfarktes mit Acetylsalicylsäure veröffentlicht.
1976 bringt Bayer das *injizierbare* ASS-Präparat Aspisol® auf den

Markt. Die Entwicklung einer haltbaren, wasserlöslichen Acteylsalicylsäure stellte lange Zeit ein schwieriges *galenisches* (die Zubereitung betreffendes) Problem dar. Doch die klinische Prüfung durch E. Aron, B. Delbarre und J. M. Jankowski zeigte, daß der schmerzlindernde Effekt der injizierbaren ASS-Verbindung um ein Vielfaches stärker war, als die gleiche Menge *oral* (über den Mund) verabreichter Acetylsalicylsäure. Aspisol® wurde deswegen besonders zur Behandlung *posttraumatischer* (nach Verletzung) Schmerzen, *Nieren-* und *Gallenkoliken,* rheumatischer Beschwerden, die eine sofortige Schmerzlinderung benötigen, und zur *Prämedikation* (Vorbehandlung) vor diagnostischen und therapeutischen Eingriffen eingesetzt.

Am 9. Oktober 1985 gab die amerikanische Gesundheitsbehörde FDA (= *Food and Drug Administration*) der Öffentlichkeit bekannt, daß die tägliche Einnahme von Acetylsalicylsäure bei Patienten, die einen *Herzinfarkt* überstanden hatten, das Risiko eines zweiten Herzinfarktes (*Reinfarkt*) um ein Fünftel senkt, bei Patienten mit instabiler *Angina pectoris* sogar um mehr als die Hälfte.

Am 25. Januar 1988 wurde den rund 22 000 Teilnehmern der amerikanischen ›Physicians' Health Study‹ (Ärztegesundheitsstudie) mitgeteilt, daß derjenige Teil der Studie, der sich mit den möglichen positiven Effekten der ASS als vorbeugendes Mittel gegen Herzinfarkt beschäftigte, von einer unabhängigen Überwachungskommission bereits nach der Hälfte der ursprünglich auf acht Jahre geplanten Laufzeit abgebrochen worden war. Das war eine Sensation, und der Grund: Das erste Zwischenergebnis dieser bis zu diesem Zeitpunkt größten Medikamentenstudie der Welt war so überwältigend positiv, daß es die Kommission aus ethischen Gründen nicht verantworten wollte, die Studie zu Ende zu führen. Denn: Während die eine Hälfte der an der Studie teilnehmenden 22 000 Ärzte jeden zweiten Tag 325 Milligramm Acetylsalicylsäure einnehmen mußte, bekam die andere Hälfte ein Scheinpräparat (*Placebo*), wobei jedoch keiner wußte, zu welcher Gruppe er gehörte. Während es in der Placebo-Gruppe nach vier Jahren 18 tödliche und 171 nichttödliche Herzinfarkte gab, wurden in der ASS-Gruppe lediglich fünf tödliche Herzin-

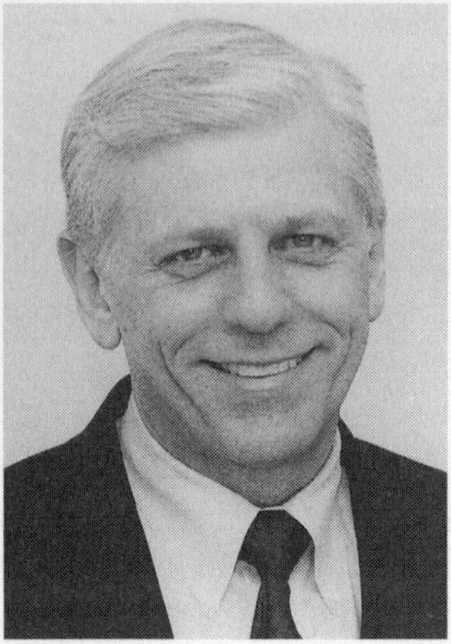

Charles Hennekens.
© privat

farkte und 99 mit einem nichttödlichen Ausgang registriert. Nach statistischen Werten aufgeschlüsselt, bedeutete dies: eine regelmäßige Acetylsalicylsäure-Einnahme verringert das Risiko eines Herzinfarktes um 47 Prozent!

Als sich zur Halbzeit der Studie dieses sensationelle Ergebnis abzeichnete, reagierte die Kommission sofort mit dem Abbruch, um den Teilnehmern der Placebo-Gruppe ebenfalls die Einnahme dieses offensichtlich lebensrettenden Medikamentes zu ermöglichen. Angesichts des eindeutigen Resultats entschlossen sich über 99 Prozent der Ärzte aus der ASS-Gruppe, das Präparat auch weiterhin regelmäßig einzunehmen, und aus der Placebo-Gruppe stiegen 75 Prozent auf Acetylsalicylsäure um.

Zu letzteren gehörte auch der Initiator der Studie, Professor Charles H. Hennekens von der renommierten Bostoner Havard Medical School. Er erklärte: »Seither nehme auch ich niedrig dosierte ASS.« Professor Hennekens warnte jedoch eindringlich davor, ohne ärztliche Empfehlung zur Acetylsalicylsäure zu greifen. »Acetylsalicylsäure ist keineswegs ein Patentrezept, im Vordergrund muß die Beseitigung aller eventuellen Risikofaktoren stehen.«

Auf diese kommen wir später noch ausführlich zu sprechen, auch auf weitere Einsatzmöglichkeiten dieses Jahrhundertpharmakons und wie sie entdeckt wurden.

Über die ASS, deren sämtliche Fähigkeiten bestimmt immer noch nicht komplett bekannt sind, stellte Professor Hennekens damals fest: »Angesichts der gesundheitspolitischen Bedeutung des Herzinfarktes kann jede Therapie, die die Krankenhaus*mortalität* (Sterblichkeit)

auch nur um 20 Prozent reduziert, allein in den USA jährlich das Leben von mehreren zehntausend Patienten retten.« Und er fügte noch hinzu: »Sollte ich je einen Herzinfarkt bekommen, werde ich als erstes eine Tablette Aspirin nehmen.«
Wie gesagt, die Geschichte der Acetylsalicylsäure ist noch längst nicht abgeschlossen, sondern sie zeigt ständig erstaunliche Entwicklungen und Erkenntnisse, wie wir in den folgenden Kapiteln sehen werden.

Schmerz – was ist das?

Schmerz begleitet den Menschen während seines ganzen Lebens, von seiner Geburt bis zu seinem Tod. Schmerz ist normalerweise eine unangenehme Empfindung, etwas, das bereits das Baby während des Geburtsvorganges durchleben muß, und möglicherweise schon vorher im Bauch der Mutter. Und immer wieder, egal wie alt der Mensch ist, wird er Schmerz auf die eine oder andere Art erfahren. Jeder kennt ihn und – von einigen Ausnahmen abgesehen – niemand mag ihn. Wenn sich die Menschen überhaupt Gedanken darüber machen, daß und wie sie eines Tages aus dem Leben scheiden müssen, dann wünscht sich jeder einen schnellen, schmerzlosen Tod. Dabei ist der Schmerz in gewissem Rahmen etwas Nützliches und Notwendiges. Denn ohne das Erleben des Schmerzes hätten wir keinerlei Kontrolle über unseren Organismus, kein Empfinden, was für ihn gut ist und besonders, was nicht gut ist für ihn.

Damit der menschliche Körper den Schmerz überall und schnell wahrnehmen kann, hat er ein besonders leistungsfähiges Informationsnetz entwickelt: das *Nervensystem.* Es kontrolliert und regelt den Gesamtablauf – von der Wahrnehmung des *Reizes* über die *Schmerzempfindung* bis hin zur *Gegenreaktion.*

Zunächst ist Schmerz eine Wahrnehmung körperlicher Art, ein Alarmsignal, daß etwas nicht in Ordnung ist. So warnt der Schmerz als Folge von Hitze bereits das kleine Kind, den Finger nicht an die heiße Herdplatte zu halten, der Schmerz eines Schnittes, daß man sich an der scharfen Klinge eines Messers schmerzhaft schneiden kann, daß das Piksen einer Nadel Schmerz auf der Haut auslöst und daß es weh tut, wenn man einen Körperteil irgendwo hart prellt oder quetscht. Schmerz wirkt wie ein Schock – und ist deshalb im Grunde genommen positiv zu bewerten. Denn diese akuten, also vorübergehenden Schmerzen haben die Aufgabe, unseren Körper und un-

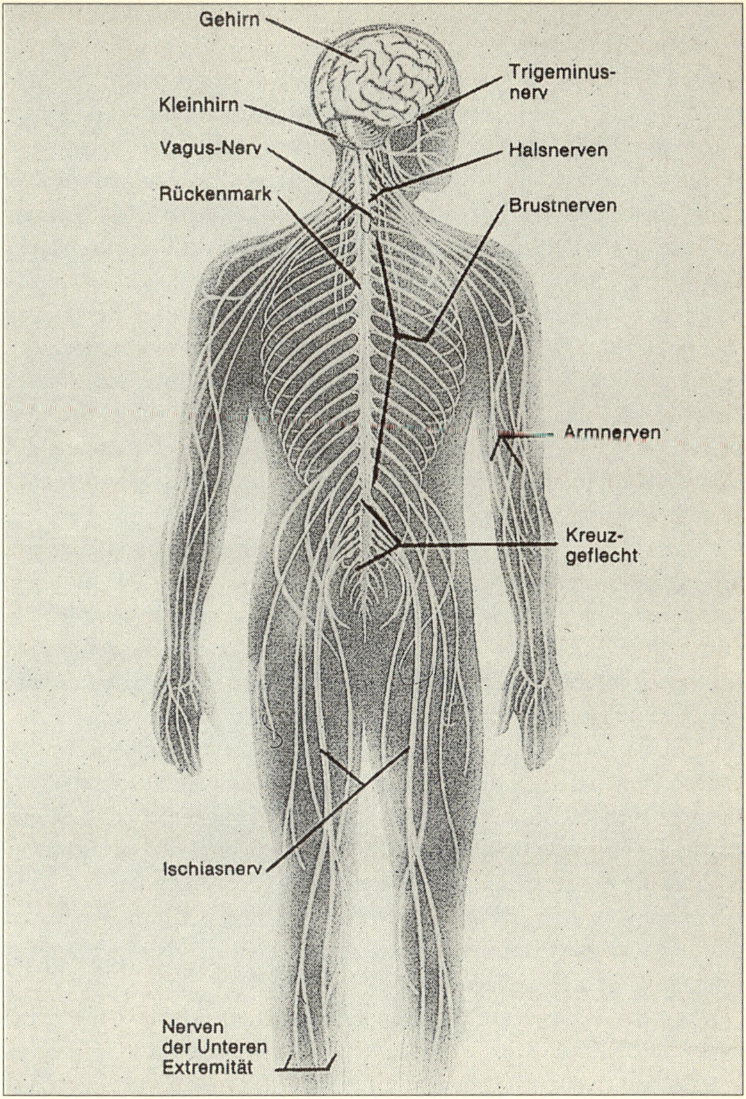

Schmerzleitung. *© Bayer AG*

sere Gesundheit zu schützen und zu erhalten. Solch ein plötzlicher Schmerz löst *Reflexe* aus, die den Körper vor größerem Schaden bewahren, und das im Bruchteil von Sekunden, längst bevor der Verstand die Gefahr registriert hat. Ein länger anhaltender Schmerz dagegen, beispielsweise nach einer Muskelverletzung oder einem Knochenbruch, macht jede unserer Bewegungen zur schmerzhaften Qual. Gleichzeitig zwingt er uns damit, das verletzte Glied in einer Ruhestellung zu belassen, ohne die eine Heilung nicht möglich wäre.
Doch nicht immer nehmen wir den Schmerz sofort wahr: In Streß- oder lebensbedrohlichen Situationen wird ein körpereigener *Selbstschutz* aktiviert, der das momentane Schmerzempfinden blockiert. Wir kennen das Beispiel von verunglückten Menschen, die konfus herumrennen und sich ihrer schweren Verletzungen und der Schmerzen zunächst gar nicht bewußt sind. Das liegt daran, daß das Gehirn Eiweißstoffe mit opiatartiger Wirkung freisetzt, sobald der Schmerz eine bestimmte Reizschwelle überschreitet. Diese sogenannten *Endorphine* unterbrechen die Schmerzleitung und hemmen die Weiterleitung des Schmerzes an das Gehirn.
Doch nicht nur äußere Einwirkungen verursachen Schmerzen. Ein entzündeter Blinddarm kann Bauchschmerzen auslösen, der Magen auf Vergiftungen mit schmerzhaften Verkrampfungen reagieren, der Kopf mit pochenden Schmerzen und Fieber – alles sind Schmerzen, die sozusagen von ›innen‹ heraus und nicht oder nur teilweise durch äußere Einflüsse entstehen. Nicht zuletzt können psychische Belastungen Schmerzen auslösen: Ständiger Druck, Überbelastung, Ärger oder Ängste bewirken beispielsweise Schmerzen im Schulter-Nacken-Bereich, im Kopf oder Magen. Und wir alle kennen den Trennungsschmerz, den Schmerz über Verluste oder aus Trauer. Hier ist der Schmerz gar nicht genau lokalisierbar, er sitzt nur irgendwo tief drinnen.
Obwohl der biologische Mechanismus, der zum Schmerz führt, bei jedem gleich ist, empfindet jeder Mensch die Intensität des Schmerzes unterschiedlich. Ja, selbst ein einzelner Mensch empfindet an manchen Tagen den Schmerz stärker und an anderen Tagen schwächer.

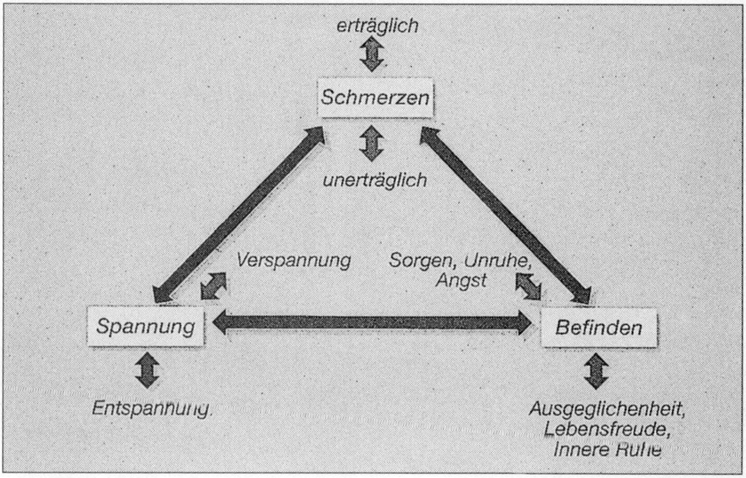

Intensität der Schmerzwahrnehmung. *© Bayer AG*

Denn neben *genetischen* und *geschlechtsbedingten* Faktoren beeinflussen die körperliche und seelische Verfassung sowie die jeweilige Tagesform das individuelle Schmerzempfinden. Wer ›gut drauf‹ ist und eine positive Grundstimmung hat, dem erscheinen Schmerzzustände weniger schlimm. Ist die allgemeine seelische Lage eher angespannt und der Gesamtzustand nicht besonders stabil, empfinden wir auch die Schmerzen stärker.

Wie entstehen Schmerzen?

An den Empfangsstellen, den Nervenenden beispielsweise der Fingerspitzen, wird der aufgenommene Schmerzreiz in elektrochemische Impulse umgewandelt und weitergeleitet, aber nicht sofort ins *Gehirn,* sondern zunächst ins *Rückenmark,* eine äußerst wichtige Zwischenstation. Gehirn und Rückenmark bilden zusammen das *Zentralnervensystem.* Vom Rückenmark steigt der Schmerz dann in

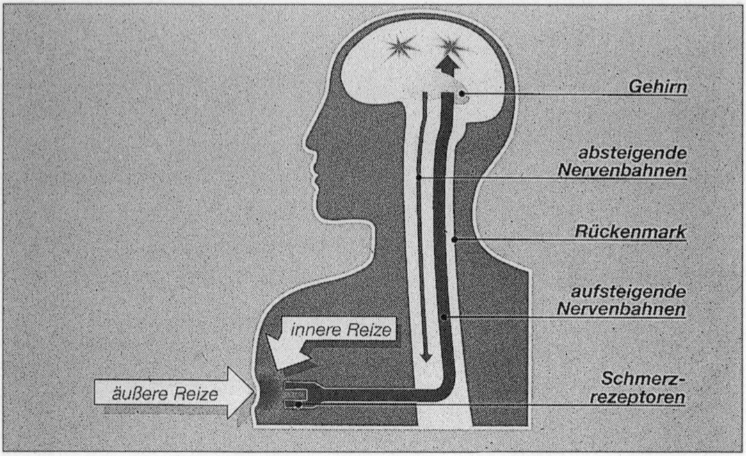

Weiterleitung der Schmerzen. *© Bayer AG*

besonderen und sensiblen Nervenbahnen nach oben und erreicht über das Zwischenhirn (*Thalamus*) die *Großhirnrinde.*

Erst jetzt, wenn der Schmerzreiz das Zentrum der Schmerzwahrnehmung erreicht hat, erfassen wir den Schmerz sozusagen ›mit dem Verstand‹, nehmen ihn bewußt wahr. Dies löst zum Teil reflexartige Abwehrbewegungen aus: Unser Nervensystem wird erregt, häufig begleitet von Puls- und Blutdruckanstieg, der Schweiß bricht uns aus, die Pupillen erweitern sich, ganz zu schweigen von den reflexartigen Bewegungen wie beispielsweise einem Zurückzucken der Hand oder dem Zucken des Lids, wenn uns was ins Auge gegangen ist. Das alles geht sehr, sehr schnell. Wird das Signal von der obersten Hautschicht über dicke, schnell leitende Nervenfasern zum Gehirn geleitet, so geschieht das mit einer Geschwindigkeit von 15 Metern pro Sekunde. Solche Reize vermitteln einen hellen, scharfen Sofortschmerz.

Der andere Weg verläuft über die dünnen Nervenfasern. Hier gelangt der Reiz nur langsam mit einer Geschwindigkeit von einem Meter pro Sekunde über die inneren Organe zum Gehirn. Dieser Schmerz wird daher *Zweit-* oder *Tiefenschmerz* genannt und als dumpf, quälend und wenig lokalisierbar empfunden. Er hält wesentlich länger an als der Erstschmerz und führt normalerweise zum Passivverhalten, indem man beispielsweise freiwillig den gebrochenen Arm oder das verletzte Bein in Ruhestellung beläßt.

Für die Aufnahme der ersten Signale sorgen rund drei Millionen kleinste Sinnesnervenzellen. Diese *Nozizeptoren* (lateinisch ›noxa‹ = Schaden) reagieren auf Reize, die für den Organismus schädlich sind, und erfüllen damit die Aufgaben eines Frühwarnsystems. Nozizeptoren kommen in fast allen Körpergeweben vor. Ihre Funktionsabläufe sind jedoch unterschiedlich.

Nozizeptoren können durch *thermische* und *mechanische* Reize oder auf *chemischem* Wege aktiviert werden. Der Einfluß von Hitze oder Kälte zerstört Zellgewebe und führt dadurch zur Freisetzung chemischer Substanzen, die wiederum die Schadensmelder aktivieren. Dagegen verursacht der Einfluß von Druck Veränderungen an der Zelloberfläche, die dort zu elektrischen Entladungen und damit zur Auslösung des Schmerzes führen.

Äußere Reize wie beispielsweise Druck, Kälte, Wärme, Elektrizität, Chemikalien, die auf die Körperperipherie auftreffen, und innere Reize, die von den tiefen Geweben und den Eingeweiden ausgehen, werden also von freien Nervenenden auf-

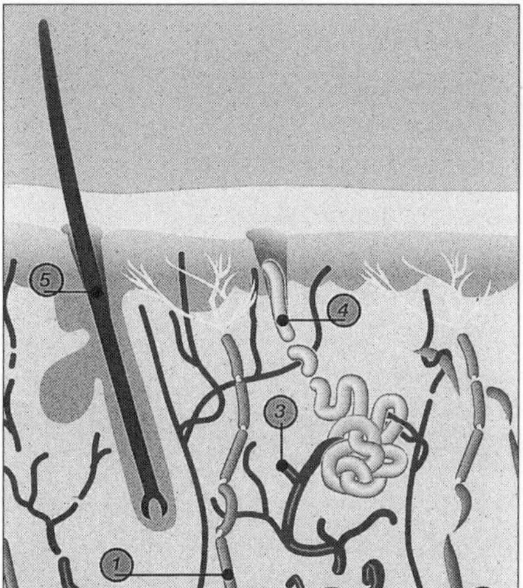

Querschnitt durch die Haut: Die Weiterleitung von Schmerzimpulsen erfolgt über dicke, schnell leitende (1) oder dünne, langsam leitende Nervenfasern (2) (3) Blutgefäße, (4) Schweißdrüse, (5) Haar

Schmerzimpulse.
© Bayer AG

genommen und in elektrische Impulse umgewandelt, die dann in den Nervenfasern über das Rückenmark und weiter zum Gehirn geleitet werden.
Die Großhirnrinde ist schließlich verantwortlich für das Zustandekommen eines Schmerzerlebnisses, der Schmerzverwertung und der Speicherung der Schmerzerfahrungen (*Schmerzgedächtnis*).

Kann Schmerz abgeblockt werden?

Da das *Schmerzsignal* von Zelle zu Zelle über das Nervensystem zum Gehirn übertragen wird, können auf seinem Weg chemische Prozesse den Schmerzreiz verändern, zum Beispiel stoppen, dämpfen oder verstärken – so wie es die Situation erfordert. Tritt beispielsweise an irgendeiner Körperstelle eine Verletzung oder Entzündung auf, reagiert das körpereigene Frühwarnsystem mit einer Sicherungsmaßnahme: Vor Ort setzen die Zellen unverzüglich chemische, schmerzauslösende Signalstoffe frei. Diese *Schmerzmediatoren* sensibilisieren die kleinen Sinnesnervenzellen, die normalerweise nur auf stark gewebsschädigende Reize antworten. Eine wichtige Rolle spielen dabei die *Prostaglandine,* hormonähnliche Substanzen, auf die anschließend noch näher eingegangen wird. Auch sie gehören dem Katastrophenschutz an und werden überall dort gebildet, wo Schäden auftreten. Sie aktivieren die Tätigkeit der Schmerzmediatoren und werden deshalb auch als *Schmerzaktivatoren* bezeichnet.
In der Schmerzbehandlung greifen Schmerzmittel mit Substanzen wie Acetylsalicylsäure oder *Ibuprofen* in diesen Mechanismus ein: Sie hemmen die Bildung der körpereigenen Prostaglandine und verhindern so eine verstärkte Übertragung der Schmerzreize beziehungsweise die Freisetzung von schmerzauslösenden Substanzen. Wird die Menge der Prostaglandine durch ein Schmerzmittel reduziert, verringert sich die Reizung der Nozizeptoren, und der Schmerz läßt nach. Da im Zusammenhang mit der Acetylsalicylsäure immer wieder von Prostaglandinen die Rede sein wird, weil ihr ›klassisches Wirkprinzip‹

ja die bereits erwähnte *Prostaglandinsynthesehemmung* ist, soll hier nun etwas näher auf diese wichtigen Substanzen eingegangen werden.

Prostaglandine

In den zwanziger Jahren entdeckten die Forscher zunächst in der Samenflüssigkeit von Hammelhoden, dann auch im *Sperma* des Mannes ganz eigenartige Extrakte. Brachte man diese Substanzen zum Beispiel auf die Muskulatur der Gebärmutter, so zog sie sich zusammen. Da er annahm, daß diese aus Fettsäuren gebildeten Substanzen nur in der *Prostata* vorkommen, nannte der 1970 für seine Arbeit über *Noradrenalin* mit dem Nobelpreis ausgezeichnete, schwedische Biochemiker und Neurophysiologe Ulf Svante von Euler sie ›Prostaglandine‹. Nach und nach fand man derartige Substanzen aber auch in den Nieren, im Uterus und in vielen anderen Organen. Vor allem im Zusammenhang mit der Hormonforschung (*Endokrinologie*) stießen die Wissenschaftler immer wieder auf Prostaglandine und stellten fest, daß sie bei zahlreichen Funktionen mitwirken, die durch *Hormone* gesteuert werden. Doch im Gegensatz zu den Hormonen, die nur von Drüsen wie unter anderem der *Hirnanhangdrüse*, der *Nebennieren-*, der *Schild-* oder der *Bauchspeicheldrüse* produziert werden, kann im Körper fast jede Zelle Prostaglandine herstellen. So regen Prostaglandine nicht nur im *Uterus* (Gebärmutter) die Muskeln zu *Kontraktionen* (Zusammenziehen) an, was dann wiederum die Wehen auslöst, auch schwere krampfartige Schmerzen vor oder während der Periode (*Dysmenorrhoe*) können auf eine übermäßige Prostaglandin-Ausschüttung zurückgeführt werden.

Doch Prostaglandine sind nicht gleich Prostaglandine, wie 1949 Sune K. Bergström vom Karolinska-Institut, Stockholm, nachwies: Sie werden nicht nur in den verschiedensten Körpergeweben aus *Arachidonsäure*, einer fettigen, butterartigen Substanz in den Zellwänden mit Hilfe eines Enzymkomplexes (*Cyclooxygenase*) gebildet (das ent-

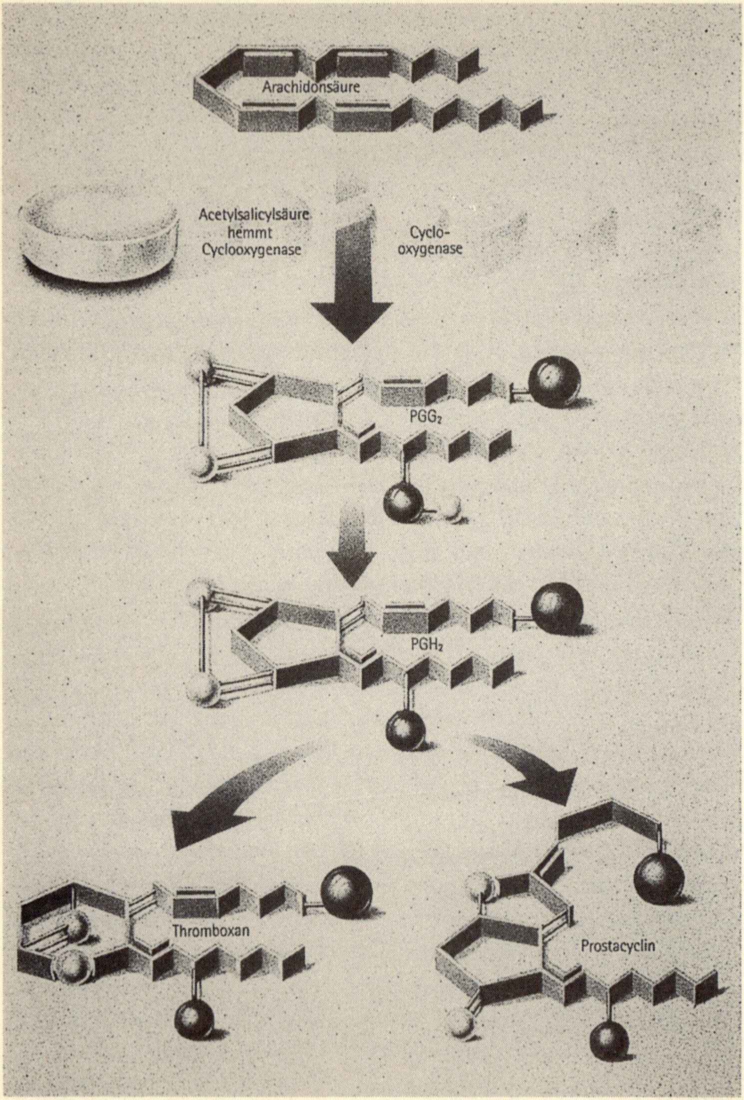

Wirkmechanik der Prostaglandine. *© Bayer AG*

deckten Bergström und sein Kollege Bengt Samuelsson aber erst 1964), sondern sie weisen auch Unterschiede in ihrer chemischen Struktur auf.
Um die Vielzahl von Prostaglandinen näher zu charakterisieren und unterscheiden zu können, kürzt man sie heute wissenschaftlich in ›PG‹ ab und kennzeichnet sie mit Großbuchstaben, Zahlen und griechischen Buchstaben, zum Beispiel $PGF_{2\alpha}$. Wird beispielsweise bei einer Frau zu viel von eben jenem Prostaglandin $F_{2\alpha}$ ausgeschüttet, wuchert ihre Gebärmutterschleimhaut übermäßig und sie leidet unter *Endometriose.*
Prostaglandine, so kann man sagen, sind an allen entzündlichen und damit meist auch fiebrigen Prozessen im Körper beteiligt. Ihre Wirkungen entfalten sie in bereits geringsten Konzentrationen.
Stoßen Sie sich beispielsweise an einer scharfen Kante, verletzen Sie Zellen unter der Haut sowie kleine Blutgefäße, reagiert das Gewebe sofort mit der Ausschüttung von Prostaglandinen, die verhindern, daß das Blut verströmt und die Blutung nicht zum Stillstand kommt. Prostaglandine schotten sozusagen den verletzten Bezirk hermetisch ab. Prostaglandine der A- und E-Reihe wirken auf die glatte Muskulatur der *Bronchien,* und zwar krampflösend und kontraktionshemmend. Auf die glatte Muskulatur des Magens dagegen wirken sie exakt umgekehrt – kontraktionsfördernd und *spasmogen* (verkrampfend). Neben ihrer Beteiligung an entzündlichen Prozessen helfen Prostaglandine mit bei der Blutgerinnung, bei der Zusammenballung von Blutplättchen (*Plättchenaggregation*), bei Immunreaktionen, bei der Eigenbeweglichkeit des Darms, den Sekretionen des Magens, beim Stoffwechsel und bei der Aktivität des Nervensystems. In der Niere betätigt sich das Prostaglandin E_1 als Gegenspieler (*Antagonist*) des *Hypophysen*-(Hirnanhangdrüsen-)Hinterlappen-Hormons *Vasopressin*: Wird die Niere zu wenig mit Blut versorgt, mobilisiert das Nierenmark sofort einen steten Ausstrom von Prostaglandinen der E- und F-Reihe.
Die Wissenschaft ist inzwischen der Überzeugung, daß an fast jedem mit *Hormonen* zusammenhängenden Vorgang im Organismus Pro-

staglandine beteiligt sind. Andere bezeichnen die Prostaglandine sogar als ›lokale Hormone‹, die von einer Zelle zur anderen weitergegeben werden.

Vieles ist bei den Prostaglandinen allerdings immer noch unklar. Seit man aber mehr über Hormone kennt und weiß, daß sie mit den Prostaglandinen in Verbindung stehen, geht man immer mehr dazu über, ganz spezifische Behandlungsmethoden auf dieser Basis zu entwickeln. Eine Form davon sind *Antiprostaglandin-Mittel* oder *Prostaglandinsynthesehemmer.*

Das bekannteste Antiprostaglandin-Mittel dürfte ASS sein. Ein Herzinfarkt wird durch einen Blutpfropf aus verklebten Blutplättchen und Ablagerungen in der Arterie ausgelöst, der den lebensnotwendigen Zufluß des Blutes zum Herzen blockiert. Diese Ablagerungen schädigen auch die Gefäßinnenwand, so daß als Folge davon sofort Prostaglandine freigesetzt werden. Eine Acetylsalicylsäure-Tablette täglich beziehungsweise 325 mg ASS jeden zweiten Tag, so stellten 20 000 amerikanische Ärzte als Teilnehmer der Physicians Health Study fest, verhindert die durch Prostaglandine verursachte Zusammenballung von Blutplättchen, von den sogenannten *Thrombozyten,* und schützt so vor dem *Infarkt,* aber auch vor einem zweiten *Schlaganfall.*

Zu der Gruppe der Prostaglandinsynthesehemmer zählen vor allem schmerzstillende (*Analgetika*) und entzündungshemmende Präparate (*Antiphlogistika*); ihre Einsatzmöglichkeiten reichen deswegen von *Arthritis* über *Fieber* und *Kopfschmerzen* bis zu *rheumatischen Beschwerden.*

Das gemeinsame Wirkprinzip all dieser Präparate besteht darin, die Produktion von zu vielen Prostaglandinen zu stoppen.

Einen Bereich gibt es jedoch, wo die Prostaglandinproduktion per Medikament wiederum stark angekurbelt wird: bei den Wehen. Zum Zeitpunkt der Geburt steigert die *Plazenta* die Ausschüttung von Prostaglandinen und erhöht so die Aufnahmebereitschaft des Uterus für das Hormon *Oxytocin.* Das wiederum löst die normalen Wehen aus. Injiziert der Arzt nun Prostaglandine in das *Fruchtwasser* oder in den *Gebärmutterhals,* wird der Uterus zu Wehen angeregt. Mit dieser Methode der ›künstlichen‹ Wehenauslösung nimmt man bevorzugt späte Abtreibungen vor. Verschiedene Prostaglandine, darunter $F_{2\alpha}$, unterbrechen die Schwangerschaft. Anfang der siebziger Jahre wurde das $F_{2\alpha}$ in den USA und Großbritannien als verschreibungspflichtige Abtreibungsinjektion genehmigt. Prostaglandin E_2 in Zäpfchenform eignet sich ebenfalls für den Schwangerschaftsabbruch. Beide Substanzen sind heute noch im Handel.

Die sensationelle Entdeckung von John Vane

Wie viele andere war auch der Pharmakologe John Vane von der Familie dieser kurzlebigen biochemischen Substanzen fasziniert, die von der Arachidonsäure in den Zellwänden abstammte. Zunächst jedoch beschäftigte er sich mit der Arachidonsäure, dieser Substanz, welche die Zellwände geschmeidig hält. »Ohne sie«, so stellte er fest, »könnten wir uns einfach nicht bewegen. Wir wären so starr wie eine Kerze.« Wenn eine Zelle mechanisch oder chemisch gereizt wird, setzen ihre Zellwände (*Membrane*) winzige Mengen von Arachidonsäure frei – und dann passieren ganz erstaunliche Dinge. »Es ist, als wolle der Körper keine Arachidonsäure im Kreislauf. Denn sobald sie auftritt, wird sie in etwas anderes umgewandelt«, stellte Vane fest. Zu dieser Zeit unterstützte das amerikanische Pharmaunternehmen Upjohn sämtliche Wissenschaftler, die das Potential der Prostaglandine erforschen wollten – und das waren doch ziemliche viele –, mit kostenlosen Proben. Man muß sich dabei vorstellen, daß Tonnen von Drüsen notwendig waren, um hundert Gramm Prostaglandine zu isolieren – etwas, was kaum ein Forscher ohne die Hilfe eines Pharmaunternehmens zustande bringen konnte. Es stellte sich heraus, daß die Prostaglandine zur Regulierung von Phänomenen wie der Erweiterung und Verengung von Blutgefäßen, der Muskelkontraktion und dem Entstehen von Entzündungen dienen, die aufgrund von schmerzhaften Gelenken und Arthritis entstanden. Vane war es dann, der Acetylsalicylsäure in Zusammenhang mit den Prostaglandi-

nen brachte, nachdem sich zuvor sein College Harry Collier intensiv mit dem Phänomen Schmerz und der Wirkung von ASS auf diesen befaßt hatte. Collier hatte zwar eine allgemeine Vorstellung, wie Acetylsalicylsäure wirkte, aber die Einzelheiten konnte er nicht aufklären. Das lag weniger an seinem Wissen als daran, daß in seinem Labor beim Pharmakonzern Parke-Davis die spezialisierten Techniken, die für seine Aufgabe erforderlich gewesen wären, aus welchen Gründen auch immer nicht angewendet werden konnten. Frustriert wandte er sich 1968 an John Vane und bat ihn um Unterstützung, weil gerade er schon Jahre zuvor neue Methoden für bestimmte Untersuchungen entwickelt hatte. Innerhalb kurzer Zeit fand Vane mit Hilfe von Colliers ehemaliger Mitarbeiterin Priscilla Piper den ›Schlüssel‹ für die klassische Wirkweise der Acetylsalicylsäure:
Bei Verletzungen oder anderen physiologischen Störungen werden Prostaglandine erzeugt, die ihrerseits Fieber und/oder Entzündungen hervorrufen. ASS wirkt bekanntlich auf fieberndes beziehungs-

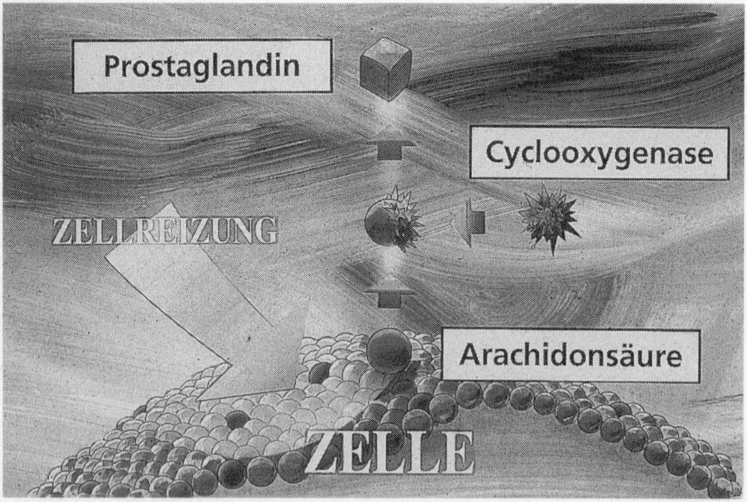

Weg der Prostaglandinsynthese. *© Bayer AG*

weise entzündetes Gewebe ein, nicht aber auf normales, *untraumatisiertes* (unverletztes) Gewebe. Vane vermutete deswegen folgerichtig, daß Prostaglandine einerseits mit Schmerzen zusammenhängen müssen, andererseits, daß Acetylsalicylsäure die Gabe hat, die Entstehung dieser schmerzauslösenden Prostaglandine zu unterdrücken. Folge: Da ASS die Fähigkeit besitzt, Schmerzen, Fieber und Entzündungen in Schach zu halten, kann es die Umwandlung von Arachidonsäure in Prostaglandine hemmen, ein Vorgang, den man als *Prostaglandinsynthese* und in diesem Falle als *Prostaglandinsynthesehemmung* bezeichnet.

Nun paßte alles wunderbar zusammen. In verschiedenen Versuchen stellte Vane fest, daß ganz unterschiedliche Gewebe keine Prostaglandine produzierten, wenn er ASS hinzufügte, genauer gesagt, die Acetylsalicylsäure verhinderte die Cyclooxygenase, weswegen keine Prostaglandine entstehen konnten. Vane vermutete außerdem, daß aus diesem Grund zwischen Prostaglandinen und Schmerz ein Zusammenhang bestehen müsse und daß die Fähigkeit von ASS eben darauf zurückzuführen sei, daß es das Auftreten von Prostaglandinen und damit das Auftreten von Schmerz blockiert.

Im Juni 1971 veröffentlichte John Vane seine Forschungsergebnisse zu ASS in der renommierten Wissenschaftszeitschrift ›Nature‹. Joe Collier, der eigentliche Aspirin-Forscher, dem diese Erkenntnisse nur durch unglückliche Umstände versagt geblieben waren, schrieb daraufhin ziemlich frustriert an Vane:

»Wenn Du Dich, wie es wahrscheinlich kommen wird, als Jesus Christus des Aspirins erweisen wirst, kann ich vielleicht den Anspruch erheben, sein Johannes der Täufer zu sein.«

Zusammen mit Bergström und Samuelsson erhielt John Vane 1982 den Nobelpreis für Medizin für seine Arbeit auf dem Gebiet der Prostaglandinforschung. Wenn es auch nicht Vanes Verdienst allein war, so lieferte er doch zum erstenmal eine überzeugende Vorstellung, wie ein scheinbar banales Allerweltsmittel in komplizierte chemische Vorgänge des Organismus eingreift.

Die Behandlung von Schmerzen

Schmerz, eines der Urphänomene des Lebens, ist ein ganz individuelles Sinnerlebnis, das die körperlichen und geistigen Aktivitäten des Menschen beeinflußt. Die Furcht vor dem Schmerz, jenem »entsetzlichen, unabwendbaren Fluch der Götter«, wie ihn der griechische Philosoph Empedokles bezeichnete, veranlaßte schon den Menschen der Urzeit zur Suche nach geeigneten Maßnahmen, um diese ›Hand eines Geistes‹ oder den ›Haß einer Göttin‹ abzuwehren. In den frühen Epochen der Altsteinzeit versuchten Priester und Medizinmänner leidende Menschen durch Suggestion oder Hypnose gegen den Schmerz zu schützen. Sie versprachen ihnen auch Hilfe durch Fetische. Dem aus Stein oder Tierhaut bestehenden Gegenstand wurden übernatürliche Zauberkräfte zugeschrieben, die vom Besitzer gesteuert werden konnten. Selbst magische Bilder mit geheimnisvollen Buchstaben sollten vor Unheil, Gefahren und Schmerzen schützen. Doch die Beschwörungen und Zauberformeln der Priester wirkten meist nicht besonders gut, und deshalb suchten die Menschen in der Natur nach besseren und zuverlässigeren Mitteln.

In den Ruinen von Nimrud im Zweistromland Mesopotamien fand man ein Relief aus dem dritten vorchristlichen Jahrtausend, das einen assyrischen Beschwörungsarzt darstellt, der in seiner linken Hand Schlafmohnkapseln hält.

Auf einer anderen Tontafel aus Ninive, schätzungsweise aus dem Zeitraum um 2700 v. Chr., liest man in einem Verzeichnis assyrischer Heilpflanzen von der ›braunen Droge‹ oder der ›Tochter des Feldmohns‹. Und auf einer anderen assyrischen Tontafel steht geschrieben: »Früh am Morgen sammeln alte Frauen, Knaben und Mädchen den Saft, indem sie ihn mit einer kleinen Eisenklinge von den Rissen (der Kapsel) kratzen und in ein irdenes Gefäß füllen.«

Auch im Papyrus Ebers, der ältesten bekannten Sammlung medizini-

scher Texte und Rezepturen aus dem Ägypten um 3500 v. Chr., erfährt man vom Mohn und seiner Verwendung, »um Männer im Krieg und in der Liebe zu stimulieren und aufregende Träume zu haben«, aber auch als »Mittel, das Schreien zu vertreiben«: »Kapseln von der Mohnpflanze, Wespenkot, der an einer Mauer ist, in Eins machen, durchseihen und vier Tage einnehmen; es hört sogleich auf. Was das Schreien betrifft, so ist es das Kind, das schreit.« Warum dieser Hinweis, daß das Schreien des Kindes gemeint ist? Nun, da dieses Mittel zusammen mit anderen Rezepturen für Mütter erwähnt wird, kann man dieser Aussage und diesem Rezept eine doppelte Bedeutung zuschreiben: Die Mutter fühlt sich nach der Einnahme des Mohnsaftgemisches von ihrem schreienden Kind nicht mehr so gestört – sie ist nämlich mehr oder weniger ›high‹ –, und dieses erhält gleichzeitig zur Beruhigung sein Quantum ›Medizin‹ über die Muttermilch! (Nach einem Vortrag von Prof. Ludwig Brandt, Wuppertal, 1993.)
Der Papyrus Ebers enthält auch zahlreiche Hinweise auf die Wurzel des Alraun, der *Mandragora officinalis,* als Bestandteil analgesierender Zubereitung aus alkaloidhaltigen Pflanzen. Die Mandragora gehörte ebenso wie Schlafmohn, Bilsenkraut und Hanf zu den schon in alten Zeiten verwendeten Pflanzenstoffen zur Bekämpfung des Schmerzes. Selbst die Götter blieben nicht vom Schmerz verschont. Der Sage nach suchte die schmerzgeplagte Göttin Aphrodite auf dem Berg Ida der griechischen Insel Kreta Heilung in einem Bett aus rotem Mohn. Und Homer rühmte in seiner Odyssee die betäubende Wirkung des Mohnsaftes als ›Trank des Vergessens‹. Die alten Griechen hatten also ebenfalls die schmerzstillende und beruhigende Wirkung des Mohns, besser des *Morphins* beziehungsweise *Morphiums* erkannt, aber bald auch dessen Gefahren. So erwähnte Hippokrates die Mohnpflanze als systemisches Schmerzmittel, warnte aber vor den Nebenwirkungen infolge der schlechten Dosierbarkeit. Er suchte nach einem weniger betäubenden und gefährlichen Mittel – stieß dabei auf den *Lattichsaft* und schließlich auf die Weidenrinde.
»Am meisten lebt, wer am meisten leidet«, hat der deutsche Schriftsteller Ludwig Börne (1786–1837) einmal behauptet und gemeint,

der Schmerz sei das Glück der Seligen. Die meisten Menschen wollen auf diese zweifelhafte Art jedoch weder Glück erleben noch selig werden, sondern schnellstens ihre Schmerzen los sein. Folglich greifen sie lieber zu Medikamenten, die sie möglichst schnell und nachhaltend von den Schmerzen befreien sollen. Heutzutage steht der Schmerz, seine exakte Erforschung und die gezielte Behandlung mehr denn je im Blickfeld von *Medizin, Neurophysiologie* (Nervenheilkunde), *(Bio-)Chemie, Verhaltensforschung* und *Psychologie.* Ja sogar *Sozialwissenschaften, Philosophie* und *Ethnologie* (Erforschung der Kultur von Völkern) versuchen, diesem vielschichtigen Phänomen auf die Spur zu kommen, nicht zuletzt deswegen, weil die Zahl der ›chronischen Schmerzpatienten‹ ständig wächst. Nach Schätzungen der *WHO* (World Health Organization = Weltgesundheitsbehörde) leiden über acht Millionen Menschen weltweit an durch einen Krebs ausgelösten Schmerzen und eine noch weit größere Zahl an chronischen Schmerzen aufgrund anderer Ursachen. Zudem müssen täglich rund 300 Millionen Menschen akute Schmerzen nach Operationen ertragen.

Nun wissen wir ja bereits, daß Schmerz nicht gleich Schmerz ist, sondern eine persönliche Erfahrung, die der einzelne – je nach individueller ›Schmerzschwelle‹ und vielen anderen Faktoren – mehr oder weniger stark empfindet. Gleichzeitig ist der Schmerz ein lebenswichtiges Warnsystem, das unseren Organismus – und nicht zuletzt auch die Seele – vor Schäden schützt. Für das körperliche Schmerzempfinden ist in erster Linie unser Nervensystem zuständig, das unseren Körper ziemlich konzentriert durchzieht. Alle Nervenleitungen zusammen haben schätzungsweise eine Länge von knapp einer Milliarde Kilometer – was mehr als die zweieinhalbtausendfache Entfernung Erde–Mond ausmacht. Und noch weniger vorstellbar ist, daß sich über die Hälfte dieser Leitungen durch unser vergleichsweise kleines Gehirn winden: Die rund hundert Milliarden Nervenzellen eines gesunden Gehirns sind aneinandergekoppelt 500 000 Kilometer lang!

Das Nervensystem erfüllt zwei wichtige Funktionen, die jeweils von einem Teilbereich übernommen werden: Zum einen stimmt es mit den Hormonen, den von Körperdrüsen produzierten Boten- und Signalstoffen, die Funktionen aller Teile unseres Organismus aufeinander ab, denn andernfalls würde unser Körper sozusagen ins biologische Chaos verfallen. Diese Feinabstimmungen erledigt das unwillkürliche (*autonome* oder *vegetative*) Nervensystem, indem es alle jene Aktivitäten steuert, die von uns nicht bewußt gesteuert werden – Herzschlag, Atmung, Verdauung beispielsweise.

Zum anderen empfängt das Nervensystem – in diesem Falle das willkürliche (*animale*) – alle möglichen äußeren Sinnesreize wie beispielsweise Licht, Geräusche, Gerüche, Wärme, Kälte und auch Schmerz, leitet diese Reize an die Zentrale, das Rückenmark, weiter und von dort aus ins Gehirn, wovon dann die entsprechenden Anweisungen kommen. Welche Sicherungsmaßnahmen der Körper außerdem unternimmt, wenn irgendwo Zellen durch Verletzung oder Entzündung geschädigt werden, wissen wir bereits. An dieser Stelle werden sofort spezielle chemische Substanzen freigesetzt, die Nozizeptoren, außerdem schottet der Körper die verletzte oder geschädigte Stelle sofort durch die Bildung und Freisetzung von Prostaglandinen ab. Mit anderen Worten – wird die Produktion beziehungsweise Freisetzung des ›Schmerzverstärkers‹ Prostaglandin verhindert oder zumindest gehemmt, kann so der Schmerz gelindert oder ganz ausgeschaltet werden.

Die Acetylsalicylsäure kann genau das. Sie ist ein sogenannter Prostaglandinsynthesehemmer.

Wenden wir uns einigen der geläufigsten Arten von Schmerzen zu, Schmerzen, von denen viele Menschen immer wieder betroffen sind: Woher kommen sie, was sind ihre Ursachen und Auslöser? Kann man sie vermeiden, wie kann man sie lindern oder ganz ausschalten? Wie kann und sollte der einzelne damit umgehen, welche Behandlungsmöglichkeiten medikamentöser, aber auch nichtmedikamentöser Therapien stehen ihm zur Verfügung?

Kopfschmerzen – so alt wie die Menschheit

Sie haben Kopfschmerzen – wieder einmal. Vermutlich tröstet Sie das im akuten Fall nun nicht, und dennoch – etwa 71 Prozent der Deutschen, nämlich fast 54 Millionen Menschen, leiden unter gelegentlichen und um die drei Prozent unter chronischen Kopfschmerzen, nämlich mehr als 15 Tage im Monat. Für viele ist der Kopfschmerz ein undefinierbares Übel: Sie greifen dann zur Schmerztablette oder auch zu mehreren und sehen zu, diesem lästigen Zustand möglichst rasch zu entkommen. Über die Ursache für die Kopfschmerzen machen sich die wenigsten Gedanken, zumindest keine ernsthaften. Die beispielsweise in Bayern beliebteste ›Ursache‹ ist dieselbe wie für alles andere, was dort auch sonst nicht richtig klappt: der Föhn.

So einfach ist die Behandlung von Kopfschmerzen aber nicht. Spätestens dann, wenn sie immer wieder auftreten oder über mehrere Tage anhalten, sollte man sich doch ernsthaftere Gedanken über die Ursache machen.

Lassen wir mal den Föhn beiseite – womit Kopfschmerzen aufgrund von Wetterfühligkeit nicht abgestritten werden sollen –, aber Kopfschmerzen sind meist ein Warnzeichen, daß im Körper etwas nicht in Ordnung ist. Beispielsweise können Schmerzen im Kopfbereich natürlich die Folge von *Kopfverletzungen* sein, aber auch Vorankündigung oder Folge von *fieberhaften Infektionserkrankungen,* bei *Bluthochdruck* oder *Blutunterzuckerung* auftreten, *Muskelverspannungen* signalisieren oder auf Probleme mit den *Augen* aufmerksam machen, auf einen verdorbenen *Magen* hinweisen, auf kaputte *Zähne,* infolge *Vergiftungen* oder beim Entzug bestimmter Substanzen auftreten, und vieles mehr.

Bis heute sind 165 verschiedene Arten von Kopfschmerz bekannt, die sich hinsichtlich ihrer Ursachen und Symptome ganz erheblich unterscheiden. Entsprechend verschiedenartig müssen sie behandelt werden. Das heißt, wer öfter und/oder längere Zeit unter Kopfschmerzen leidet, sollte unbedingt seinen Arzt aufsuchen und ihm seine Beschwerden genau schildern. Nur er kann nach einer gründlichen Untersuchung eine Diagnose stellen und entsprechende Therapien einleiten. Das bedeutet, daß auch möglicherweise ungewöhnliche oder unangenehme Fragen des Arztes ehrlich beantwortet werden sollten. Der Arzt fragt hier nicht aus persönlicher Neugier, sondern weil er Ihnen helfen will und weil er dafür die Ursache Ihrer Schmerzen herausfinden muß, um diese gezielt behandeln zu können.

Eine allgemein anerkannte Systematisierung von Kopfschmerzen wurde von der *International Headache Society* (IHS) im Jahre 1988 erstellt. Darin werden als wichtige Hauptgruppen *primäre* und *sekundäre* Kopfschmerzen unterschieden. Innerhalb der primären Kopfschmerzen dürften *Migräne* und *Spannungskopfschmerz* die wichtigsten und häufigsten Arten darstellen.
Sekundäre Kopfschmerzen werden in dieser Aufstellung zusätzlich in den *episodischen* und in den *chronischen* Spannungskopfschmerz unterteilt.

Klassifikation der Kopfschmerzerkrankungen durch die Internationale Kopfschmerzgesellschaft (IHS)

Primäre Kopfschmerzen	*Sekundäre oder symptomatische Kopfschmerzen*
• Migräne	• Kopfschmerz bei Kopfverletzungen
• Kopfschmerz vom Spannungstyp	• Kopfschmerz bei Blutgefäßerkrankungen
• Clusterkopfschmerz	• Kopfschmerz bei nicht-gefäßbedingten Hirnerkrankungen

Primäre Kopfschmerzen	*Sekundäre oder symptomatische Kopfschmerzen*
• Andere Kopfschmerzen ohne strukturelle Läsion	• Kopfschmerz bei Substanzwirkung oder -entzug • Kopfschmerz bei Allgemeininfektion • Kopfschmerz bei Stoffwechselerkrankungen • Kopfschmerz bei Erkrankungen von Kopf- und Gesichtsstrukturen • Kopfneuralgien und Nervenschmerzen • Nichtklassifizierbarer Kopfschmerz

Dabei versteht man unter ›primären Kopfschmerzen‹ solche Kopfschmerzen, die als Ursache keine andere Erkrankung aufweisen, also weder beispielsweise einen *grippalen Infekt* noch Muskelverspannungen, Probleme mit der *Wirbelsäule*, einen ›Kater‹ als Folge von zu viel Alkohol und/oder Nikotin usw. ›Primäre Kopfschmerzen‹ signalisieren eine Erkrankung an sich und sind nicht das Symptom einer anderen Krankheit.

Das klingt alles ziemlich kompliziert, jedoch haben rund 92 Prozent aller Kopfschmerzen in der Bevölkerung nur zwei unterschiedliche

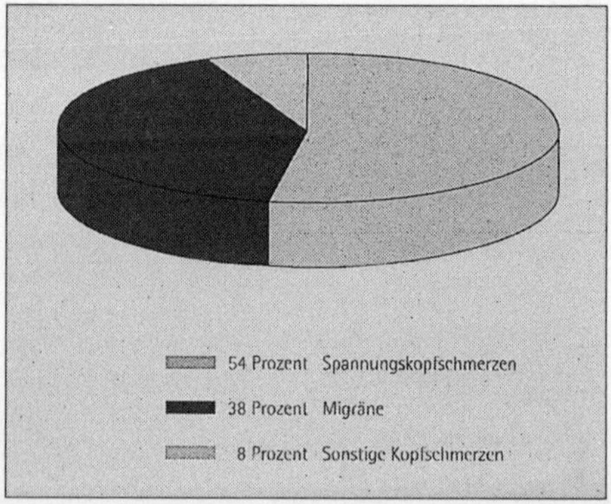

Prozentuale Verteilung der Hauptkopfschmerztypen. © Bayer AG

Kopfschmerzformen: 54 Prozent der davon Betroffenen leiden unter Spannungskopfschmerzen, 38 Prozent unter Migräne. Nur acht Prozent machen sämtliche anderen Kopfschmerztypen aus.
Bevor Sie nun in einem von einem Arzt entwickelten Test feststellen können, zu welcher Kategorie gegebenenfalls Ihre Art von Kopfschmerz gehört, erfahren Sie noch ein wenig mehr über die Ursprünge dieses alten Leidens der Menschheit.

Kopfschmerz und Migräne – seit jeher grenzenlos

Die Historie von Kopfschmerz und Migräne ist genauso alt wie die des Schmerzes, nämlich so alt wie der Mensch selbst. Wobei Kopfschmerz keine Grenzen kennt: Er verschont keine Hautfarbe, keine Rasse, kein Alter, kein Geschlecht. Er kann jeden Menschen, ob alt, ob jung, ob Frau oder Mann, überfallen.
Die früheste Darstellung einer Migräne stammt aus den Jahren um etwa 4000 v. Chr., die früheste Behandlung von Kopfschmerzen wird im Papyrus Ebers, etwa 3500 v. Chr., beschrieben. In einem anderen alten Papyrus aus Babylon wird der Kopfschmerz folgendermaßen beschrieben: »Kopfschmerz wanderte über die Wüste, wehend wie der Wind, blitzend wie Lichter… blitzend wie ein Stern am Himmel, es kam wie der Tau…«
Um 1700 v. Chr. verglich ein Unbekannter den Kopfschmerz mit einer ›Erwärmung im Kopf‹.
Hippokrates schilderte das Phänomen der Migräne, einer bestimmten Form des Kopfschmerzes, am Beispiel eines Patienten so: »Meistens hatte er das Gefühl, etwas zu sehen, das vor ihm wie ein Licht schien, üblicherweise im Gebiet des rechten Auges; gegen Ende dieses Momentes überzog ein heftiger Schmerz die rechte Schläfe, dann den ganzen Kopf und den Nacken… sich übergeben, wenn es möglich wurde, war eine Möglichkeit, den Schmerz umzuleiten und ihn erträglicher zu machen.«

Aretus von Kappadonien (30–90 v. Chr.) teilte als erster Kopfschmerzen in drei unterschiedliche Gruppen oder Formen auf.
Im Mittelalter wurde das Mysterium der ›Migräne-Aura‹ ausführlich von der Äbtissin Hildegard von Bingen (1098 n. Chr.) beschrieben.
Thomas Willis (1621–1675), ein englischer *Iatrochemiker* (und *Iatrophysiker* wie beispielsweise René Descartes: So nannten sich in den Jahren ab etwa 1600 n. Chr. Wissenschaftler, die fragmentarische Ergebnisse der beiden aufkeimenden neuen Grundwissenschaften *Physik* und *Chemie* auf die klinische Medizin anzuwenden versuchten), stellte als erster die sogenannten *Trigger-Faktoren* der Migräne als Verkrampfungen in den Blutgefäßen fest. Bekannt wurde Willis hauptsächlich wegen seiner Leistungen auf dem Gebiet der *Hirnanatomie* und *Hirnphysiologie*: Er beschrieb zum erstenmal das zweigeteilte *vegetative Nervensystem*, erkannte die Rolle der *Hirnrinde*, experimentierte mit *Hirnlokalisation*, prägte die Begriffe *Psychologie, Neurologie, vergleichende Anatomie*, fand den *Reflex* und benannte ihn so. Und er war einer der ersten, der die *Hysterie* als Krankheit des Nervensystems und nicht der Gebärmutter ansah.
Der Schweizer Arzt und Leiter der Schaffhauser Schule, Johann Jacob Wepfer (1620–1695), war ein Pionier der experimentellen *Toxikologie* (Lehre von den Giften) und konnte dank seiner Autopsien das bis dahin ungelöste Rätsel des ›Schlags‹ lösen, der plötzlichen Lähmung infolge eines Schlaganfalls (*Apoplex, Hirninfarkt*). Er sah die Ursache für eine Migräne in Veränderungen der Blutgefäße.
Im neunzehnten Jahrhundert zogen sich Beschreibungen von Kopfschmerzpatienten unter anderem durch die Werke von Charles Dickens oder Jane Austen. Kein Wunder! Berühmte Persönlichkeiten wie Gaius Julius Cäsar oder Mary Tudor, der Komponist Frederic Chopin, die Schriftsteller Guy de Maupassant, Edgar Allen Poe, Tolstoi und Heinrich Heine sowie die Forscher Sigmund Freud und Charles Darwin litten bekanntermaßen an Kopfschmerzen.
Und der geniale Wilhelm Busch (1832–1908) stellte in seinen ›Fliegenden Blättern‹ sehr eindrucksvoll und ausdrucksstark dar den Un-

terschied zwischen Migräneattacken und dem Kater in ›Der Morgen nach dem Silvesterabend‹:

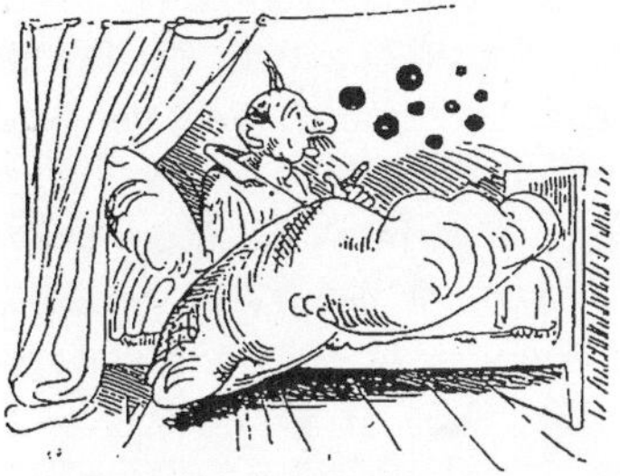

Subjektive Farberscheinungen in Gestalt beweglicher Flecken

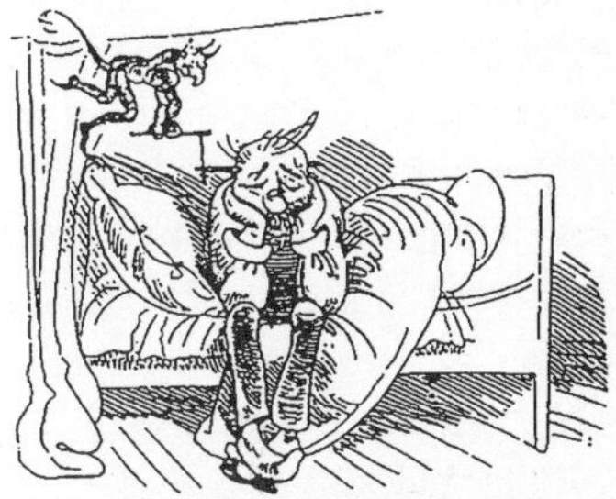

Gemeines Schädelweh

In den letzten hundert Jahren gab es dann enorme Fortschritte in der Diagnose und Behandlung von Kopfschmerzen, speziell der Migräne in den letzten sechs Jahrzehnten. Natürlich ging das mit der Entwicklung verschiedener neuer Substanzen einher wie beispielsweise Paracetamol, Ibuprofen oder Naxopren.

Die unterschiedlichen Formen von Kopfschmerz

Wie entstehen primäre, wie sekundäre Kopfschmerzen, warum leiden manche Kinder bereits unter Kopfschmerzen oder Migräne, warum haben doppelt bis dreimal so viele Frauen wie Männer Migräne-Attacken, warum sind Kinder, wo eines oder beide Elternteile Kopfschmerzen haben, eher ebenfalls davon geplagt als andere, ist die Anlage dazu erblich? Viele, viele Fragen und fast ebenso viele Antworten.

Zu den häufigsten Kopfschmerzen gehören – wie bereits festgestellt – *Migräne* und der *Kopfschmerz vom Spannungstyp.* 38 Prozent der Deutschen leiden unter *chronischem* oder *episodischem*

Kopfschmerz vom Spannungstyp, etwa 28 Prozent unter Migräne. Auf beide Formen wird noch ausführlich eingegangen werden.
Doch wie unterscheidet sich überhaupt der Kopfschmerz von der Migräne?
An der Neurologischen Klinik der Universität Kiel entwickelte Privatdozent Dr. Hartmut Göbel einen *Kopfschmerzfragebogen*, der eine Unterscheidung zwischen den Merkmalen des Kopfschmerzes vom Spannungstyp und denen der Migräne ermöglicht. Anhand der Kopfschmerzsymptomatik wird durch 26 Fragen und einen Auswertungsbogen der Kopfschmerz nach den Kriterien der *Internationalen Kopfschmerzgesellschaft* als

- Migräne,
- episodischer Kopfschmerz vom Spannungstyp oder
- chronischer Kopfschmerz vom Spannungstyp

eingeordnet.
Durch diese drei Kopfschmerzformen können bereits rund 94 Prozent aller Kopfschmerzen beschrieben werden.

Versuchen Sie nun selbst, Ihre Kopfschmerzen einzuordnen, indem Sie folgende Fragen ganz wahrheitsgemäß und so gut wie möglich beantworten:

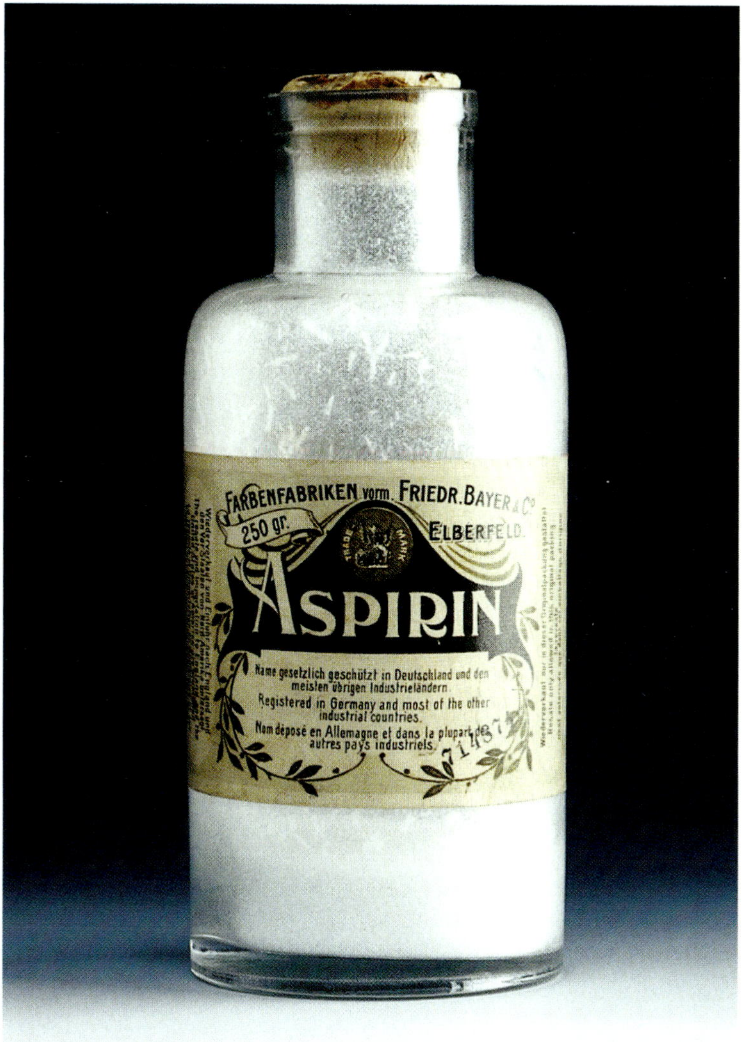

Alte Aspirin®-Flasche © Bayer AG

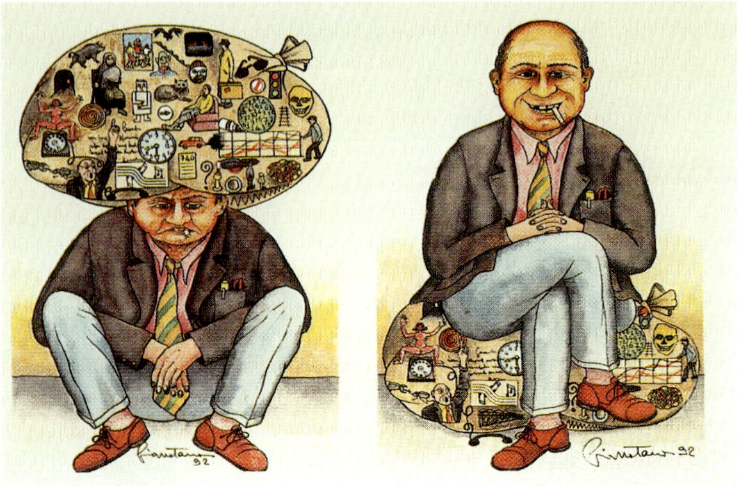

Drückende Kopfschmerzen © Bayer AG

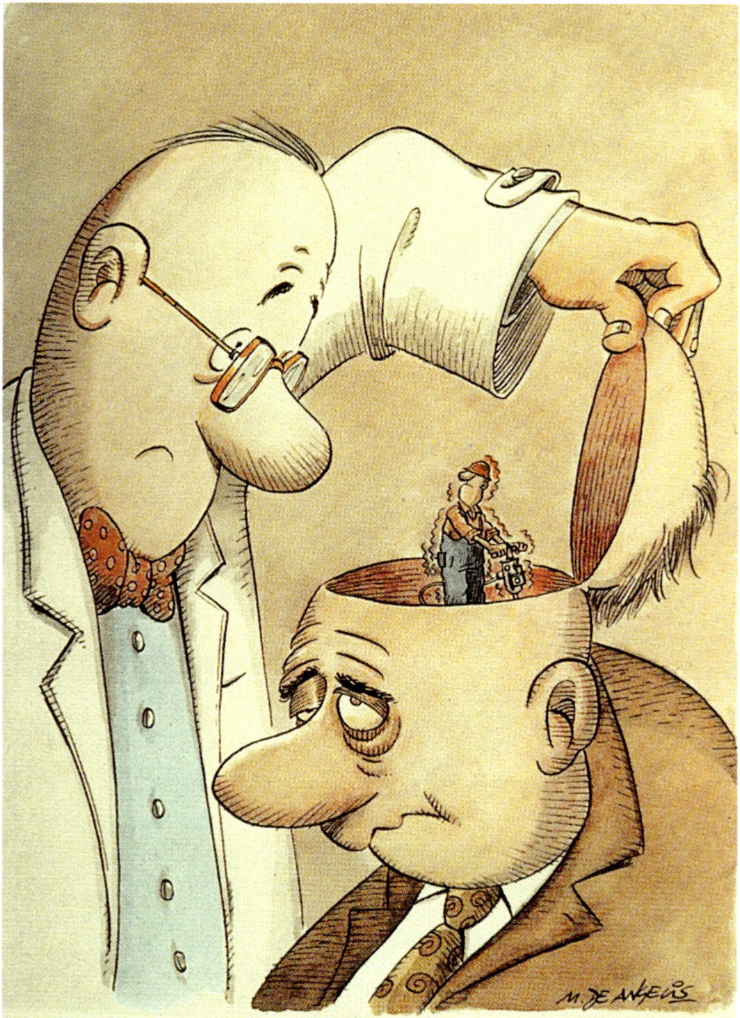

Wenn der Arzt dem Patienten doch nur in den Kopf hereinschauen könnte...

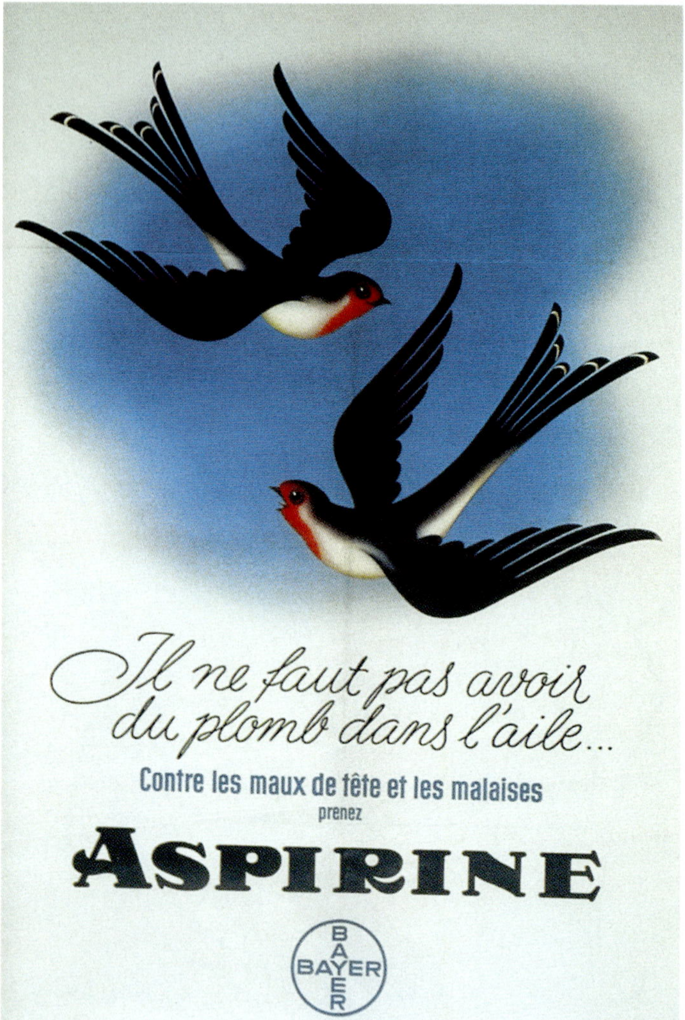

Werbeplakat *© Bayer AG*

KIELER KOPFSCHMERZFRAGEBOGEN

(nach H. Göbel, Kiel)

Treten bei Ihnen Kopfschmerzen auf, die so oder ähnlich aussehen?

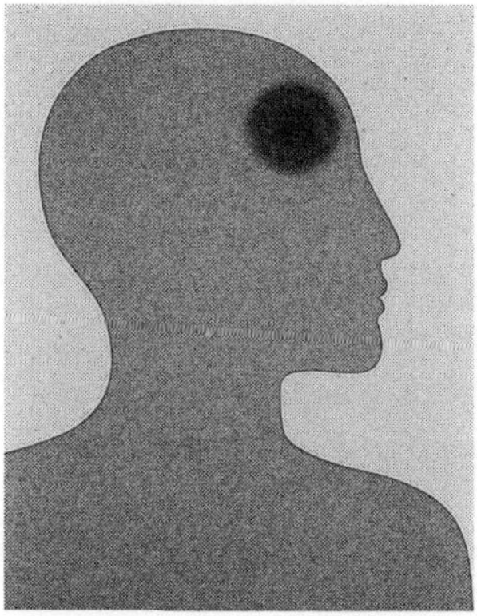

Bei Migräne tritt der Schmerz einseitig, pochend, pulsierend oder hämmernd auf.

© Bayer AG

- Dauer ohne Behandlung: 4 bis 72 Stunden
- anfallsweises Auftreten, zwischen den Anfällen keine Kopfschmerzen
- einseitiges Auftreten
- pochender, pulsierender oder hämmernder Schmerz
- Übelkeit, Erbrechen, Lärm- oder Lichtempfindlichkeit können den Schmerz begleiten.

Falls bei Ihnen solche oder ähnliche Kopfschmerzen auftreten, beantworten Sie bitte die folgenden Fragen. Treten solche Kopfschmerzen bei Ihnen nicht auf, setzen Sie bitte die Beantwortung bei Frage 13 fort.

---

1 Dauern diese Kopfschmerzanfälle 4 bis 72 Stunden an, wenn Sie kein Medikament einnehmen oder eine Behandlung erfolglos bleibt?

☐ JA ☐ NEIN

---

2 Können sich diese Kopfschmerzen auf eine Kopfhälfte beschränken?

☐ JA ☐ NEIN

---

3 Können diese Kopfschmerzen einen pulsierenden Charakter haben?

☐ JA ☐ NEIN

4 Können diese Kopfschmerzen Ihre übliche Tagesaktivität erheblich beeinträchtigen?

☐ JA ☐ NEIN

5 Können diese Kopfschmerzen beim Treppensteigen oder durch andere körperliche Aktivität verstärkt werden?

☐ JA ☐ NEIN

6 Können diese Kopfschmerzen von Übelkeit begleitet werden?

☐ JA ☐ NEIN

7 Können diese Kopfscherzen von Erbrechen begleitet werden?

☐ JA ☐ NEIN

8 Können diese Kopfschmerzen von Lichtempfindlichkeit begleitet werden?

☐ JA ☐ NEIN

9 Können diese Kopfschmerzen von Lärmempfindlichkeit begleitet werden?

☐ JA ☐ NEIN

10 Sind bei Ihnen schon mindestens fünf Kopfschmerzanfälle aufgetreten, die der Beschreibung entsprechen?

☐ JA ☐ NEIN

11 Wie lange leiden Sie an solchen Kopfschmerzanfällen? Geben Sie bitte die entsprechende Anzahl in Jahren an:

.... Jahre

12 An wie vielen Tagen pro Monat leiden Sie durchschnittlich an entsprechenden Kopfschmerzanfällen? Geben Sie bitte die Anzahl der Tage pro Monat an:

.... Tage

13 Treten bei Ihnen Kopfschmerzen auf, die man wie folgt beschreiben kann?

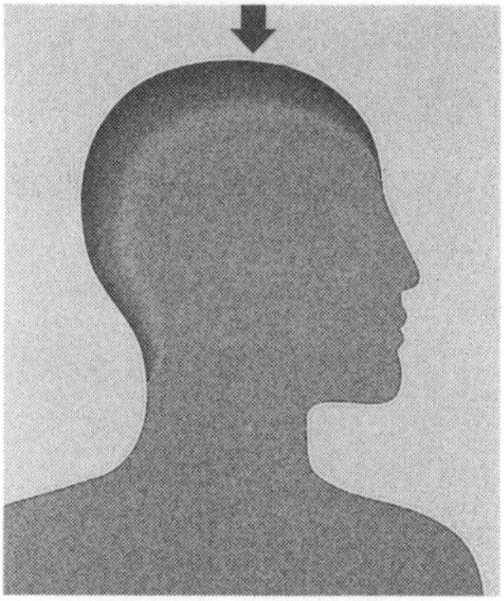

Bei Spannungskopfschmerzen tritt der Schmerz beidseitig, drükkend, ziehend und dumpf auf.
© Bayer AG

- Dauer ohne Behandlung: 30 Minuten bis 7 Tage
- beidseitiges Auftreten
- kann anfallsweise oder täglich auftreten
- drückender, ziehender, dumpfer Schmerz
- Kein Erbrechen oder starke Übelkeit

Falls bei Ihnen solche oder ähnliche Kopfschmerzen auftreten, beantworten Sie bitte die folgenden Fragen. Treten solche Kopfschmerzen bei Ihnen nicht auf, ist die Befragung abgeschlossen.

14 Dauern diese Kopfschmerzen gewöhnlich 30 Minuten bis maximal 7 Tage an, wenn Sie kein Medikament einnehmen oder eine Behandlung erfolglos bleibt?

☐ JA ☐ NEIN

15 Können diese Kopfschmerzen einen dumpfen, drückenden bis ziehenden Charakter haben?

☐ JA ☐ NEIN

16 Können Sie trotz dieser Kopfschmerzen Ihrer üblichen Tagesarbeit nachgehen?

☐ JA ☐ NEIN

17 Können diese Kopfschmerzen bei Ihnen beidseitig auftreten?

☐ JA ☐ NEIN

18 Bleiben diese Kopfschmerzen durch körperliche Aktivitäten (z. B. Treppensteigen) unbeeinflußt?

☐ JA ☐ NEIN

19 Können diese Kopfschmerzen von Übelkeit begleitet werden?

☐ JA ☐ NEIN

20 Können diese Kopfschmerzen von Erbrechen begleitet werden?

☐ JA ☐ NEIN

21 Können diese Kopfschmerzen von Lichtempfindlichkeit begleitet werden?

☐ JA ☐ NEIN

22 Können diese Kopfschmerzen von Lärmempfindlichkeit begleitet werden?

☐ JA ☐ NEIN

23 Sind bei Ihnen schon mindestens zehn Kopfschmerzanfälle aufgetreten, die der angegebenen Beschreibung gleichen?

☐ JA ☐ NEIN

24 An wie vielen Tagen pro Monat leiden Sie durchschnittlich an solchen Kopfschmerzanfällen? Geben Sie bitte die entsprechende Anzahl an:

.... Tage

25 Leiden Sie schon länger als sechs Monate an solchen Kopfschmerzen?

☐ JA ☐ NEIN

26 Seit wie vielen Jahren leiden Sie an solchen Kopfschmerzen? Geben Sie bitte die entsprechende Zahl an:

.... Jahre

Auswertung

Migräne

	Kriterien	*erfüllt*	
Frage 1	ja	☐	Es müssen
Fragen 2–5	mindestens zwei ja	☐	alle Kriterien
Fragen 6–9	mindestens ein ja	☐	erfüllt sein.
Frage 10	ja	☐	

Episodischer Kopfschmerz vom Spannungstyp

	Kriterien	*erfüllt*	
Frage 14	ja	☐	Es müssen
Fragen 15–18	mindestens zwei ja	☐	alle Kriterien
Fragen 19, 20	zwei nein	☐	erfüllt sein
Fragen 21, 22	mindestens ein nein	☐	
Fragen 23, 24	23 = ja und weniger als	☐	
	15 Kopfschmerztage pro Monat	☐	

Chronischer Kopfschmerz vom Spannungstyp

	Kriterien	*erfüllt*	
Fragen 15–18	mindestens zwei ja	☐	Es müssen
Frage 20	nein	☐	alle Kriterien
Fragen 19, 21, 22	mindestens zwei nein	☐	erfüllt sein.
Fragen 24, 25	25 = ja und mindestens	☐	
	15 Kopfschmerztage pro Monat	☐	

Konnten Sie Ihren Kopfschmerztyp ermitteln?

- Falls ja:

dann haben Sie einen ersten Eindruck gewonnen, wie man verschiedenen Kopfschmerzformen unterscheiden kann. Das Ergebnis stellt jedoch keine Kopfschmerzdiagnose dar, sondern ist nur eine Beschreibung und Einordnung der Kopfschmerzmerkmale. Erst wenn Ihr Arzt einen körperlichen Untersuchungsbefund hat, darf die entsprechende Diagnose gestellt werden.

Die Unterscheidung der verschiedenen Kopfschmerztypen ist sehr wichtig, da die unterschiedlichen Formen von Kopfschmerzen gezielt behandelt werden sollten.

- Falls nein:

Zeigen Ihre Kopfschmerzen Merkmale, die sich nicht durch den Fragebogen für die Beschreibung der zwei häufigsten Kopfschmerztypen abgrenzen lassen. In diesem Fall kommen sehr viele unterschiedliche Kopfschmerztypen in Frage. Welche Kopfschmerztypen das sind, kann nur Ihr Arzt durch eine ausführliche Untersuchung klären.
Es soll an dieser Stelle jedoch nochmals ausdrücklich darauf hingewiesen werden, daß die Beantwortung dieser Fragen **keine** *Kopfschmerzdiagnose* ersetzt, da die richtige Diagnose immer einer ärztlichen Untersuchung bedarf!
Privatdozent Dr. Hartmut Göbel rät, den ausgefüllten Kopfschmerzfragebogen zum nächsten Arztbesuch mitzunehmen, denn er kann dem Arzt bereits wichtige Informationen über Ihre Kopfschmerzen vermitteln.

Sachliche Infos und der richtige Arzt

Die meisten Menschen gehen bei stärkeren, länger anhaltenden oder immer wieder auftretenden Kopfschmerzen zunächst zu ihrem Hausarzt, einem praktischen oder Allgemeinarzt, manchmal auch direkt zum *Internisten.*
In größeren Städten, speziell an Universitätskliniken oder an größeren Krankenhäusern, gibt es sogenannte *Schmerzambulanzen* oder sogar *Kopfschmerzambulanzen.* Außerdem haben sich in den letzten Jahren verschiedentlich auf Schmerzbehandlung spezialisierte Ärzte ambulant niedergelassen. Je nach Disziplin arbeiten diese Ambulanzen beziehungsweise diese Ärzte sehr unterschiedlich, vor allem, weil sie sich auch auf unterschiedliche Schmerzerkrankungen spezialisiert haben; beispielsweise auf Krebsschmerzen oder Schmerzen des Bewegungsapparates. Es gibt aber auch sogenannte *Neurologische Schmerzambulanzen* mit dem Schwerpunkt Kopfschmerztherapie. Immer dann, wenn eine ausreichende Behandlung beim Allgemeinarzt nicht (mehr) möglich ist oder wenn spezielle

Therapieverfahren notwendig sind, ist der Ansprechpartner, der Spezialist dafür, ein *Neurologe*. Dieser Arzt hat sich auf Diagnostik, Begutachtung, Vor- und Nachsorge sowie auf die Behandlung von Erkrankungen des *zentralen, peripheren* und *vegetativen Nervensystems* spezialisiert.

Stören Sie sich nicht daran, wenn der Arzt Ihnen bei Ihrem ersten Besuch eine Menge Fragen stellt. In der *Anamnese* sollte nämlich Ihre ›Vorgeschichte‹ erfaßt werden, denn möglicherweise liegt die Ursache für Ihre derzeitigen Beschwerden in einem Ereignis, das vor Jahren stattfand. Auch sollten Sie Ihrem Arzt genau berichten, welche anderen Beschwerden Sie zur Zeit haben, ob Sie dagegen Medikamente einnehmen und welche, oder ob und was Sie dagegen unternehmen.

Berichten Sie Ihrem Arzt verständlich und sachlich von Ihren Kopfschmerzen, versuchen Sie keine Schlußfolgerungen oder Eigen-Diagnosen, sondern schildern Sie einfach nur exakt den Ablauf Ihrer Kopfschmerzen.

PD. Dr. Göbel schlägt folgendes vor:

»1. Der Patient muß *Informationen* über seine Kopfschmerzen sammeln.

2. Die *Informationen* müssen an den Arzt weitergegeben werden.

3. Ihr Arzt muß Interesse an Ihren *Informationen* haben, mit Ihnen sprechen und Sie untersuchen.

4. Patient und Arzt müssen die *Informationen* ständig erneut erheben und überprüfen.«

Sie sehen, es geht stets darum, daß Ihr Arzt von Ihnen, dem Patienten, Hilfen in Form von sachlichen Schilderungen Ihres Problems bekommt und nicht – wie das leider bei manchen Patienten der Fall ist – einen Wust von laienhaften Spekulationen, von Angelesenem, Aussagen des Friseurs, Klatsch mit den Nachbarn und ›Erfahrungen‹ eines Arbeitskollegen vermischt mit der ›Leidensgeschichte‹ von Großtante Agathe. Eigenartigerweise haben – zum Glück nur wenige – Patienten das Gefühl, Sie müßten Ihrem Fachmann und Experten, dem Arzt nämlich, sagen, wie er seinen Job handzuhaben hat. Etwas, was man

beim Automechaniker, beim Bäcker oder Rechtsanwalt beispielsweise nie wagen würde!
Andererseits gibt es auch unter Ärzten gute und weniger gute Vertreter dieses Berufsstandes – wie in jedem anderen Beruf auch. In letzterem Fall wird niemals eine gute ›Zusammenarbeit‹ auf einer Vertrauensbasis entstehen, die bei allen Problemen stets die Grundlage für Hilfe, eine entsprechende Therapie und mögliche Heilung ist. In so einem Fall ist es besser, den Arzt zu wechseln. Was jedoch nicht heißen soll, daß ein Patient ständig von einem Arzt zum nächsten rennt, wenn der ihm etwas sagt oder verordnet, was dem Patienten gerade nicht in den Kram paßt.
Nun sind Kopfschmerzen oft schwierig zu diagnostizieren, gerade wenn sie sich nicht eindeutig zuordnen lassen. Also ist eine neutrale Schilderung der Beschwerden wichtig – und die Auswahl des richtigen Arztes.
Als Hilfe für den Kopfschmerzpatienten hat Privatdozent Dr. Göbel eine Zehn-Punkte-Checkliste erstellt, auf der Sie diejenigen Fragen ankreuzen sollten, die Sie mit ›Ja‹ beantworten können:

- Informiert sich Ihr Arzt genau über den Ablauf Ihrer Kopfschmerzen?
- Untersucht er Sie gründlich?
- Läßt er Rückfragen zu?
- Erklärt er Ihnen die Untersuchung?
- Berichtet er Ihnen, was er über Ihre Erkrankung denkt?
- Erklärt er Ihnen, warum er Ihnen eine bestimmte Therapie vorschlägt und nicht eine andere?
- Stellt er mit Ihnen eine Behandlungsstrategie auf?
- Informiert er Sie über Nebenwirkungen?
- Informiert er Sie über nicht medikamentöse Behandlungsverfahren?
- Gibt er Ihnen einen Kopfschmerzkalender mit?

Ob der Arzt Verständnis für Ihr Problem hat, sich Zeit dafür nimmt und letztendlich kompetent für die Kopfschmerzbehandlung ist, er-

kennen Sie daran, wie viele Punkte Sie ankreuzen können – je mehr, desto besser. Denn Sie haben ein Recht auf eine adäquate Schmerztherapie und darauf, ernst genommen zu werden.
Damit Sie Ihre Informationen in die richtige Reihenfolge bringen, ist es wichtig, Ihre Beobachtungen zu notieren, Ihre Besserungen oder Verschlechterungen. Dazu sollten Sie ein Kopfschmerz-Tagebuch führen oder einen Kopfschmerzkalender. Um Ihnen das Führen eines solchen hilfreichen Dokumentes einfach zu machen, können Sie, beispielsweise über Ihren Arzt, kostenlos einen Kopfschmerzkalender oder ein Kopfschmerz-Tagebuch bekommen. Das hilft Ihnen, den Verlauf Ihrer Kopfschmerzen und deren Dauer, die Begleitsymptome und Ihren jeweiligen Gesundheitszustand, aber auch die medikamentösen und nicht medikamentösen Therapiemaßnahmen genau zu dokumentieren. Das macht es für Sie selbst und für den behandelnden Arzt leichter, den Verlauf der Behandlung gezielt nachvollziehen zu können, Korrekturen vorzunehmen oder auf andere Maßnahmen umsteigen zu können.

Migräne – keine ›Show‹ hysterischer Damen

Migräne galt einst als die Ausrede vornehmer Damen, sich vor irgend etwas zu drücken, und sei es vor dem Beischlaf mit dem Ehemann. Und auch heute hat es noch den Hautgoût einer Ausrede oder von Drückebergerei, wenn jemand wegen ›Migräne‹ etwas absagt oder gar der Arbeit fernbleibt. Man belächelt solche Menschen nachsichtig, und im schlimmsten Falle verlieren sie, weil sie wegen Migräneattacken immer wieder fehlen, ihre Arbeit. Von Einbildung bis Hysterie reicht die Skala, auf der an Migräne Erkrankte eingestuft werden. Selbst die Ärzte haben häufig Schwierigkeiten im Umgang mit Migräne. So sagt einer der Spezialisten, Prof. Dr. K. M. Einhäupl, Berlin: »Migräne wird bis heute vielfach als eine psychogene Erkrankung mißverstanden. Dabei ist sie eine ganz harte neurobiologisch, biologische Erkrankung.«

Etwa 30 Prozent der Betroffenen merken schon vorher, gelegentlich sogar zwei Tage vor Beginn des Migräneanfalls, was – wieder einmal – auf sie zukommt. Solche *Hinweissymptome* sind beispielsweise Heißhunger nach bestimmten Speisen, Verstimmung, häufiges Gähnen, Müdigkeit, aber auch verstärkte Aktivität und noch andere Symptome. Manch einer glaubt dann, daß beispielsweise der Heißhunger nach Pralinen oder das übermäßige Essen von Süßigkeiten am Abend zuvor die Ursache für den Migräneanfall am nächsten Tag gewesen sei. Das trifft genauso wenig zu wie die übermäßige Gereiztheit, die eine normalerweise einfache Sache plötzlich in Streß ausarten läßt. Weder die Süßigkeit noch der Streß sind die Ursache der Kopfschmerzattacke, jedoch stets ein Hinweis auf eine sich ankündigende Migräneattacke.

Was ist nun eigentlich Migräne und wie unterscheidet sie sich vom Kopfschmerz. Zunächst ist sie – siehe die Aufstellung im vorangehenden Kapitel sowie den Test – eine Erscheinungsform des primären Kopfschmerzes, das heißt, es gibt keine anderen Ursachen des Körpers, die eine Migräne auslösen. Sie ist ein anfallsartig auftretender Kopfschmerz mit einem dafür typischen, pochend-stechenden Charakter, der meist einseitig auftritt und von wenigen Stunden bis zu mehreren Tagen dauert. Ebenso typisch ist, daß die Attacke fast immer von Übelkeit, Erbrechen und starker Lichtempfindlichkeit begleitet wird. Diese *vegetativen Symptome* treten allerdings nicht bei allen Migränikern auf, ebenso wenig wie die *Aura,* welche bei 10 bis 15 Prozent der Patienten kurz vor Auftreten des eigentlichen Kopfschmerzes einsetzt.

Die Auraphase einer Migräne

Das Wort ›Aura‹ kommt aus dem Lateinischen und bedeutet im Bereich der Medizin die Vorstufe oder das Vorzeichen eines Anfalles. Die *Auraphase* tritt also in der Zeit vor der eigentlichen *Kopfschmerzphase* auf.
Bei der Aura handelt es sich um *visuelle* (das Sehen betreffende) Phänomene: In der linken oder rechten Hälfte des *Gesichtsfeldes* können allmählich Flimmererscheinungen auftreten, die nach und nach größer werden und sich ausbreiten. Manchmal sehen die Betroffenen einen Teil nur verschwommen, manchmal Zickzacklinien (*Fortifikationsspektren*), manchmal mit farbigen Randzacken, manchmal sehen sie Flecke, die wandern oder wachsen (*Skotome*) und leuchtend oder farbig sein können. Die Gesichtsfeldstörungen können auch in Form von Schleier- oder Schlierenbildung auftreten. Solche Phänomene bleiben für 10 bis 30 Minuten – manchmal bis zu einer Stunde – bestehen. Derartige Sehstörungen sind die häufigste Form der Aurasymptome.
Bei 15 bis 30 Prozent der Aura-Patienten treten zudem *temporäre* (zeitweise) neurologische Ausfälle wie *motorische Defizite* (Einschränkungen im Bewegungsablauf), *sensible Ausfallserscheinungen* (Empfindsamkeitsstörungen) oder *Sprachstörungen* auf.

Das Typische an Migräneattacken sind also nicht der Kopfschmerz, die Übelkeit oder das Erbrechen allein, sondern diese eben beschriebenen *neurologischen Störungen* und deren charakteristisches zeitliches Ausbreiten und Abklingen. Störungen dieser Art finden sich bei keiner anderen Erkrankung, und sie kennzeichnen die Migräne damit als *neurologisches Krankheitsbild.* Das heißt, bei der Migräne handelt es sich um eine Störung der Nervenfunktionen im Gehirn, die sich langsam ausbreitet.

Trotz erheblich eingeschränkter Lebensqualität suchen nur 31 Prozent der Betroffenen einen Arzt auf. 51 Prozent der Patienten, so eine kürzlich durchgeführte Umfrage, gehen nicht mehr zum Arzt, weil die bisherige Behandlung keinen Erfolg zeigte und sie das Vertrauen in die Ärzte verloren haben. Für diese Entwicklung gibt es nach Ansicht von Experten zwei Gründe: Zum einen soll der Arzt diese Patienten von ihrer Erkrankung heilen, obwohl es für Migräne bis zum heutigen Tag keine Heilung gibt (aber Hilfen!). Zum anderen stellen viele Ärzte bei Migräne eine falsche Diagnose. Für eine schnelle, vorläufige Diagnose der Migräne und eine Abgrenzung zum ›normalen Kopfschmerz‹ empfiehlt der Berliner Migräne-Spezialist Dr. J.-P. Jansen eine einfache Methode: die Bewegung. »Migräne verstärkt sich bei Bewegung, die anderen Kopfschmerzen nicht.«

Die neurologischen Störungen vor Beginn der Migräneattacke müssen nicht nur auf das Gesichtsfeld begrenzt sein. Im Prinzip kann jedes Krankheitszeichen auftreten, das durch eine fehlerhafte Funktion des Gehirns ausgelöst werden kann: Manche Patienten fühlen sich schwindelig, andere haben Sprachstörungen, einige geben Kribbelmißempfindungen in bestimmten Körperteilen an. Diese Mißempfindungen breiten sich typischerweise regelmäßig aus, beispielsweise ziehen sie von den Fingerspitzen hoch zur Schulter. Sogar allmählich zunehmende Lähmungserscheinungen sind vor Beginn der Migräneattacke möglich. Natürlich können vor einer Migräneattacke verschiedene solcher Aurasymptome auftreten, allerdings nicht gleichzeitig, sondern nacheinander.

Oft leiden Menschen über Jahre hinweg immer wieder an derartigen

Störungen, ohne daß ihnen je bewußt ist, daß es sich dabei um Migräneattacken handelt.
Nach der Auraphase, also nach rund einer halben Stunde, schließt sich die Kopfschmerzphase an. In Ausnahmefällen kann die Auraphase länger als eine Stunde dauern. Die Ärzte sprechen dann von einer *prolongierten* (verlängerten) Aura.
Die Merkmale einer Migräneaura und wie man sie feststellen kann beschreibt PD Dr. Göbel so:

Hauptmerkmale	*Teilkriterien*
Mindestens drei der vier Teilkriterien müssen erfüllt sein	1. Mindestens ein Aurasymptom 2. Allmähliche Entwicklung der Störung oder bei mehreren Symptomen folgt eines dem anderen zeitlich nach 3. Kein Symptom dauert länger als 60 Minuten 4. Zeitraum zwischen Aura und Kopfschmerz beträgt maximal 30–60 Minuten
Attackenanzahl	wenigstens zwei vorangegangene Attacken
Ausschluß symptomatischer Kopfschmerzen	durch ärztliche Untersuchung

Zwar treten Sehstörungen am häufigsten auf, aber insgesamt können Aurasymptome sehr vielfältig sein. Charakteristisch ist, daß sie sich langsam ausbreiten.
Man sollte sich also folgendes merken:
An diesem zeitlichen Ablauf, entweder der

– allmählichen Zunahme und dem Abklingen
oder der
– Folge von mehreren Störungen
kann der Arzt am besten neurologische Fehlfunktionen bei einer Migräne von anderen Erkrankungen abgrenzen.

Die Kopfschmerzphase bei Migräne

Das Wort ›Migräne‹ stammt vom lateinischen ›Hemicrania‹ ab, was ›halber Schädel‹ bedeutet – und dies ist das Charakteristikum der Migräneattacke: Die Kopfschmerzen beschränken sich fast immer auf eine Schädelhälfte, meist im Bereich des Auges und der Schläfe auf der rechten oder linken Seite. Manchmal tritt der Kopfschmerz im Laufe der Attacke auch an verschiedenen Stellen nacheinander auf: Der Schmerz wird stets als pulsierend, hämmernd oder pochend empfunden. Der Patient hat zudem das Gefühl, als ob jeder Pulsschlag seinen Schmerz verstärken und dieser wellenförmig die betroffene Schädelseite überziehen würde.
Migräne bekommen viele bereits in den frühen Morgenstunden, etwa schon zwischen vier und sieben Uhr. Sie wachen dann durch die Migräneschmerzen auf. Die häufigsten Tage mit Migräne sind laut Statistik Samstag und Sonntag. Übrigens sind auch solche Angaben wie Zeit und Wochentag für den Arzt wichtig. Während einer Migräneattacke ist der Schmerz so intensiv und stark, daß der Betroffene meist jede Art von Tätigkeit unterbrechen muß.
Und noch etwas ist charakteristisch – im Gegensatz zu den anderen Kopfschmerzen verstärken sich die Schmerzen durch körperliche Belastungen wie beispielsweise Treppensteigen oder das Tragen von schweren Gegenständen: »Migräne verstärkt sich bei Bewegung ...«
Weitere Charakteristika sind Appetitlosigkeit, Übelkeit oder Erbrechen.
Fast alle Migräniker sind auch ungeheuer lärm- und lichtempfindlich, ja überempfindlich, manche sogar geruchsüberempfindlich. Migräne-

patienten ziehen sich typischerweise in einen abgedunkelten und möglichst ruhigen Raum zurück, liegen still und verzweifelt da und warten, bis die Attacke vorbei ist.
Natürlich gibt es auch bei der Migräne verschiedene Formen und Differenzierungen, auf die hier nicht im einzelnen eingegangen werden soll.
Die Merkmale der Migräne (ohne Aura) hat PD Dr. Göbel folgendermaßen zusammengefaßt:

Hauptmerkmale	*Teilkriterien*
Kopfschmerzcharakteristika (mindestens zwei)	1. Einseitiger Kopfschmerz 2. Pulsierender Charakter 3. Erhebliche Behinderung der Tagesaktivität 4. Verstärkung bei körperlicher Aktivität
Begleitphänomene der Kopfschmerzen (mindestens eines)	1. Übelkeit 2. Erbrechen 3. Lichtüberempfindlichkeit 4. Lärmüberempfindlichkeit
Attackenanzahl	wenigstens fünf vorangegangene Attacken
Ausschluß symptomatischer Kopfschmerzen	durch ärztliche Untersuchung

Migräne-Patienten werden häufig mißverstandenen nach dem Spruch »Migräne sind Kopfschmerzen, auch wenn man gar keine hat.« Immerhin elf Prozent der Abgeordneten des Deutschen Bundestages leiden einer Befragung zufolge unter Migräne – ein erheblicher Prozentsatz! Doch dieses Leiden ist für Nichtbetroffene oft schwer nachvollziehbar. Denn man kann die Erkrankung weder auf dem Röntgenbild erkennen noch mit irgendwelchen Blutuntersuchungen. Außerdem wirken die Betroffenen außerhalb ihrer Attacken kerngesund. Ihr Anfall scheint aus dem Nichts heraus und völlig willkürlich zu entstehen. Migräne ist auch keine Erkrankung von ausschließlich überkandidelten Frauen: Etwa 32 Prozent der Frauen und 22 Prozent der Männer leiden im Laufe ihres Lebens unter Migräne. Zwar gibt es Kinder, die bereits vor dem zehnten Lebensjahr Migräne haben, aber am häufigsten beginnt die Erkrankung zwischen dem 15. und 25. Lebensjahr.

Ob und wenn ja, auf welche Weise Migräne vererbt wird, weiß niemand genau. Sicher ist nur, daß viele Migränexeperten eine gewisse Vererbung der Migräne aufgrund *familiärer Häufung* vermuten. Denn Kinder von Migränepatienten weisen eine höhere Wahrscheinlichkeit für Migräne auf als andere Kinder. Möglicherweise spielen hier jedoch Lern- und soziale Umweltfaktoren ebenfalls eine Rolle. Wie gesagt, es gibt ganz unterschiedliche Vermutungen, aber keine gesicherten Beweise. Deswegen beschäftigt sich die Forschung intensiv mit diesem Phänomen. Was weiß man inzwischen über die Entstehung einer Migräne?

Wie eine Migräne entstehen kann

Zwei wichtige Faktoren muß man strikt auseinanderhalten, will man die Entstehung einer Migräneattacke verstehen:

- einmal die *Auslöser* von Migräneanfällen,
- zum anderen die *Ursachen* von Migräneanfällen.

Für viele mag das verwirrend klingen, doch der Kopfschmerzspezialist PD Göbel macht dies anhand eines Beispiels verständlich:

Wenn sich zwei Menschen in die Sonne legen, kann der eine einen Sonnenbrand bekommen, der andere nicht. Das Entstehen eines Son-

nenbrandes hängt nicht allein von Dauer und Intensität der Sonneneinstrahlung ab, sondern von der Hautbeschaffenheit: Die Person mit einer hellen Haut wird schneller einen Sonnenbrand bekommen als der dunkelhäutige Typ. Die eigentliche *Ursache* für den Sonnenbrand ist also die angeborene geringere Konzentration von Hautfarbstoffen beim einen, die Sonneneinstrahlung selbst ist der *Auslöser* dafür, medizinisch *Trigger* genannt.
Wissenschaftler haben festgestellt, daß als *Ursache einer Migräne* eine angeborene, besondere Empfindlichkeit für plötzliche Änderungen im Nervensystem in Frage kommt. So sind in letzter Zeit dank der modernen Molekularbiologie und Biochemie einige biochemische Mechanismen bekannt geworden, die zu Kopfschmerz- und Migräneattacken führen. Beispielsweise hat man herausgefunden, daß bestimmte körpereigene Botenstoffe wie das *5-Hydroxytryptophan* (*Serotonin*), kurz 5-HT, wahrscheinlich eine wichtige Rolle bei der Entstehung der Migräne spielen. Ein deutlicher Hinweis auf die wichtige Rolle des 5-HT bei der Entstehung einer Migräne ist die erhöhte Ausschüttung während eines Anfalls, indirekt meßbar durch die erhöhten Blutspiegelwerte von 5-HT. Der Botenstoff 5-HT lagert sich an unterschiedlichen Bindungsstellen im Gehirn an. Aus diesem Grund werden Migränemittel entwickelt, sogenannte *5-HT-Agonisten* oder *5-HT-Rezeptorantagonisten,* welche die gleichen Bindungsstellen besetzen und dadurch dem Körper suggerieren, daß die Plätze bereits besetzt sind. Über eine Rückkoppelung wird das Gehirn veranlaßt, kein weiteres 5-HT mehr auszuschütten unter der Vorspiegelung, der ›Bedarf‹ sei bereits gedeckt. Es gibt noch weitere biochemische Ansatzpunkte, welche wahrscheinlich eine Rolle bei Migräneanfällen spielen, aber diese Mechanismen werden zur Zeit noch erforscht. Zusammenfassend kann man nach dem heutigen Stand der Wissenschaft sagen, daß eine Migräne durch eine *Dysfunktion zentraler Neurotransmittersysteme* ausgelöst wird.
Diese zeitweilige Dysfunktion ist also die Ursache der Migräne-Erkrankung. Welches sind jedoch die Auslöser oder Trigger für die Migräneattacke?

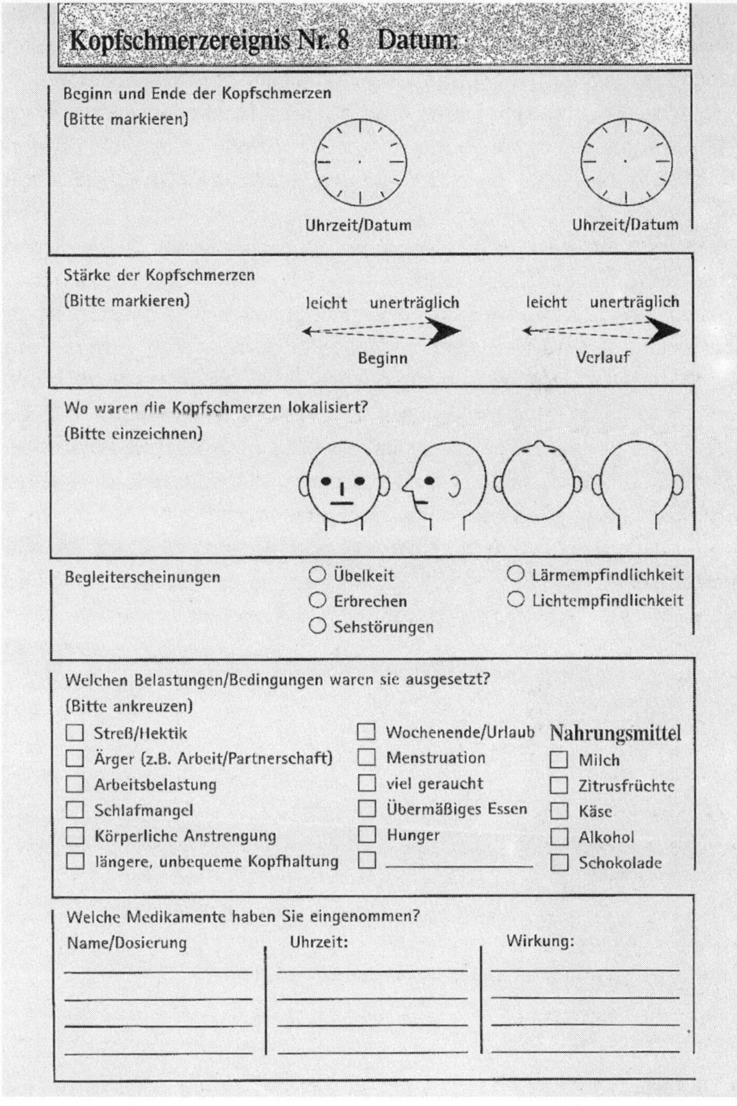

Kopfschmerzereignis Nr. 8 Datum:

Beginn und Ende der Kopfschmerzen
(Bitte markieren)

Uhrzeit/Datum Uhrzeit/Datum

Stärke der Kopfschmerzen
(Bitte markieren)

leicht unerträglich — Beginn
leicht unerträglich — Verlauf

Wo waren die Kopfschmerzen lokalisiert?
(Bitte einzeichnen)

Begleiterscheinungen

- ○ Übelkeit
- ○ Erbrechen
- ○ Sehstörungen
- ○ Lärmempfindlichkeit
- ○ Lichtempfindlichkeit

Welchen Belastungen/Bedingungen waren sie ausgesetzt?
(Bitte ankreuzen)

- ☐ Streß/Hektik
- ☐ Ärger (z.B. Arbeit/Partnerschaft)
- ☐ Arbeitsbelastung
- ☐ Schlafmangel
- ☐ Körperliche Anstrengung
- ☐ längere, unbequeme Kopfhaltung
- ☐ Wochenende/Urlaub
- ☐ Menstruation
- ☐ viel geraucht
- ☐ Übermäßiges Essen
- ☐ Hunger
- ☐ ____________

Nahrungsmittel

- ☐ Milch
- ☐ Zitrusfrüchte
- ☐ Käse
- ☐ Alkohol
- ☐ Schokolade

Welche Medikamente haben Sie eingenommen?

Name/Dosierung	Uhrzeit:	Wirkung:

Seite eines Migränetagebuchs. *© Bayer AG*

Sehr geläufige Trigger-Faktoren sind unter anderem Streß, Wetterwechsel, Hormonschwankungen, beispielsweise vor der Menstruation, Schlafmangel, außergewöhnliche körperliche Belastungen wie Erschöpfung oder auch Schlankheitskuren (Hungern!), Änderungen der normalen Nahrungszufuhr, zu viel Alkohol und/oder Nikotin, aber auch äußere Reize wie Licht, Lärm oder Gerüche.
Menschen mit einer angeborenen Empfindlichkeit können versuchen, ihre persönlichen Triggerfaktoren herauszufinden, um sie dann auszuschalten oder nach Möglichkeit zu vermeiden. Das läßt sich am besten bewerkstelligen, wenn man seine persönlichen Auslöser notiert – möglicherweise gibt es mehrere. Ein Migränetagebuch anzulegen kann dabei sehr hilfreich sein.
Der amerikanische Professor Seymour Diamond ist weltweit einer der ersten Mediziner, der eine Kopfschmerzklinik gründete. In seiner 1964 in Chicago/USA gegründeten Klinik konnte seitdem Tausenden von teilweise völlig verzweifelten Kopfschmerz-Patienten geholfen werden. Diamond unterscheidet zwischen gewöhnlichen und weniger gewöhnlichen Auslösefaktoren für Migräne.

Gewöhnliche Migräne-Trigger

Menstruation
Angst, Streß, Furcht, Ärger, Sorgen
Orale Kontrazeptiva (nicht die modernen niedrig dosierten Pillen!)
Gleißendes, intensives, blendendes Licht
Körperliche Erschöpfung und Ermüdung
Schlafmangel
Hunger (zum Beispiel bei Schlankheitskuren)
Kopfverletzungen
Bestimmte Nahrungsmittel
Zu viel Alkohol
Wetter, starke Temperaturschwankungen

Zu den weniger bekannten und üblichen Auslösefaktoren gehören nach den Erfahrungen von Diamond:

Weniger bekannte Migräne-Trigger

Hohe Luftfeuchtigkeit
Exzessiver Schlaf
Hohe Höhen
Bestimmte Arzneimittel (Nitrate, Reserpine)
Kalte Speisen wie Eiscreme
Lesen (zum Beispiel mit ungeeigneten Brillengläsern)
Intensive Gerüche
Fluoreszierendes Licht
Allergien

Natürlich kann ein Migräne-anfälliger Mensch nicht alle Trigger-Faktoren ausschalten, mit unserem Klima beispielsweise müssen wir nun mal leben. Aber er kann sich für seinen Urlaub eine Gegend mit wenig Luftfeuchtigkeit und ohne föhnähnliche Windeinflüsse aussuchen.

Wie Migräne-anfällige Menschen vorbeugen können

Der langjährigen Erfahrung von Professor Diamond zufolge sind Migränekranke besonders empfindlich gegenüber Änderungen im Tagesablauf und den Schlafenszeiten. Die Patienten seiner Klinik müssen deswegen strikt bestimmte Essens- und Schlafenszeiten einhalten und ein *Streßabbautraining* durchführen. Eine seiner Erklärungen zu der Wochenend-Migräne ist, daß der Betroffene die erste Tasse Kaffee oder Tee oder das Frühstück zu einer anderen Zeit einnimmt als während der Woche, wo er zur Arbeit muß.

Außerdem erhalten seine Patienten eine *Diät*, bei der beispielsweise koffeinfreier Kaffee, Fruchtsäfte und Sodawasser erlaubt sind, höchstens ein Glas Wein, Wodka oder Scotch pro Tag, aber keine anderen Alkoholika. Frisch zubereitetes Fleisch, Geflügel oder Fisch sowie Eier sind ebenfalls gestattet, jedoch nicht, wenn etwas davon älter, getrocknet, fermentiert, geräuchert oder eingelegt ist. Verboten sind deshalb unter anderem Schinken, Salami, Leberwurst oder eingelegter Hering. Erlaubt sind Milch und Frischkäse, verboten ist gelagerter Käse. Parmesan darf als Würzmittel verwendet werden ebenso Joghurt, Buttermilch oder Créme fraîche. Frisches Gemüse ist in allen Varianten empfohlen, eingelegtes – darunter fällt beispielsweise Sauerkraut – verboten, ebenso fermentierte Sojaprodukte. Migräne-Patienten sollte auch keinerlei Nüsse oder Samen essen, weder Erdnußbutter noch Sesam.

Die Neigung zur Migräne kann bei vielen Menschen zwar vorhanden sein, jedoch ›ruhen‹, bis sie durch Auslösefaktoren ›geweckt‹ wird. Deswegen ist es wichtig, seine persönlichen Auslösefaktoren kennenzulernen, um diese dann gezielt vermeiden, abbauen oder gar ausschalten zu können. Mit solchen Verhaltensmaßnahmen können sowohl die Migräneattacken als auch deren Intensität reduziert werden.

Medikamentöse Maßnahmen

Die Migräne ist nach wie vor nicht ›heilbar‹. Es gibt auch kein ›Wundermittel‹, das 100prozentig Migräneattacken verhindert oder unterbricht. Die Wirksamkeit liegt bei allen Behandlungsverfahren etwa um die 70 Prozent. Letztendlich ist die *Migränetherapie* eine individuelle Angelegenheit des Probierens und Auswählens aus einer großen Palette von nichtmedikamentösen und medikamentösen Therapien.
Für Menschen, die unter Migräne leiden, gibt es ein ganzes Spektrum von therapeutischen Maßnahmen – und jeder sollte die jeweils besten für sich herausfinden.

Wie behandelt Professor Diamond neben den Voraussetzungen ausgewählte Ernährung, exakte Tageseinteilung und gezielter Streßabbau seine Patienten medikamentös? »Bei leichten Anfällen von Spannungskopfschmerzen und Migräne, vor allem auch bei menstrualer Migräne, ist der Wirkstoff Acetylsalicylsäure, wie er zum Beispiel in Aspirin® enthalten ist, erste Wahl. Mit der rechtzeitigen Einnahme von bis zu 1000 Milligramm Acetylsalicylsäure (was etwa ein bis zwei Tabletten Aspirin® plus C oder Aspirin® entspricht), läßt sich der Anfall oft schon im Keim ersticken. Erst bei schweren Anfällen gehen wir auf andere Präparate über, etwa Sumatriptan, Ergotamin oder andere. Patienten mit häufiger Migräne empfehlen wir Acetylsalicylsäure in täglicher, niedriger Dosierung als probates Mittel zur *Vorbeugung.*«
Professor Alexander M. Vein vom Russischen Kopfschmerzzentrum der Moskauer Medizinischen Akademie hat in zahlreichen Studien festgestellt, daß bei rechtzeitiger Einnahme von ASS offensichtlich die Übererregung der *Hirnströme* gedämpft wird, was dem Migräneanfall die Spitze nimmt.
Die Übererregbarkeit des Gehirns, wie sie vor Migräneattacken per *CNV* (= contingent negative variation), einer Art EEG (*Elektroenzephalogramm*), gemessen werden kann und die vermutlich auch für die Stimmungswechsel vor einem Anfalls verantwortlich ist, wird durch die *prophylaktische* (vorbeugende) Einnahme von Acetylsalicylsäure gedämpft.
Der deutsche Neurologe Professor H. C. Diener von der Universitätsklinik Essen bezeichnet den Wirkstoff Acetylsalicylsäure ›als Mittel der Wahl‹ bei milden bis mittelschweren Migräneanfällen.

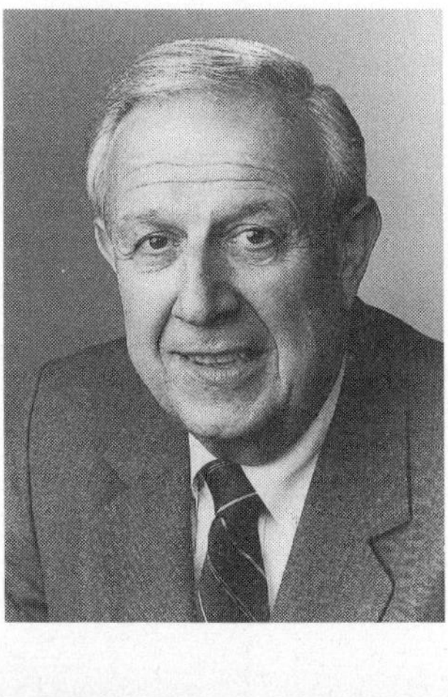

Prof. Seymour Diamond.
Foto: Bayer AG

Eine der ersten Untersuchungen über die Anwendung von ASS bei Migräne wurde 1982 bei 200 Patienten mit einem akuten Migräneanfall durchgeführt. Die Kranken erhielten entweder lösliche ASS, ein Ergotaminpräparat oder keine medikamentöse Therapie. In der ASS-Gruppe bezeichneten 44 Prozent der Patienten ihr Medikament als ›gewöhnlich‹ oder ›immer wirksam‹ und 25 Prozent die Acetylsalicylsäure als ›manchmal wirksam‹.

Besonders gut sprachen Patienten während der Aura-Phase auf ASS an.

In einer anderen Studie (1980) wurde ASS mit dem Wirkstoff Paracetamol, einem Standardanalgetikum, verglichen. Beide Schmerzmittel erwiesen sich in der Behandlung akuter Migräneattacken als gleich wirksam.

Die aktuellsten Hinweise auf die Wirksamkeit von ASS im akuten Migräneanfall stammen von einer *randomisierten* (nach dem Zufallsprinzip ausgewählte Patienten) *plazebokontrollierten* (Vergleich mit einem Scheinpräparat) *Doppelblindstudie* (weder Arzt noch Patienten wissen, wer das Medikament bekommt) aus dem Jahre 1995. An der Studie nahmen 421 Patienten teil, die seit mindestens einem Jahr unter zwei bis sechs Migräneattacken pro Monat litten.

Das Ergebnis bewies, daß ASS bei der Behandlung von Migräne hilft, vorausgesetzt der Wirkstoff wird in ausreichendem Maße absorbiert. Aus diesem Grund ist es sinnvoll, zum einen ASS in Form von Brausetabletten (zum Beispiel Aspirin® plus C) einzunehmen, weil es schneller vom Organismus aufgenommen wird, es ausreichend hoch zu dosieren und gegebenenfalls mit solchen Arzneimitteln zu kombinieren, die die Magenbeweglichkeit (*Motilität*) und die Magenentleerung fördern.

Den bisher überzeugendsten Nachweis über die prophylaktische (vorsorgliche) Wirkung von ASS hinsichtlich Migräneattacken lieferte eine prospektive Studie, an der 5139 männliche britische Ärzte teilnahmen. In dieser über sechs Jahre dauernden Studie verringerte ASS bei einer Tagesdosis von meist 500 mg die Häufigkeit von Migräneanfällen um 29 Prozent (Peto et al. 1988). Auch schei-

nen Frauen besser auf ASS in der Prophylaxe anzusprechen als Männer.
Zur Vorbeugung *schwerer Migräneattacken* bevorzugt man heute in erster Linie sogenannte *Betarezeptorenblocker* (Metoprolol, Propranolol), Präparate, die sonst zur Blutdrucksenkung eingesetzt werden.

Zusammenfassend kann man also behaupten, daß die Acetylsalicylsäure wirksam ist

- in der Migränevorbeugung,
- bei Migräne mit Aura und
- bei leichten bis mittleren Migräneattacken.

Migräne ist also eine ernstzunehmende Erkrankung, die der Betroffene gerade bei längeren oder schweren Attacken keinesfalls ausschließlich selbst behandeln sollte. Es ist besser, die Behandlung einem auf Migräne spezialisierten Arzt zu überlassen. Er kann beispielsweise Medikamente gegen Übelkeit und Erbrechen in die Vene spritzen, gegebenenfalls auch Medikamente zur Beruhigung – ebenfalls in Form einer Injektion – verabreichen, so daß Magen und Darm nicht weiter strapaziert werden. Denn vermutlich hat der Patient verzweifelt versucht, mit den unterschiedlichsten Substanzen und *Kombinationspräparaten* seine Schmerzen zu lindern. Und womöglich hat diese Vielzahl von Medikamenten nicht nur eine noch größere Übelkeit hervorgerufen, sondern auch die Migränesymptome verstärkt. Gerade die Einnahme unterschiedlicher Präparate oder auch von Kombinationspräparaten, also Medikamenten, die verschiedene Substanzen enthalten, schaden manchmal eher als sie nützen. Deswegen ist es außerordentlich wichtig, dem Arzt mitzuteilen, welche Präparate – nicht nur gegen die Migräne, sondern insgesamt – man bisher eingenommen hat. Denn manche Präparate vertragen sich nicht, andere verstärken bestimmte (unerwünschte) Wirkungen, manche heben in sogenannten *Interaktionen* (Wechselwirkungen) sogar die Wirksamkeit eines Medikamentes auf.
Erst mit diesem Wissen kann der Arzt gezielt dem von Migräne ge-

plagten Patienten mit einem starken und schnell wirksamen Medikament möglichst rasche Hilfe bieten.
Die Deutsche Migräne- und Kopfschmerzgesellschaft rät in ihren Therapieempfehlungen davon ab, Kombinationspräparate einzunehmen. Denn bei ihnen besteht die Gefahr von Nebenwirkungen sowie von Dauerkopfschmerzen, die durch die Medikamente selbst ausgelöst werden: Jedes Medikament, das in der Akuttherapie von primären Kopfschmerzen wirksam ist, scheint bei falscher Anwendung selbst Kopfschmerzen erzeugen zu können.
Prinzipiell gilt: Wenn Sie sich unsicher fühlen oder Ihre Selbstbehandlung nicht mehr hilft, gehen Sie zu Ihrem Arzt, sprechen Sie mit ihm, und halten Sie sich an seine Vorschriften. Auch der Apotheker kann Ihnen gegebenenfalls Auskunft und Rat geben.

Kopfschmerzen vom Spannungstyp

Eine Redewendung lautet: »Das macht mir Kopfschmerzen« – und vieles kann tatsächlich Kopfschmerzen auslösen: Wetterwechsel, Wärme, Kälte, Licht, Gerüche, Streß, Probleme, zu viel oder auch zu wenig Schlaf, die ›Tage vor den Tagen‹ und eine Anzahl von anderen Dingen. Es gibt kein Land und kein Volk auf unserer Erde, wo Kopfschmerzen unbekannt sind – solche im Bereich des Kopfes lokalisierten Mißempfindungen. Da das Gehirn selbst nicht schmerzempfindlich ist, müssen die Schmerzen an irgendeiner anderen Stelle verursacht werden – doch wo? Nun wissen wir inzwischen, daß die meisten der Kopfschmerzpatienten, rund 54 Prozent nämlich, unter sogenannten ›Spannungskopfschmerzen‹ leiden. Mit diesem Begriff sind eine Fülle von Kopfschmerzformen gemeint, die man früher mit Namen wie ›essentieller‹, ›idiopathischer‹ oder ›psychogener‹ Kopfschmerz belegte. Aber auch diese unterschiedlichen Bezeichnungen kamen der Sache nicht auf den Grund. Für die Entstehung von *Spannungskopfschmerzen* gibt es keine allgemein akzeptierte Ursache. Beispielsweise müssen die Auslöser nicht notwendigerweise – wie man aufgrund der Be-

zeichnung annehmen sollte – Verspannungen im Muskel- und/oder Nackenbereich sein, sie können aber der Grund sein.
Deshalb unterscheidet man heute dem zeitlichen Verlauf entsprechend zwischen einem *episodischen* und einem *chronischen Kopfschmerz vom Spannungstyp* – so lautet auch die Klassifikation der Internationalen Kopfschmerzgesellschaft.
Im Unterschied zur Migräne sind bei Spannungskopfschmerzen meistens beide Kopfhälften betroffen, der Schmerz kann aber auch ›wandern‹. Bevorzugt tritt er an der Schläfe, der Stirn und am Halsansatz im Nackenbereich auf. Oft ziehen die Beschwerden vom Nacken über den Hinterkopf bis zur Stirn und den Augen. Die Schmerzen werden von den Patienten als ›pressend‹, ›drückend‹ oder ›ziehend‹ beschrieben. Manche schildern sie als »Gewicht, das auf dem Kopf lastet«, als »ein einengendes und drückendes, um den Kopf gespanntes Band«, als »dumpfes, leeres Gefühl« oder als »zu engen Hut«, als »Kopf im Schraubstock« und ähnliches. Im Gegensatz zur Migräne schaffen hier Bewegung wie Spaziergänge oder Sport Erleichterung, nicht nur körperlich, sondern auch vom psychischen Empfinden her.

Der episodische Kopfschmerz vom Spannungstyp

Bei der *episodischen Form* von Spannungskopfschmerz treten die Schmerzen – wie das Wort bereits aussagt – stunden- bis tageweise auf. In der Zeit dazwischen sind diese Personen kopfschmerzfrei. Die Kopfschmerzen können jedoch zwischen 30 Minuten und einer Woche dauern. Um den immer wiederkehrenden Verlauf zu dokumentieren, sollten die Betroffenen ein ›Kopfschmerztagebuch‹ führen, was die Kopfschmerzdiagnose und die entsprechende Behandlung erleichtert.
Als einen *episodischen Spannungskopfschmerz* bezeichnen die Mediziner eine insgesamte Dauer von weniger als 180 Kopfschmerztagen pro Jahr.

Diese Art von Kopfschmerz ist typischerweise pressend bis ziehend, der Schmerz kann umherwandern, seine Intensität ist leicht bis mittelstark. Im Gegensatz zur Migräne pulsiert er nicht, dem Betroffenen ist nicht schlecht, es besteht keine gleichzeitige Lärm- und Lichtempfindlichkeit, jedoch kann eine der beiden Störungen auftreten. Die Kopfschmerzen schränken den Betroffenen in seiner Tätigkeit zwar ein, hindern ihn aber nicht komplett an seinen Unternehmungen wie das bei Migräneattacken der Fall sein kann. Durch körperliche Betätigung, oft allein durch einen Spaziergang an der frischen Luft, bessern sich die Schmerzen.

Chronischer Kopfschmerz vom Spannungstyp

Diese Art von Kopfschmerz – und daher auch hier die Empfehlung zum Führen eines Kopfschmerztagebuchs – tritt an mehr als 15 Tagen pro Monat auf und das – zur Feststellung der Diagnose – seit mindestens sechs Monaten.
Die Merkmale des *chronischen Kopfschmerzes* vom Spannungstyp sind ähnlich wie die beim episodischen Kopfschmerz, nur haben sie keine feste und begrenzte Attackendauer, sondern sind sozusagen ständig vorhanden, mal mehr, mal weniger stark. Anders als beim episodischen Spannungskopfschmerz kann dem Betroffenen hier gelegentlich übel und er zudem licht- oder geräuschempfindlich sein. Im Gegensatz zur Migräne treten aber nicht alle drei Störungen zusammen auf, sondern immer nur eine davon.

Obwohl der Kopfschmerz vom Spannungstyp die am häufigsten vorkommende Art von Kopfschmerz ist, kennt man – wie gesagt – die eigentliche Ursache, die Schmerzauslöser nicht. Was bedeutet, daß es wegen der unbekannten Ursache auch keine ›ursächliche Behandlung‹ geben kann. Ähnlich wie bei der Migräne vermutet man auch beim Spannungskopfschmerz einen Zusammenhang mit dem 5-HT (*5-Hydroxytryptophan*), wie die chemische Bezeichnung für den Botenstoff *Serotonin* lautet. Serotonin ist im Gehirn in Speichern angelegt, damit es ständig für bestimmte Situationen zur Verfügung steht. So wie dieser Botenstoff eine Rolle bei Depressionen spielt, gibt es vermutlich auch zwischen Serotonin und Migräne sowie Kopfschmerzen eine Verbindung.

Serotonin, eine Vorstufe des Zirbeldrüsen-Hormons *Melatonin,* ist im Körper größtenteils in den Blutplättchen, den *Thrombozyten,* gespeichert und wird bei Verletzungen freigesetzt. Auf die Blutgefäße wirkt es zusammenziehend (*konstriktorisch*), das heißt, es ist in der Lage, die Blutgefäße zu verengen. Im Nervensystem dient es als sogenannter *Neurotransmitter,* als Botenstoff, um das Gehirn über die Versorgung des Organismus mit Nährstoffen zu informieren. Bestehen beispielsweise für kurze Zeit außergewöhnliche Belastungen für den Organismus, verbraucht er unter anderem vorübergehend mehr Botenstoffe. Solche Belastungen können ein besonderer körperlicher oder seelischer Streß sein.

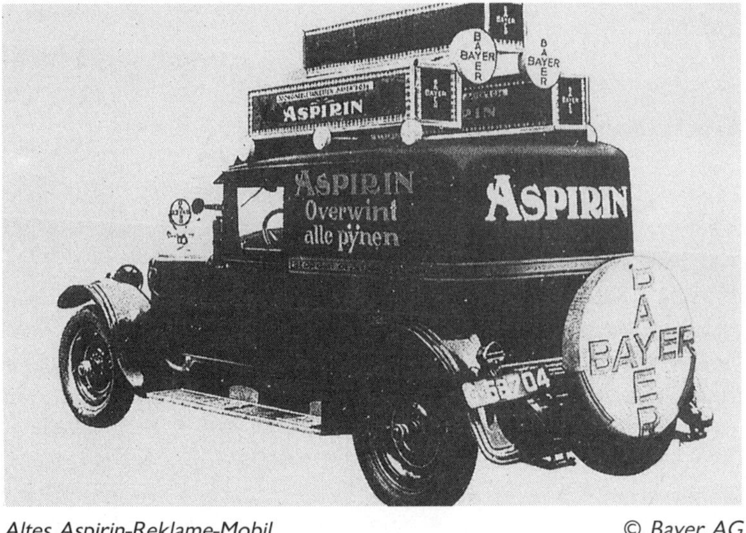

Altes Aspirin-Reklame-Mobil. *© Bayer AG*

Vor einer Migräneattacke, so viel weiß man inzwischen, steigt die Serotoninkonzentration der Blutplättchen, wird freigesetzt und sinkt während der Kopfschmerzphase. Gleichzeitig verengt das zirkulierende Serotonin die kleinen Blutgefäße im Gehirn und verursacht so die neurologischen Symptome in der Auraphase. Das freigesetzte Serotonin wird dann schnell abgebaut, weswegen kurzfristig ein Serotoninmangel entsteht, der eine schmerzhafte Gefäßerweiterung zur Folge haben soll. Eine Injektion von Serotonin kann – deswegen diese Vermutungen – sowohl den spontan aufgetretenen Migränekopfschmerz als auch den Kopfschmerz beenden.

Das im Blut zu viel oder zu wenig zirkulierende Serotonin ist aber keinesfalls als hauptsächliche Ursache von Migräne und Kopfschmerz anzusehen.

Deswegen sollten die seit einiger Zeit in den Medien unter anderem gegen Kopfschmerz und Migräne angepriesenen ›Wundermittel‹ Serotonin und Melatonin mit Vorsicht gehandhabt werden. Besser ist, nicht zu experimentieren, sondern bei Migräne und Spannungskopfschmerzen auf bewährte Mittel gegen den Schmerz zurückzugreifen.

Die Behandlung von Spannungskopfschmerzen

Man muß nicht sofort zur Tablette greifen, wenn man mal Kopfschmerzen hat. Andererseits ist es auch nicht sinnvoll, den ›Helden‹ zu spielen und sich zu quälen. Letztendlich sollte jeder selbst entscheiden, wann er eine Tablette nimmt. Schließlich macht es ja auch einen Unterschied, ob jemand in der nächsten Stunde beispielsweise eine wichtige Besprechung hat, bei der sie oder er präsent sein muß – verständlich, daß man in diesem Fall medikamentöse Hilfe benötigt; oder ob Zeit und Situation es zulassen, erst einmal zu versuchen, die Kopfschmerzen ohne Medikamente zu beseitigen. In letzterem Fall sollte man zunächst doch diese Chance wahrnehmen.

Welche Möglichkeiten gibt es da?
Da wäre die naheliegendste Maßnahme ›frische Luft‹: Spazierengehen, Gartenarbeit, Joggen, Schwimmen usw.; wenn möglich, raus aus der Stadt, weg von der Straße, von Lärm und Autoabgasen – und nicht rauchen!
Auf keinen Fall sollte man sich in die Sonne legen, ganz im Gegenteil: Sonne bei Kopfschmerzen vermeiden und sich notfalls mit einem Hut dagegen schützen.
Wer normalerweise Sport treibt, weiß, wie sehr er seinen Körper ›durch Spannung‹ entspannen kann. Bei Kopfschmerzen ist allerdings Tennis im Freien hilfreicher als Squash in der Halle, richtiges Radfahren sinnvoller, als auf dem Hometrainer zu strampeln, und ein flotter Spaziergang entspannender als krampfhafte Geräteübungen im Fitneßcenter.
Weitere Maßnahmen gegen Kopfschmerzen vom Spannungstyp sind sogenannte Entspannungsübungen: Die können von Gymnastik über Muskelentspannungstraining nach Jacobson (Progressive Muskelentspannung/PMS) bis zu anderen Übungen wie Yoga, Alpha-Training, Autogenes Training usw. reichen.
Wichtig ist, eine Sportart auszuüben, die einem trotz der (momentanen) Kopfschmerzen Freude bereitet, und nichts Zwanghaftes und auch nicht unbedingt jetzt gerade etwas Neues auszuprobieren.
Der Kopfschmerz-Spezialist Professor Diamond rät, ebenso wie bei Migräne auch hier wieder zum regelmäßigem Essen: zu drei Mahlzeiten täglich mit einem Snack zu später Stunde oder zu sechs kleineren Mahlzeiten, über den Tag verteilt. Sämtliche Mahlzeiten sollten frisch zubereitet gegessen werden, auf ›Aufgewärmtes‹ vom Vortag sollte man dagegen verzichten.
Alkohol ist mit Einschränkung zu genießen: Erlaubt sind ein Glas trockener Wein oder Wodka oder Scotch; auf sämtliche anderen Alkoholika sollte man besser verzichten.
Diamonds Kopfschmerz-Diät entspricht der Migräne-Diät: Die Nahrungsmittel müssen frisch zubereitet werden und sollten weder getrocknet, noch fermentiert, noch geräuchert, noch eingelegt sein.

Verboten sind Peperoni, Salami, Leberwurst sowie Fleisch oder Leber, die nicht frisch zubereitet sind, auch eingelegter Hering.
Verzichtet werden sollte zudem auf sämtliche Nußsorten oder Nahrungsmittel, die Nüsse enthalten wie beispielsweise Erdnußbutter; dasselbe gilt für Kürbis- oder Sesamsamen.
Eine Tasse Kaffee mit Koffein kann gegen Kopfschmerzen hilfreich sein, wer das Bedürfnis auf mehr Kaffee hat, sollte dann koffeinfreien Kaffee trinken.
Und noch etwas ist wichtig: Wer weiß, daß er zu Kopfschmerzen neigt, kann nicht nur seine individuellen Auslösefaktoren herausfinden, sondern sie vor allem zu vermeiden lernen. Solche Faktoren betreffen beispielsweise einen gestörten Schlaf-Wach-Rhythmus, bestimmte Suchtmittel wie beispielsweise übermäßiger Nikotingenuß, die Ernährung, bestimmte Gerüche wie schwere Parfums oder intensiv riechende Rasierwasser, aber auch die Einnahme von Medikamenten und vieles mehr.
Und – um es noch einmal zu wiederholen: Ein Tagebuch über seine Kopfschmerzen anzulegen bringt viele Vorteile, für den Betroffenen und für den behandelnden Arzt.

Die medikamentöse Behandlung von Spannungskopfschmerzen

Die Acetylsalicylsäure besitzt von allen in der Apotheke ohne Rezept erhältlichen Schmerzmitteln den wohl am stärksten schmerzlindernden Effekt. Ebenso wie bei Migräne empfiehlt es sich bei Spannungskopfschmerzen, ASS möglichst als Brauselösung (z. B. Aspirin® plus C) einzunehmen, da die Substanz so rascher in den Magen-Darm-Trakt aufgenommen wird und entsprechend schneller die Schmerzlinderung einsetzt. In diesem Falle wird das Medikament erst über den Dünndarm in den Körper resorbiert, was zum einen den Magen schont, zum anderen eine bessere ›Verwertung‹ garantiert. Ähnliches gilt für ASS als Kautablette. Wer normale Tabletten einnimmt, sollte deswegen mindestens einen Viertelliter Flüssigkeit nachtrinken, damit das Medikament nicht zu lange im Magen liegt. In seltenen Fällen verursacht ASS nämlich Magenbeschwerden, die man relativ gut umgehen kann, indem man das Medikament mit viel Flüssigkeit einnimmt. ASS sollte von Patienten mit Magen- und Darmgeschwüren deswegen auch nur nach Abklärung durch den Arzt genommen werden.

Wieviel soll, kann und darf jemand mit Kopfschmerzen nun einnehmen?

Zunächst gibt es dafür natürlich keine allgemein gültigen Regeln, weil nicht nur der Schmerz und die Empfindlichkeit, sondern entsprechend auch die Behandlung bei jedem Menschen anders aussieht, je selbst der einzelne unterschiedlich empfindlich auf Schmerzen reagiert.

Als Anhaltspunkt kann man jedoch sagen: Um eine ausreichende Schmerzlinderung zu erzielen, beträgt die Dosierung bei Jugendlichen

500 mg ASS, bei Erwachsenen 1000 bis 1500 mg ASS.

Kindern unter zehn Jahren kann Acetylsalicylsäure kurzfristig gegen Schmerzen gegeben werden – dafür gibt es extra Kindertabletten –, besser ist aber in jedem Fall, einen Arzt aufzusuchen. ASS-Tabletten sind – speziell auch im Ausland – in verschieden hohen Dosierungen auf dem Markt, beispielsweise mit 300 mg, mit 325 mg (im Ausland) oder als Brausetablette mit 400 mg. Eine einzige Tablette genügt also einem Erwachsenen zur Schmerzlinderung nicht. Er muß gegen seine Kopfschmerzen schon zwei bis drei Tabletten einnehmen.

Die Wirkung setzt dann üblicherweise nach 20 bis 60 Minuten ein.

Und noch einmal: Nehmen Sie auf keinen Fall eines oder mehrere Medikamente mit zwei oder mehreren Wirkstoffen ein!

Aus diesem Grund werden hier nun nicht einzelne Migräne- und Kopfschmerzmittel, von denen es Hunderte gibt, aufgeführt, sondern nur die wichtigsten Wirkstoffe beziehungsweise Substanzgruppen der Präparate, die rezeptfrei in der Apotheke erhältlich sind. Beinahe sämtliche Medikamente gegen mittelschwere und schwere Migräneattacken oder Kopfschmerzen sind rezeptpflichtig. In diesen Fällen ist es prinzipiell sowieso notwendig, einen Arzt aufzusuchen.

Weitere Medikamente zur Bekämpfung von Kopfschmerz und Migräne

Die bekanntesten, in der Apotheke ohne Rezept erhältlichen Wirkstoffe gegen Schmerzen dürften *Acetylsalicylsäure, Paracetamol* und *Ibuprofen* sein.
Die *Acetylsalicylsäure* – das wissen wir inzwischen – wirkt nicht nur schmerzstillend (*analgetisch*) und fiebersenkend (*antipyretisch*), sondern hemmt und hindert in höherer Dosierung auch Entzündungen (*antiinflammatorisch*).
Acetylsalicylsäure gibt es in Form von Tabletten, Brausetabletten und Kautabletten (Wassereinnahme nicht notwendig). In Pulverform kann der Arzt die Substanz nach Auflösen auch direkt in die Vene spritzen.
Paracetamol ist eine wirksame und gute Alternative zur ASS bei solchen Schmerzen, für die eine entzündliche Ursache ausgeschlossen werden kann, also bei leichten Migräneattacken, aber auch gegen Kopfschmerzen vom Spannungstyp. Es wirkt schmerzlindernd und fiebersenkend. Als Substanz mit fiebersenkender Wirkung eignet sie sich vor allem für Kinder.
Die Substanz Paracetamol gibt es als Tabletten, Brausegranulat zum Auflösen in Wasser, Kautabletten, Kapseln, Zäpfchen, Saft und Tropfen. Paracetamol ist normalerweise gut verträglich, nur Leber- und Nierenkranke sollten es vorsichtig dosieren und am besten vorher ihren Arzt befragen.
Nur ganz selten (oder bei Überdosierung) treten Überempfindlichkeitsreaktionen wie Hautausschläge oder Atemnot, Blutbildveränderungen und Blutdruckabfall bis zum Schock auf. Die erforderliche Dosis bei Kopfschmerz und Migräne beträgt für einen Erwachsenen etwa 500 bis 1500 mg.

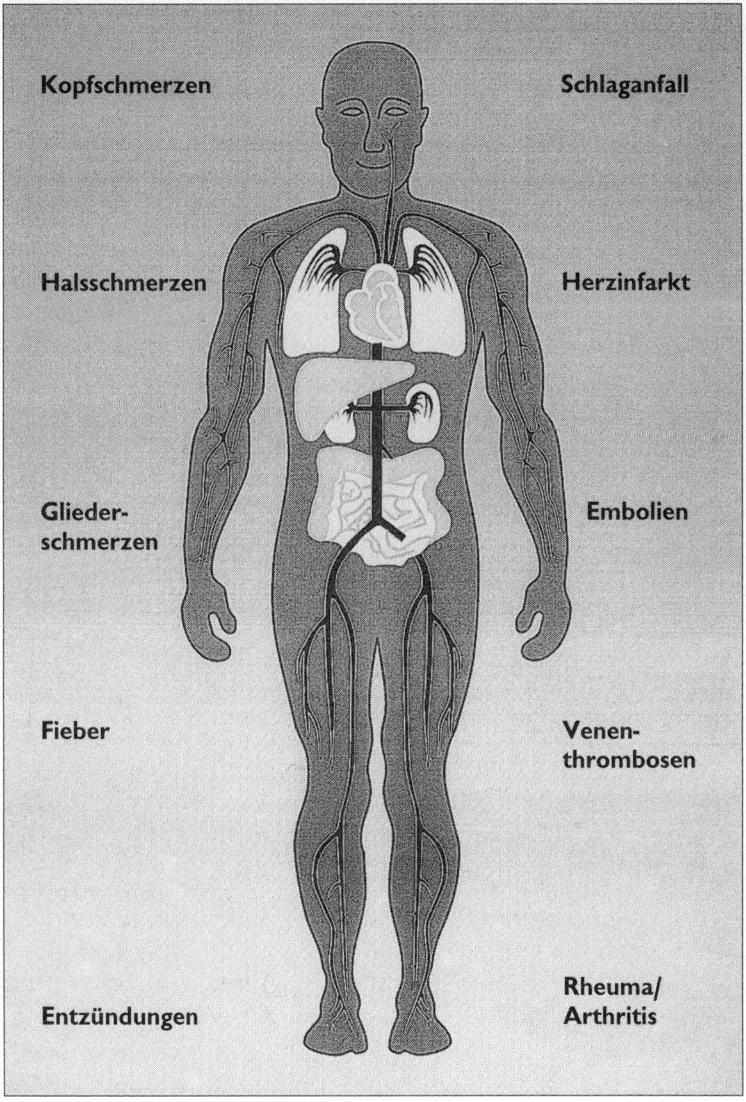

Anwendungsgebiete von Acetylsalicylsäure. *© Bayer AG*

Der Wirkstoff *Ibuprofen* wirkt ebenfalls schmerzlindernd, und zwar vor allem dort, wo der Schmerz durch eine Entzündung hervorgerufen wurde, beispielsweise bei Zahn- oder Regelschmerzen. Die Substanz wurde ursprünglich zur Behandlung von Rheuma entwickelt, kann aber auch bei leichten und mittelschweren Migräneanfällen und Kopfschmerz vom Spannungstyp eingesetzt werden. Ibuprofen gibt es als Tabletten, Brausegranulat, Zäpfchen und in Kapselform. Diese Substanz dürfte hinsichtlich der Schmerzlinderung ASS und Paracetamol überlegen sein, also eine stärkere Wirkung haben. Die Dosierung bei Erwachsenen liegt deswegen zwischen nur 200 und 400 mg. In einer Dosierung von mehr als 200 mg ist Ibuprofen in Deutschland jedoch verschreibungspflichtig.

Vorsichtsmaßnahmen und unerwünschte Wirkungen sind ähnlich wie bei der Acetylsalicylsäure: Normalerweise gut verträglich, in seltenen Fällen treten Magenbeschwerden auf. Überempfindlichkeitsreaktionen wie Hautausschläge oder Atemnot, Magen-Darm-Blutungen oder eine Verminderung der Blutplättchen kommen äußerst selten (und hauptsächlich bei Mißbrauch) vor. Vorsicht ist bei Patienten mit Magen-Darm-Geschwüren, bei Verengung der Atemwege, Asthmatikern, bei Nesselausschlag (*Urtikaria*) und Störungen der Blutgerinnung geboten.

Schmerzen vor und während der Periode

Schmerzen vor und während der *Monatsblutung* – unter diesen Problemen leiden mehr als die Hälfte aller Frauen im gebärfähigen Alter. Manchmal sind die Schmerzen so stark, daß das Mädchen nicht zur Schule und die Frau nicht zur Arbeit gehen können. Dennoch scheuen viele den Weg zum Arzt, weil sie diese Beschwerden nicht als Krankheit, sondern als Bestandteil des normalen ›Frauenlebens‹ ansehen.

Die *Menstruation* oder *Periode* ist die etwa alle 28 Tage wiederkehrende, von der *Pubertät* bis zu den *Wechseljahren* auftretende Monatsblutung der Frau – ein Kennzeichen für den Lebensabschnitt, in dem sie *fertil* ist, im gebärfähigen Alter. Während des Monatszyklus bereitet sich die Gebärmutterschleimhaut (*Endometrium*) auf die Einnistung einer befruchteten Eizelle vor. Bleibt die Eizelle unbefruchtet, wird die Schleimhaut abgestoßen, und es kommt etwa 14 Tage später zur Monatsblutung. Diese dauert durchschnittlich 4 bis 6 Tage, wobei die Blutung am zweiten Tag meistens am stärksten ist. Die Menge des Blutverlustes kann aufgrund der Lebensumstände wie Streß, Ärger und Anspannung, Ortswechsel, Klima- beziehungsweise Temperatur-

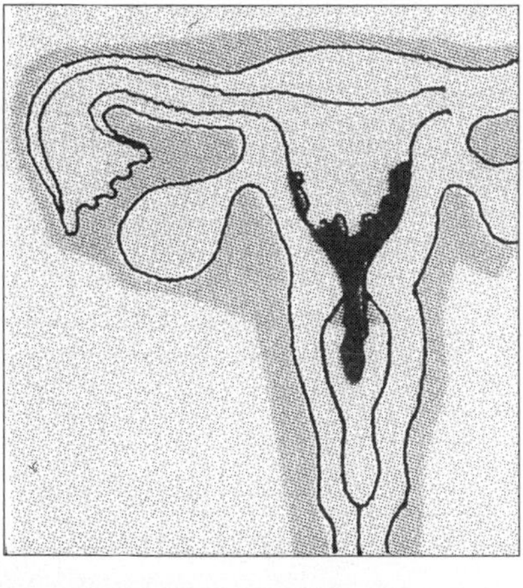

Die Schleimhaut wird vom Uterus abgestoßen.
© Organon GmbH

veränderungen und vieles mehr unterschiedlich groß sein; sie hängt aber auch etwas von der Beschaffenheit der Geschlechtsorgane ab. Durchschnittlich liegt sie zwischen 100 und 200 ml. Ebenso kann die Zeit zwischen zwei Monatsblutungen variieren, nicht zuletzt durch die erwähnten äußeren Umstände.

Das prämenstruelle Syndrom

Viele Frauen merken bereits einige Tage vor ›den Tagen‹, daß sie wieder ihre Periode bekommen, meist in der späten *Lutealphase* des *Menstruationszyklus.* Das ist die Zeit kurz vor der *Menses,* vor dem Einsetzen der Periodenblutung. Sie werden nervös, reizbar, euphorisch oder depressiv oder reagieren äußerst empfindlich. Manche bekommen sozusagen die ›Freßsucht‹, einen Heißhunger auf bestimmte Lebensmittel; andere nehmen auch ohne übermäßigen Appetit zu aufgrund von Wassereinlagerungen (*Ödeme*) – und viele klagen über Bauch- und Rückenschmerzen, Brustspannen oder Kopfschmerzen. Im großen und ganzen sind allerdings die psychischen Beschwerden stärker als die physischen.
Solche Symptome werden mit dem Begriff ›prämenstruelles Syndrom‹ (nach dem neuesten psychiatrischen Klassifikationssystem *prämenstruelles dysphorisches Syndrom*) oder abgekürzt *PMS* bezeichnet. Bleibt das PMS unbehandelt, verstärkt es sich fast immer im Laufe der Jahre, auch wenn die Symptome von Zyklus zu Zyklus unterschiedlich stark sind. Unterbrochen wird dies nur durch Schwangerschaften.
Ein prämenstruelles Syndrom wird allerdings nur dann diagnostiziert, wenn die Symptome eine deutliche Beeinträchtigung in der sozialen und beruflichen Leistungsfähigkeit verursachen und wenn sie über Jahre hinweg jedesmal vor den ›Tagen‹ auftreten. Frauen, die einer ärztlichen Behandlung bedürfen, sind meist zwischen 30 und 40 Jahre alt, nach dem 45. Lebensjahr nehmen die Beschwerden in den meisten Fällen ab.

Über die Ursachen des PMS gibt es verschiedene Hypothesen. Bei einem Teil der Patientinnen liegt eine sogenannte *Corpus-Luteum-Insuffizienz* vor, die durch eine unzureichende Ausschüttung der Corpus-Luteum-Produkte *Progesteron* (Gelbkörperhormon) und *Östradiol* (ein bestimmtes *Östrogen*) gekennzeichnet ist. Auch sollen PMS-Patientinnen einen deutlich erniedrigten *Melatonin*-Spiegel und ein verfrühtes Ende der Melatonin-Sekretion aus der Zirbeldrüse haben. Die Produktion der *Schilddrüsenhormone* schwankt zudem bei Frauen mit PMS mehr als bei anderen Frauen.

Sekundäre und primäre Dysmenorrhoe

Viele Frauen klagen während der Menstruation, besonders in den ersten Tagen, über folgende Beschwerden: Spannungsgefühl in den Brüsten, krampfartige Schmerzen im Unterbauch und/oder Rücken, Kopfschmerzen, Magen- und Darmprobleme sowie Unwohlsein bis hin zur Übelkeit. Die körperlichen Schmerzen sind hier fast immer erheblich stärker als während eines PMS. Solche Symptome einer ›schmerzhaften Regelblutung‹ werden unter dem Begriff *Dysmenorrhoe* zusammengefaßt, wobei man zwischen einer *sekundären* und *primären Dysmenorrhoe* unterscheidet.

Für die *sekundäre Dysmenorrhoe* sind fast immer organische Beschwerden die Ursache für kolikartige Unterleibsschmerzen: zum Beispiel Entzündungen im Unterleib als Folge einer *Adnexitis*

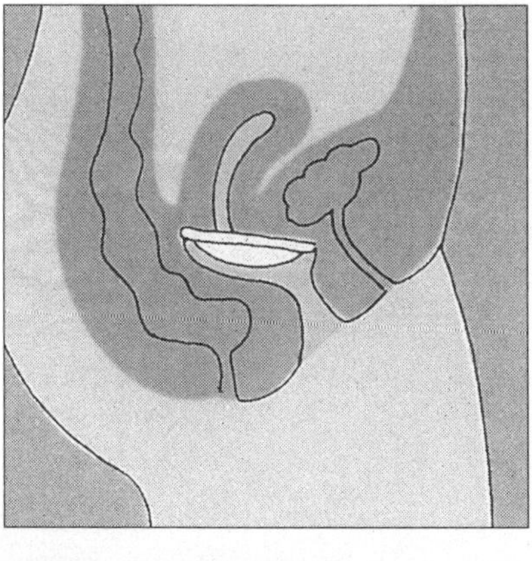

Intrauterines Pessar zur Verhütung.
© Organon GmbH

(Eierstockentzündung) oder *Endometritis* (Entzündungen der Gebärmutterschleimhaut), Unverträglichkeit gegen bestimmte empfängnisverhütende Fremdkörper wie gegen ein *Intrauterines Pessar* (IUP) oder die *Spirale*, aber auch Verwachsungen nach Operationen (Blinddarm, Kaiserschnitt) und als Folge von Entzündungen der Beckenorgane, durch *Polypen* oder Gebärmutterverlagerungen.

Eine sekundäre Dysmenorrhoe kann meist nur durch chirurgische Maßnahmen beseitigt werden, als Folge von Infektionen wird sie medikamentös behandelt werden. Bis zur Operation und möglicherweise auch noch während der Abheilungsphase wird die Patientin gegen ihre Schmerzen Medikamente nehmen. Die Acetylsalicylsäure eignet sich dafür insofern, weil sie schmerzlindernd *und* entzündungshemmend ist.

Bei der *primären* Form der *Dysmenorrhoe* liegt kein organisches Problem vor, der gynäkologische Untersuchungsbefund ist normal. Dennoch leiden fast drei Viertel besonders der jüngeren Frauen unter einer primären Dysmenorrhoe.

Sowohl bei PMS wie auch bei der primären und sekundären Dysmenorrhoe werden vermehrt Schmerzbotenstoffe freigesetzt, die wiederum ihrerseits die Verkrampfung der Gebärmuttermuskulatur erhöhen und die Schmerzen verstärken.

Bei den Schmerzen beider Beschwerdebilder sind Prostaglandine beteiligt.

Dabei werden von der Gebärmutterschleimhaut hauptsächlich zwei Kategorien von Prostaglandinen gebildet: Das zusammenziehend (*kontrahierend*) wirkende Prostaglandin F ($PGF_{2\alpha}$) sowie das Prostaglandin E ($PGE_{2\alpha}$), das je nach hormoneller Situation kontrahiert oder relaxiert. Schmerzen entstehen dabei durch ein Ungleichgewicht der $PGF_{2\alpha}$-Biosynthese, die einen Sauerstoffmangel in der Gebärmutter und ein stärkeres Zusammenziehen ihrer Muskulatur hervorruft. Dieses Ungleichgewicht erklärt auch, warum Übelkeit, Erbrechen, Durchfall, Rückenschmerzen und allgemeine Reizbarkeit häufige Begleiterscheinungen des PMS und der Dysmenorrhoe sind.

Was tun bei PMS und Dysmenorrhoe?

Wärme entspannt, löst Verkrampfungen, lockert die Muskulatur: beispielsweise nachts eine Wärmflasche ins Kreuz oder auf den Bauch legen, die aber nicht zu heiß sein sollte.
Auch ein entspannendes Bad kann die Schmerzen und Verkrampfungen lindern.
Krampflösend wirkt zudem sportliche Aktivität, auch wenn sich heutzutage manche Mädchen noch wie zu Großmutters Zeiten während der Periode vom Sportunterricht ›befreien‹ lassen. Die Sektion Frauensport des ›deutschen Sportärztebundes‹ empfiehlt: »Teilnahme am Schulsport sollte selbstverständlich sein ... Sportliche Bewegung kann in vielen Fällen sogar Menstruationsbeschwerden lindern, denn sie fördert die Durchblutung, löst Verkrampfungen der Muskulatur und entspannt psychisch ...«
Was hier für Schülerinnen gesagt wird, gilt selbstverständlich auch für erwachsene Frauen. Schmerzen vor und während der Periode sind kein Grund, sich körperlich nicht zu betätigen – ganz im Gegenteil. Leichte sportliche Aktivitäten können ebenfalls zur Entspannung und Schmerzlinderung beitragen.
Da sowohl das PMS wie auch die Dysmenorrhoe in Zusammenhang mit den weiblichen Sexualhormonen stehen, ist es naheliegend, die Beschwerden mit Hormonen[2] zu behandeln. So ist die ›Pille‹ nicht nur ein Mittel zur Verhütung einer Schwangerschaft, sondern sie bewirkt auch einen regelmäßigen Vierwochenzyklus und unterbindet länger dauernde Blutungen. Pillen-Anwenderinnen leiden weitaus weniger unter PMS, und eine englischen Studie (RCPG) zeigte, daß Dysmenorrhoe bei Frauen, welche die Pille nahmen, um 63 Prozent seltener vorkam als bei den übrigen Frauen.
Und sollten doch einmal Schmerzen auftreten – hier bringen Prostaglandinsynthesehemmer wie die Acetylsalicylsäure rasche Hilfe.

[2] Vgl. Vollmer Helga: Jungbrunnen Hormone, München 1993

Volkskrankheit Rückenschmerzen

»Schmerz zu besiegen«, so prophezeite vor fast zweieinhalbtausend Jahren Hippokrates, »ist ein göttlich Werk.« Gesagt, getan: Kreuzlahmen Patienten band der Ärztevater einen Strick um die Beine und zog sie – Kopf nach unten, Füße in die Höh' – schwungvoll über eine Rolle. Damit habe er vielen geholfen, schrieb er im Corpus Hippocraticum. Seine modernen Schüler wenden diese Rabiat-Therapie immer noch an, nennen sie aber *inverse vertikale Extension*. Das klingt einfach besser.

Rückenschmerzen jeglicher Art begleiten die Menschen, seit sich vor rund zwei Millionen Jahren die ersten Affenmenschen irgendwo in den Steppen Afrikas von vier auf zwei Beine zu stellen begannen. Damit fing das Dilemma an: Für den aufrechten Gang ist dieser biegsame Knochenstab ursprünglich nicht gemacht. Die *Wirbelsäule* des Menschen, so meinen Ärzte, sei eine ›Fehlkonstruktion‹. Doch was bleibt uns anderes übrig, als mit ihr zu leben.

Rückenschmerzen sind inzwischen zu einem Volksleiden und zum häufigsten Grund für einen Arztbesuch geworden. Jeder dritte Deutsche leidet ständig unter Rückenschmerzen, und Rückenleiden aller Art stehen an erster Stelle der stationären Behandlung im Krankenhaus.

Sehen wir uns den Halteapparat unseres Körpers ein wenig genauer an. Die meisten unserer Knochen werden in einem Zusammenspiel von *Gelenken, Bändern* und *Sehnen* in Bewegung gesetzt. Die Wirbelsäule ist dabei die zentrale Achse des Körpers und verantwortlich für die aufrechte Haltung. Sie sorgt dafür, daß wir uns beugen, drehen und strecken können. Die 24 beweglichen *Wirbelkörper* – sieben Hals-, zwölf Brust- und fünf Lendenwirbel – bleiben bei einem gesunden Menschen lebenslang beweglich. Die daran anschließenden fünf Kreuzbein- und vier bis fünf Steißbeinwirbel sind zu jeweils einem einheitlichen Knochen, dem *Kreuzbein* und dem *Steißbein* verschmolzen. Größe, Form und Funktion der einzelnen Wirbel sind unterschiedlich. Im Prinzip bestehen sie aus einem Wirbelkörper und einem *Wirbelbogen,* die gemeinsam das *Wirbelloch* begrenzen, sowie aus mehreren *Knochenfortsätzen.* Dabei stellen die *Gelenkfortsätze* die Verbindung zu den Nachbarwirbeln dar, und von außen sieht man die *Dornfortsätze* als Rückgrat. Knorpelige Zwischenplatten, die *Bandscheiben,* liegen als Verbindungsstücke zwischen den einzelnen Wirbelkörpern. Sie bestehen aus elastischem Gewebe, einem äußeren, sehr derben bindegewebigen Ring (*Anulus*) und einem weicheren gallertartigen Kern. Zahlreiche straffe und elastische Bänder sowie große und kleine Muskel stabilisieren die Wirbelsäule und sorgen dafür, daß die einzelnen Wirbellöcher sich nicht gegeneinander verschieben. Im Wirbelkanal verläuft das Rückenmark, der zentrale Nervenstrang des Organismus. Es leitet Empfindungen jeglicher Art zum Hirn (*Sensibilität*) weiter, koordiniert zahlreiche, dem Willen entzogenen Vorgänge (*Vegetativum*) und steuert die Beweglichkeit (*Motorik*) des Organismus.

Stabilisiert wird die Wirbelsäule

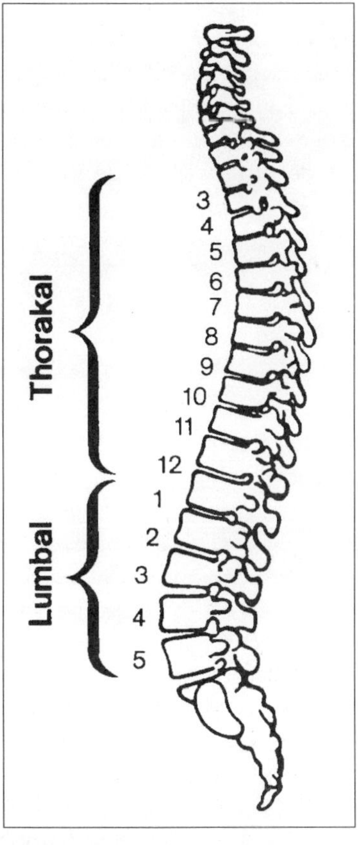

Die Wirbelkörper der Wirbelsäule.
© Archiv H. Vollmer

hauptsächlich durch die Rumpf-, Bein- und Arm-Muskulatur, abgefedert durch Bauch- und Rückenmuskulatur und bis zu einem gewissen Maß von den Knien. Werden nun bestimmte Teile der Rückgrats übermäßig beansprucht, kommt es zu Verschleißerscheinungen, die sich wiederum durch Schmerzen bemerkbar machen. Besonders betroffen sind dabei die Bandscheiben der Lendenwirbelsäule und bei ›Schreibtischtätern‹ die Muskulatur samt Bandscheiben im Hals-Nacken-Bereich. Schädigungen der Bandscheiben lösen beispielsweise scharfe, tiefsitzende Schmerzen aus. Werden die Nerven durch Quetschen oder Druck ebenfalls gereizt, dann strahlen die Schmerzen in das gesamte Versorgungsgebiet der betroffenen Nerven aus: So ist es für einen *Bandscheibenvorfall* typisch, daß die Schmerzen über die Oberschenkel bis hinab in die Füße ausstrahlen. Verspannungen im Schulter-Nacken-Bereich können Kopfschmerzen verursachen und Nervenreizungen im Bereich der Brustwirbelsäule strahlen in den Bauch- und Beckenraum aus.
Was kann der Betroffene tun?

Wie man sich bei Rückenschmerzen selbst helfen kann

Wer unter heftigen und länger dauernden Rückenschmerzen leidet, sollte auf jeden Fall einen Facharzt aufsuchen. Er muß nach der Ursache der Rückenschmerzen suchen, die sich oft verblüffend einfach beseitigen läßt: beispielsweise durch den Kauf von rückengerechten Büromöbeln, durch eine härtere Matratze oder durch ein Training der Brust- und Rückenmuskulatur, die dann die Wirbelsäule entlasten können. Letzteres ist für jeden Menschen wichtig, aus verschiedenen Gründen:
Wer fit ist, dynamisch, frisch und aktiv – oder zumindest so wirkt –, sammelt Pluspunkte und hat bessere Chancen, beruflich wie privat. Es ist das Äußere, worauf der Blick zuerst fällt, auf Gesicht und Figur, vor allem aber auf Haltung und Bewegung. Kommt

einem jemand mit geschmeidigen Bewegungen, aufrecht und schwungvoll entgegen, sitzt einem jemand unverkrampft, locker und trotzdem mit Haltung gegenüber, dann verblassen Dinge wie Alter, ein paar Falten, nicht ganz modische Kleidung und ähnliches zu Nebensächlichkeiten[3]. Ein so dynamisches Auftreten ist aber nur für den möglich, der keine Probleme mit dem Rücken hat. Denn wer unter Schmerzen leidet, kann das auf Dauer nicht verbergen, und wenn diese Schmerzen zu lange anhalten, graben sie sich irgendwann als Falten ins Gesicht ein.

Rückenschmerzen sind ein für den ›zivilisierten‹ Menschen sehr typisches Leiden. Woher kommen diese Rückenschmerzen, dieses Ziehen im Kreuz und die Verspannungen in Nacken und Schultern?

Nicht nur, daß sich die meisten von uns zu wenig und zu einseitig bewegen, wenn wir uns bewegen, ist es oft auch noch falsch. Denn im ganzen gesehen wirken sich Bewegungsarmut und langes Sitzen ungünstiger auf die Wirbelsäule aus als körperliche Arbeit. Überlegen Sie nur einmal, wo und wann die meisten Menschen sitzen: morgens beim Frühstück, dann in dem Transportmittel, das sie zur Arbeitsstätte bringt – im Bus, im Zug, im Auto, in der U-Bahn usw. Als nächstes sitzt man dann am Schreibtisch oder hinter einer Werkbank; möglicherweise zwischendurch bei Besprechungen oder vor dem Schreibtisch des Chefs. Danach in der Kantine beim Essen, erneut bei der Arbeit, auf dem Heimweg, beim Abendessen und zu guter Letzt vor dem Fernseher. Andere wiederum stehen den ganzen Tag auf einem harten unelastischen Fußboden, was ebenfalls die Wirbelsäule strapaziert; genauso wie schweres Heben, Tätigkeit in gebeugter Haltung oder das (einseitige) Tragen von Lasten.

Man führt die Beschwerden zurück auf Überanstrengung oder Überbelastung, Muskelverspannungen oder Verkrampfungen, auf Streß, Fehlhaltung beziehungsweise Haltungsfehler, möglicherweise sogar

---

[3] Vgl. Helga Vollmer: Die Jahre zählen nicht, München 1994

während des Schlafs, wenn nämlich die Matratze nicht körpergerecht ist, auf übermäßige oder vernachlässigte sportliche Betätigung, auf die üblichen Schmerzen vor oder während der Periode oder auf irgendeinen anderen Grund wie beispielsweise auch gegebenenfalls auf eine beginnende oder verschleppte Erkältungskrankheit.
Für die akute Schmerzbehandlung empfehlen Experten die kurzfristige Einnahme von einfachen Schmerzmitteln wie Acetylsalicylsäure. Die kann den Arztbesuch jedoch keinesfalls ersetzten, sondern die Beschwerden nur als Übergangslösung lindern.
Der Bochumer Orthopädie-Professor Jürgen Krämer hat zehn Regeln aufgestellt, die helfen, eine angeknackste Wirbelsäule zu stabilisieren und Rückenschmerzen zu vermeiden.

- Du sollst dich bewegen.
- Halte den Rücken gerade.
- Gehe beim Bücken in die Hocke.
- Hebe keine schweren Gegenstände.
- Verteile Lasten, halte sie dicht an den Körper.
- Halte beim Sitzen die Knie höher als die Hüfte und stütze den Oberkörper ab.
- Steh nicht mit geraden Beinen.
- Ziehe beim Liegen die Beine an.
- Treibe Sport, am besten Schwimmen (Rücken oder Kraulen), Laufen oder Radfahren.
- Trainiere täglich deine Wirbelsäulenmuskeln.

(aus Der Spiegel 23/91)

Krafttraining kombiniert mit Ausdauertraining an speziellen Geräten zeigt nach Untersuchungen in den USA dauerhafte Erfolge bei fast 90 Prozent der Patienten. Da die Geräte individuell nach Schweregrad einstellbar sind, ist eigentlich niemand zu alt oder zu ›unsportlich‹ dafür. Allerdings sollten dem Patienten die Übungen anfangs von einem geschulten Sporttherapeuten oder Krankengymnasten gezeigt und später immer wieder von ihm überprüft werden.
Zu Hause kann ebenfalls jeder – ob Frau oder Mann, ob alt oder

jung, ob sportlich oder unsportlich – mit Dehn- und Stretchingübungen die Muskulatur seines Rückens lockern, mobilisieren und kräftigen.
Und immer gilt: Bewegen Sie sich so oft und so viel wie möglich.

Es gibt außer den hier genannten noch viele Arten von Schmerzen, doch es würde zu weit führen, sie alle aufzuzählen. Nur eine Art von Schmerz, eine der wohl schlimmsten Formen, soll noch kurz geschildert werden, weil selbst hier das Jahrtausendmittel Acetylsalicylsäure als Basismedikament zur Schmerzbekämpfung eingesetzt wird.

Schmerzen bei Tumoren

Wenn Patienten mit Tumorerkrankungen Schmerzen haben, muß – egal in welchem Tumorstadium sie sich befinden – eine adäquate analgetische Therapie durchgeführt werden. Schmerztherapeuten und *Palliativmediziner* (*palliativ* = die Krankheit vermindernd, ohne sie zu beheben, wie das beispielsweise bei Krebserkrankungen der Fall ist) haben nachweisen können, daß bei all diesen Patienten eine deutliche Schmerzreduktion und in etwa 90 Prozent der Fälle sogar Schmerzfreiheit erlangt werden kann – vorausgesetzt, der behandelnde Arzt nimmt die Schmerzen seines Patienten entsprechend ernst und weiß, **wie** er sie behandeln muß.
Bei über 90 Prozent dieser Patienten können die Schmerzen durch die Einnahme von Tabletten gemildert werden. Erst wenn der Patient nicht mehr in der Lage ist, Tabletten zu schlucken, diese Methode keine Wirkung oder zu viele Nebenwirkungen zeigt, können Schmerzmittel in Form von Zäpfchen, Injektionen oder Tropf verabreicht werden.
Zu den Grundregeln einer Tumorschmerztherapie gehören

- eine vertrauensvolle und offene Zusammenarbeit zwischen Arzt und Patient;
- nach Möglichkeit die orale (über den Mund) Medikamentengabe;
- die regelmäßige Einnahme nach einem festen Zeitschema, denn Tumorschmerzen sind in der Regel chronische Schmerzen;
- die individuelle Dosierung, das heißt, das vom Patienten geäußerte Ausmaß des Schmerzes bestimmt die Höhe der Schmerzmittelgabe;
- die kontrollierte Dosisanpassung: eine Zunahme der Schmerzen erfordert eine Erhöhung der Medikamentendosis, eine Abnahme der Schmerzen die Reduktion der Schmerzmittel;

- die vorsorgliche Ausschaltung von Nebenwirkungen durch geeignete Medikamente: Zur Verhinderung von Nebenwirkungen ist oft die Gabe weiterer Medikamente wie zum Beispiel Abführmittel oder Medikamente zur Verhinderung von Übelkeit und Erbrechen (*Antiemetika*) notwendig;
- die Gabe der Medikamente nach dem Prinzip der *Antizipation.*

Was ist mit ›Antizipation‹ gemeint? Bei Tumorschmerzbehandlung bedeutet dies, daß die nächste Medikamentengabe erfolgen muß, **bevor** der schmerzstillende Effekt der vorausgegangenen Gabe aufgebraucht und bevor der Patient glaubt, daß die nächste Schmerzmittelgabe notwendig ist. Nur auf diese Weise läßt sich die Erinnerung an den und die Furcht vor dem Schmerz nehmen. Hauptziel bei der Tumor-Schmerzbehandlung ist die körperliche Schmerzlinderung in der Form, daß der Patient entspannt, aber nicht schläfrig (*sediert*) ist, daß er wieder an seiner Umwelt teilnimmt, daß Angst und Depressionen möglichst verschwinden, daß er wieder in der Lage ist, Lebensqualität zu empfinden. Zu letzterem gehört auch, daß ihm so gut wie möglich die Angst genommen wird.

Eine regelmäßige Behandlung von schwächeren Schmerzen beginnt mit *nichtopoidhaltigen* (*›peripheren‹*) Analgetika, allen voran mit der Acetylsalicylsäure in einer Dosierung von 500 bis 1000 mg, meist alle vier Stunden, da sie neben der schmerzlindernden auch entzündungshemmende und fiebersenkende Eigenschaften hat. ASS wird jedoch nur Patienten gegeben, die keine Störungen im Magen-Darm-Bereich haben oder davon bekommen. Andernfalls werden Paracetamol, Metamizol oder Flurbiprofen eingesetzt, die jedoch ebenfalls alle, wenn auch andere Nebenwirkungen verursachen können.

Mit Acetylsalicylsäure an erster Stelle haben alle diese Medikamente besonders bei Knochenschmerzen (*Knochenmetastasen*) und bei entzündlichen Begleiterscheinungen eine gute schmerzbefreiende Wirkung. Sie müssen jedoch ausreichend hoch dosiert und das Zeitschema streng eingehalten werden. Erst wenn damit keine zufriedenstellende Schmerzbefreiung (mehr) erzielt werden kann, wird dem

Patienten zusätzlich ein schwach zentralwirkendes *Opioid* gegeben. Die Kombination eines nichtopioidhaltigen und eines opioidhaltigen Analgetikums hat sich wegen der unterschiedlichen Wirkorte bewährt. Auch wenn womöglich eines Tages der Patient mit einem stark zentralwirkenden Opioid behandelt werden muß, wird eine sogenannte Basismedikation mit einem nichtopioidhaltigen Analgetikum wie beispielsweise ASS beibehalten.
Auf diese Weise wird das Wirkspektrum eines Analgetikums voll ausgenutzt und gleichzeitig an einem Opioid gespart.

Ein weiterer Vorteil der Acetylsalicylsäure besteht darin, daß die Substanz bereits in niedriger Dosierung die Blutgerinnung verringert und in gewisser Weise gleichzeitig als Vorbeugung und Behandlung von Herzgefäßerkrankungen dient (vgl. Kapitel über Herzinfarkt).

Bevor auf diese wichtige Eigenschaft der Acetylsalicylsäure eingegangen wird, sollen erst noch ihre Vorteile bei ganz bestimmten Erkrankungen aufgezeigt werden, Erkrankungen, die wir alle kennen, die wir immer wieder bekommen und vor denen sich eigentlich keiner schützen kann: vor Erkältungen.

Schnupfen, Grippe, Fieber: ASS gegen Erkältungskrankheiten

Der Hals kratzt, man fühlt sich schlapp, man muß immer wieder niesen, die Augen tränen, innerhalb weniger Stunden ist die Nase verstopft – und da haben wir sie wieder einmal, die obligatorische Erkältung!
Erkältet war schon jeder von uns und wird es in absehbarer Zeit erneut sein, spätestens dann, wenn es draußen nebelig, trüb und ungemütlich wird. Doch im Grunde genommen spielt die Jahreszeit gar keine so wichtige Rolle. Denn zu jeder Jahreszeit gibt es ein spezielles Kollektiv an Erkältungskrankheiten, für das Niesen im Frühjahr, den Sommerschnupfen, die Herbstnebel und den rauhen Hals, ebenso wie für die typische Erkältung im Winter mit Zähneklappern, Schüttelfrost und Schnupfen.
Tja, was ist das eigentlich, eine Erkältung? Unter einer Erkältung versteht man stets eine Ansammlung von *Erkältungssymptomen,* die von verstopfter Nase über Entzündungen im Bereich der *Bronchien,* des *Mittelohrs* oder der *Nasennebenhöhlen* bis hin zu *Fieber* reichen. Diese zahlreichen und vielseitigen Symptome so einer *Erkältungskrankheit* sind letztendlich alle auf einen Grundmechanismus zurückzuführen: *Erkältungsviren* befallen die Schleimhäute der oberen Luftwege und führen zu einer Verletzung der betroffenen Zellen. Diese verletzten Zellen setzen sofort – wir erinnern uns – Arachidonsäure frei, die wiederum in eine Reihe von Signalstoffen umgewandelt wird. Unter anderem, das wissen wir bereits – wird Arachidonsäure mit Hilfe eines bestimmten Enzyms (*Cyclooxygenase*) in Prostaglandine umgewandelt, in die Botenstoffe, die mit Schmerz, Entzündungsreaktionen und Fieber verbunden sind.
Diese Substanzen tragen unter anderem zur Entzündung der Schleimhäute bei und lösen die Symptome eines *grippalen Infektes*

aus. Zusätzlich können die gereizten Schleimhäute von Bakterien infiziert werden.

Deswegen gibt es für die Behandlung von Erkältungskrankheiten einfach kein Pauschalrezept. Die Therapie richtet sich immer danach, wie schlecht sich der einzelne fühlt, nach dem individuellen Leidensdruck also.

Bei einer Befragung von rund 3000 Personen zum Thema Erkältungskrankheiten wollten 92 Prozent als erstes ihren Schnupfen loswerden, unter dem so ziemlich alle bei einer Erkältung leiden. 79 Prozent fühlten sich matt und abgeschlagen, Husten hatten 71 Prozent, rund 60 Prozent litten unter Halsschmerzen, und über Kopf- und Gliederschmerzen bei Erkältung klagte jeder zweite, 55 Prozent nämlich.

Die Beschwerden dauerten zwischen sieben und neun Tagen – unabhängig davon, ob der Patient Gegenmaßnahmen ergriffen hatte oder nicht. Alte ›Volksweisheiten‹ wie »Drei Tage kommt er, drei Tage steht er, drei Tage geht er« oder »Eine Erkältung dauert ohne Behandlung eine Woche und mit Behandlung sieben Tage« scheinen also tatsächlich zuzutreffen.

Und was, wenn der Arzt einem zwar bestimmte Medikamente zur Linderung der Symptome wie beispielsweise des Kratzens im Hals oder der verstopfte Nase gibt und ansonsten meint: »Es ist nur ein Virus. Da kann ich nicht viel tun. Gehen Sie nach Hause, trinken Sie viel Tee und Fruchtsaft und ruhen Sie sich aus«? Das ist zugegebenermaßen etwas frustrierend, aber im großen und ganzen ist dieser Rat absolut richtig.

Kann man sich denn vor einer Infektion durch Erkältungs-Viren nicht schützen, beispielsweise mit einer Impfung?

Das Dilemma mit den Viren

Wäre das schön, sich vor Infektionen mit Viren schützen zu können! Warum funktioniert das – von einigen Ausnahmen abgesehen – gerade bei Schnupfen und Erkältung nicht? Nehmen wir an, ein bestimmtes Schnupfenvirus lagert sich an bestimmten Strukturen der Oberfläche von *Nasenschleimhautzellen* an und wird von diesen ›verschluckt‹ (*Pinocytose*). Dieses Schnupfenvirus kennt nur ein Ziel: seine eigene massenhafte Vermehrung. Und nichts anderes macht es nun in der eroberten Zelle. Schließlich verlassen eine Unmenge von neu produzierten Viren die infizierte und ausgebeutete Zelle, die daraufhin zugrunde geht, und suchen sich neue Opfer, neue Zellen nämlich. Eine andere Variante besteht darin, daß das Virus sein eigenes Erbmaterial einfach in das einer Zelle einbaut und sich so mit der normalen Zellteilung vermehrt. Auf diese Weise getarnt, wird es weitervererbt und tritt unter Umständen erst nach Jahren wieder als Krankheitsauslöser in Erscheinung. Ein Beispiel dafür sind die *Herpes-Viren,* die jahrelang ›schlafen‹ (*persistieren*), um plötzlich bei geschwächtem Immunsystem auszubrechen (vgl. Kapitel über Gürtelrose). Und damit müssen die Welt und wir Menschen – seit es uns auf der Erde gibt – nun leben: mit *Herpes, Mumps, Masern, Virushepatitis, Grippe, Schnupfen* und vielen anderen, durch Viren ausgelösten Erkrankungen. Selbst Bakterien, gefürchtete Krankheitskeime, können von Viren mit dem Namen *Bakteriophagen* – Bakterienfresser also – heimgesucht werden. Diese unvorstellbar kleinen Wesen sind wohl die gefährlichsten Feinde für die Gesundheit des Menschen. Wie schrieb einmal der Nobelpreisträger Peter Medawar: »Weil man Viren nur dadurch erkennt, daß sie Krankheiten oder andere pathologische Veränderungen hervorrufen, bleibt die Existenz von gutartigen Viren eine bloße Vermutung. Es ist bisher kein Virus bekannt, das Gutes bewirkt.«

Was sind Viren überhaupt? Sind Viren lebende Organismen oder ungelebte organische Materie? Man weiß es nicht genau.

Im Grunde genommen sind Viren sehr kluge und erfolgreiche Formen des Lebens oder zumindest lebensähnliche Formen, die aber nicht allein existieren können. Im Gegensatz zu höher entwickelten Mikroorganismen wie Bakterien oder Pilze haben sie keinen eigenen Stoffwechsel. Für ihre Existenz und Vermehrung sind sie deshalb auf einen ›Wirt‹ angewiesen. Dafür werden fremde lebende Zellen ausgesucht, in die sie eindringen und diese zwingen, dem mitgebrachten Bauplan entsprechende Virusnachkommen zu produzieren. Viren sind also *Parasiten,* die von anderen Organismen ›schmarotzen‹. Derart infizierte Zellen haben keine andere Wahl, als Virusnachkommen zu produzieren, auch wenn sie einige Verteidigungsmechanismen entwickelt haben, um das Virus zu bekämpfen. Zum Glück hat uns die Natur überhaupt ein paar Schutzmechanismen zur Verfügung gestellt.

Um auf die Erkältungskrankheiten zurückzukommen: Unsere Nasenschleimhaut gehört zu den am besten durchbluteten Geweben des Körpers. Sorgt nun der Besitzer einer mit Schnupfenviren infizierten Nase dafür, daß er sich nicht verkühlt, so gedeihen die Viren bei den 37 °C der Nasenschleimhaut nur spärlich. Flimmerhärchen sorgen außerdem dafür, daß sie über den Rachen in den Magen-Darm-Trakt befördert werden, wo ihnen das saure Milieu rasch den Garaus bereitet. Vor allem aber machen sich auch die Zellen des menschlichen *Immunsystems,* allen voran die *Makrophagen* (Freßzellen), über die Eindringlinge her[4].

Stimuliert durch den Angriffsreiz, produzieren sie Botenstoffe, die dem Gehirn signalisieren, die Körpertemperatur heraufzusetzen. Dieses Fieber bekommt den Viren schlecht. Und selbst wenn sie sich bereits auf Zellen gestürzt haben, die massenhafte Vermehrung findet – meist nach etwa sieben Tagen – ein Ende, weil inzwischen das *Immunsystem* den Feind erkannt hat und mit speziellen Abwehrzellen in die Schlacht geht. Selbstverständlich hat auch das Immunsystem inzwischen diesen ›Feind‹ gespeichert und reagiert mit einer lebenslangen *Immunität.*

---

[4] Vgl.: H. Vollmer: Enzyme für die Frau, Berlin 1995

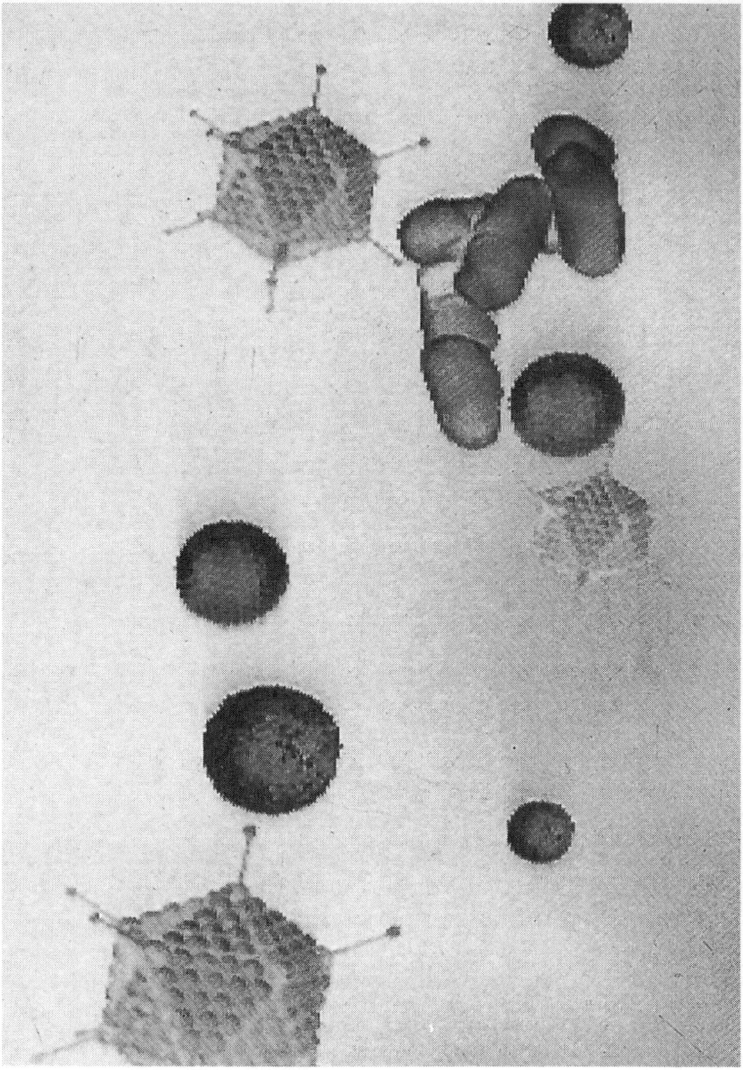

Viren (eckig m. Stacheln), Bakterien (oval) sowie Immunzellen.
© Mucos Pharma / Erika Holzach

Überleben dank des Immunsystems

Man spricht in den letzten Jahren viel darüber, spätestens seit das HIV (*Humanes Immundefizienz Virus*) als ein das Immunsystem angreifendes Virus und AIDS (*Acquired Immuno Deficiency Syndrome*) als eine Ansammlung von Krankheiten und Resultat eines völlig geschwächten Immunsystems erkannt wurden. Noch vor einigen Jahrzehnten wußte man mit den Begriff ›Immunsystem‹ kaum etwas anzufangen. Inzwischen ist er gang und gäbe, aber die wenigsten wissen, um was genau es sich dabei handelt.
Unter Immunsystem versteht man eine äußerst komplizierte Einrichtung unseres Körpers, die es ihm – nun sehr vereinfacht erklärt – ermöglicht, sich in der Umwelt überhaupt zu behaupten und sich selbst vor Entartungen zu schützen. Wird das Immunsystem auf irgendeine Weise angeregt und verstärkt, so kann unser Organismus beziehungsweise unser Körper die Gesundheit erhalten oder uns heilen, wenn wir krank sind. Das bedeutet nichts anderes, als daß uns nicht irgendeine Medizin heilt, sondern von ihr nur der Heilvorgang unseres Immunsystems unterstützt wird. Unser Immunsystem ist also ein System zur Abwehr körperfremder Substanzen (*Antigene*) zum Schutz unseres Organismus. Sein Aufgabenbereich ist dabei ziemlich umfassend:

- Zunächst muß das Immunsystem alles registrieren, was fremd ist und nichts in unserem Organismus zu suchen hat.
- Zum zweiten muß es unterscheiden zwischen gesund- und krankmachend, lebendig und tot. Es reagiert also abwehrend nicht nur auf von außen kommende Eindringlinge, sondern auch auf krankhafte körpereigene Vorgänge wie beispielsweise eine körpereigene, entartete Zelle, die zu einem *Tumor* heranwachsen könnte.
- Das Immunsystem vernichtet fremde Eindringlinge in erster Linie durch *Antikörper*. Das sind spezifische Waffen, die passend zu dem jeweiligen Antigen gebildet werden. Will später ein bestimmtes Virus erneut in den Organismus eindringen, ist bereits ein ent-

sprechender Antikörper vorhanden – das Prinzip einiger Impfungen, bei denen gezielt Antikörper gegen bestimmte Krankheiten erzeugt werden.

- Das Immunsystem muß außerdem so einen vernichteten Eindringling auch noch ›entsorgen‹.

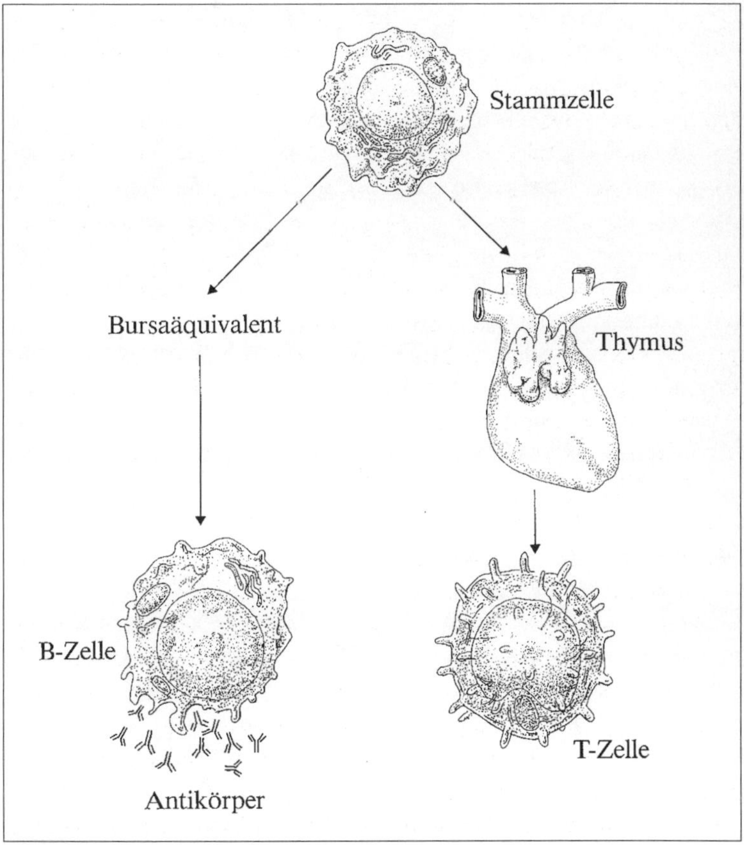

Aus der Stammzelle des Knochenmarks bilden sich B-Zellen und über den Thymus-T-Zellen. *© Mucos Pharma / W. Heyne Verlag*

Dringt also ein Virus in den Organismus ein, reagiert das Immunsystem unter anderem mit der Bildung von Antikörpern. Aber nicht ausschließlich: Das Immunsystem setzt für unterschiedliche Aufgaben ganz verschiedene Zelltypen ein, zum Beispiel: Von den *Lymphozyten* gibt es die zwei Haupttypen, die T- und die B-Zellen. Sie werden zunächst als primitive Stammzellen aus dem Knochenmark gebildet und teilen sich dann erst in T-Zellen und B-Zellen.

Die von der Thymusdrüse beeinflußten *T-Lymphozyten* oder *T-(Helfer-)Zellen* sind für die Immunität der Zellen verantwortlich. Sie sind eine Art Nahkampfspezialisten, bilden keine Antikörper, sondern sind sozusagen die Führungselite der Abwehrzellen. Sie besitzen eine Unterscheidungsfähigkeit, die sie an andere Abwehrzellen weitergeben können. Beispielsweise speichern sie beim ersten Kontakt Informationen über den Eindringling und veranlassen bei einem zweiten Kontakt die rasche Bildung von speziellen T-Lymphozyten. Sie sind aber auch in der Lage, als *Killer-Lymphozyten* fremde Zellen zu erkennen und zu vernichten. Das heißt, ein richtig funktionierendes Immunsystem kann zwischen ›eigen‹ und ›fremd‹ unterscheiden. Es ist fähig, sich an frühere Erfahrungen zu erinnern und noch Jahrzehnte danach entsprechend zu reagieren.

Des weiteren gibt es die Killerzellen (*zytotoxische T-Zellen*), die – wie es der Name bereits andeutet – beispielsweise zur Krebsabwehr eingesetzt werden: sie umzingeln, attackieren, zerstören, fressen oder inaktivieren die Eindringlinge im Körper.

Ob die Aufgabenbereiche der *B-Lymphozyten* oder *B-Zellen* von den Lymphgefäßen im Darmbereich abhängig sind, weiß man noch nicht genau. Sie ähneln den T-Zellen, greifen die Erreger jedoch nicht direkt an; vielmehr werden sie, angeregt durch ein Antigen, zu Plasmazellen, die Antikörper gegen fremde Eindringlinge produzieren.

Die Abwehr wird zudem unterstützt durch die *Makrophagen* (Freßzellen) für die Entsorgung und die *Granulozyten* (Hauptbestandteil der *Leukozyten,* der weißen Blutkörperchen); und dann gibt es als Unterstützung der Infektabwehr noch das *Komplementsystem,* ein Enzymsystem im Blut, das die Wirkung der Antikörper vervollstän-

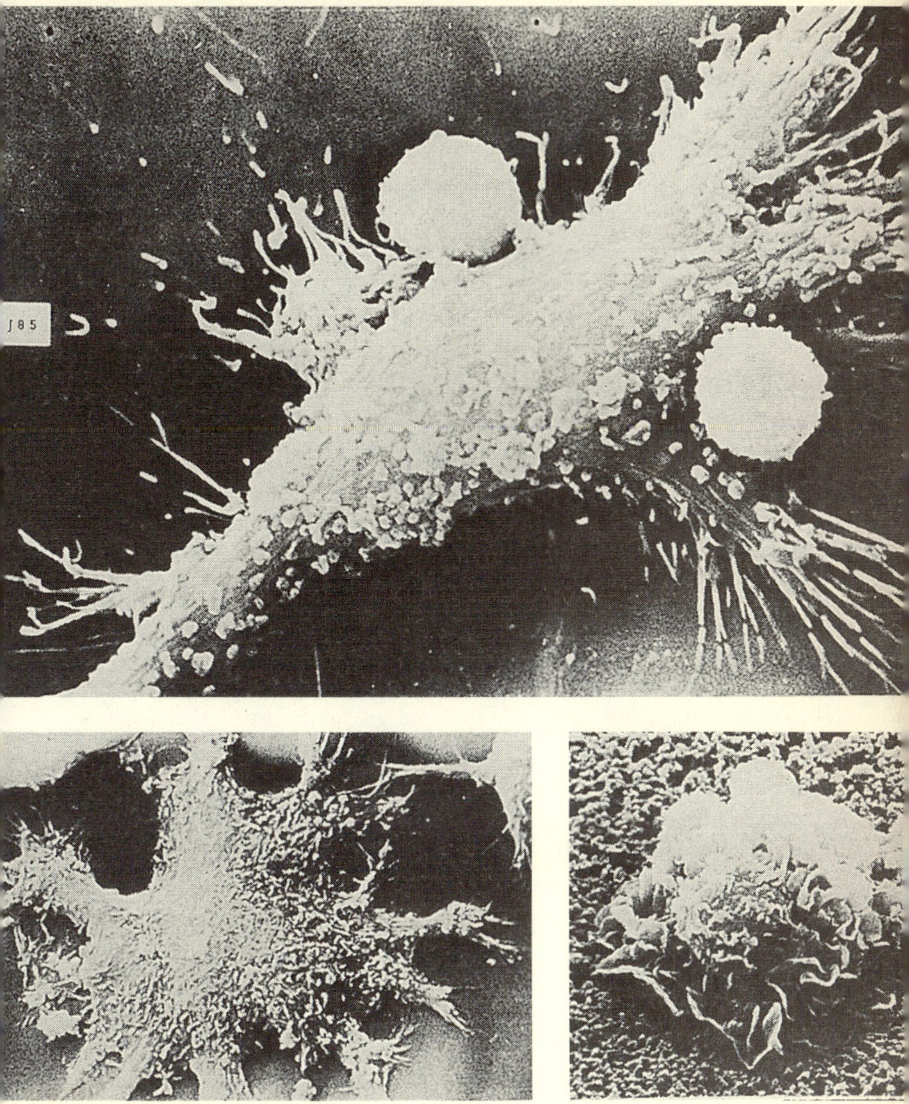

Makrophage bei der Arbeit.

digt beziehungsweise komplementiert. Es wird auch als ›humorale Immunabwehr‹ bezeichnet; dazu kommt noch das *Properdin,* ein Eiweißkörper des Blutplasmas, der die Abwehrfunktion des Komplementsystems in Gang setzt.

Unser Immunsystem ist also ein komplexes Netzwerk von spezialisierten Zellen und Organen, die über den ganzen Körper verteilt sind. Funktioniert es nicht oder nicht richtig, so kann es eine Reihe von allen möglichen Krankheiten entfesseln, von Allergien – wenn es überreagiert – über Arthritis, Krebs und natürlich – Erkältungskrankheiten.

Als einziges Organ neben dem Gehirn ist das Immunsystem außerdem in der Lage, Informationen zu speichern. Dabei arbeiten Immunsystem und Gehirn zusammen. Jedes dieser Systeme versteht und beherrscht die Sprache des anderen und kann darauf reagieren. Die ist für die Erkennung und Therapie von Erkrankungen von enormer Bedeutung.

Tja, warum bekommen wir also immer wieder eine Erkältung, einen Schnupfen? Von den sogenannten ›Erkältungsviren‹ gibt es einige hundert – allein hier bei uns. Nicht mitgezählt sind ›Erkältungsviren‹ beispielsweise in tropischen, subtropischen oder arktischen Gefilden. Das Immunsystem reagiert nach dem Eindringen eines bestimmten Erkältungsvirus mit der Bildung von Antikörpern und *Immunität* nur gegen diesen einen Typ des *Rhinovirus.* Gegen seine neunundneunzig ebenso ›üblen‹ Verwandten muß es gegebenenfalls erneut spezielle Abwehrzellen produzieren. Das erklärt einerseits, warum ein älterer Mensch seltener an Schnupfen erkrankt als ein Kleinkind – er hat ja bereits einige Erkältungen hinter sich –, andererseits, warum es keinen Impfstoff gegen Schnupfen gibt. Gegen welche Gattung Rhinoviren sollte man denn nun impfen?

Viren haben noch eine weitere und besonders heimtückische Eigenschaft: Sie können sich erstaunlich gut anpassen. Bis man einen Impfstoff gegen ein spezielles Virus entwickelt hat, kann es sich längst wieder verändert (*mutiert => Mutation*) haben. Anders als Bakterien, die wir mit *Antibiotika* wie *Penicillin* wirksam bekämpfen können,

sind Viren mit Hilfe der Chemie fast unangreifbar. Genau darin besteht auch das Dilemma, in der die AIDS-Forschung gegenüber dem *HI-Virus* steckt. Virusinfektionen sind im Grunde genommen private Auseinandersetzungen, die zwischen dem Virus und dem Immunsystem des Betroffenen ausgefochten werden.
Mit zunehmendem Alter nimmt also die Häufigkeit von Erkältungskrankheiten ab. Sieben bis elf Infekte pro Jahr gelten bei einem Kleinkind als normal. Schulkinder haben im Durchschnitt fünfmal pro Jahr eine Erkältung. Bei einer Befragung von Erwachsenen im Alter zwischen 18 und 19 Jahren gaben 92 Prozent an, im Verlauf des letzten Jahres mindestens einmal erkältet gewesen zu sein. Bei den über 50jährigen waren 76 Prozent während der letzten zwölf Monate mindestens einmal erkältet. Erkältungen, grippale Infekte, Schnupfen usw. gehören also zu unserem Dasein, aber wir werden uns wohl nie an sie gewöhnen. Denn wenn wir ›erwischt‹ werden, fühlen wir uns abscheulich.

Erkältungen nicht als ›banal‹ abwerten

Erkältungskrankheiten werden – nicht zuletzt, weil wir sie immer wieder bekommen – meist als Bagatellkrankheiten oder Befindlichkeitsstörungen gewertet, medizinisch bezeichnet man sie sogar als ›banale Erkältung‹. Sind sie tatsächlich so banal und nur eine Störung des Befindens?
Mit Sicherheit spielt die körperliche Verfassung des Patienten eine große Rolle, wie ›banal‹ seine Erkältung zu werten ist. »Bei einem schlechten körperlichen Allgemeinzustand«, so Professor Dr. rer. nat. Albrecht Ziegler, Kiel, »können die Symptome einer Erkältung ein erhebliches zusätzliches Risiko darstellen. Im Gegensatz zu anderen Befindlichkeitsstörungen – beispielsweise Migräne – kann die Erkältung sich aber auch beim nicht von vornherein geschwächten Patienten zu einer bedrohlichen Erkrankung entwickeln, wenn aus der primär katarrhalischen Schädigung der Schleimhäute im oberen Respira-

tionstrakt sich zum Beispiel eine bakterielle Infektion – *Bronchitis, Pneumonie* (Lungenentzündung) – entwickelt. Das heißt, aus der anfänglich banalen Erkrankung kann eine bedrohliche Krankheit entstehen. Man muß verhindern, daß diese Entwicklung abläuft.«
Nun, das ist einfacher gesagt als getan.

Was tun bei Erkältungskrankheiten?

Es ist schon nicht einfach, sich gegen Erkältungskrankheiten zu schützen, geschweige denn, sie zu behandeln.
Bei der oben erwähnten Umfrage bauten 85 Prozent der Erkälteten auf die Heilkraft von Hausmitteln wie einem Erkältungsbad, warmer Milch mit Honig oder heißem Zitronensaft. 69 Prozent linderten ihre Beschwerden mit rezeptfreien Medikamenten aus der Apotheke, 40 Prozent änderten bei denn ersten Anzeichen einer Erkältung ihren Lebensstil: Sie gingen früher schlafen und vermieden Streß. 24 Prozent setzten auf den positiven Effekt einer gesunden Ernährung, aßen mehr Obst und Gemüse und achteten auf eine ausreichende Flüssigkeitszufuhr. 51 Prozent suchten ihren Arzt auf und 79 Prozent der Betroffenen bekämpften ihre Erkältungsbeschwerden mit Acetylsalicylsäure.
Wozu rät Professor Ziegler, wenn man die ersten Symptome einer Erkältung verspürt?
Eine Behandlung der Ursache, so bestätigt er, ist nicht möglich. Aber man könne versuchen, die bakterielle Infektion im Bereich der Atemwege (*Respirationstrakt*), also der Nase, der Stirn- und Kieferhöhle sowie der Bronchien, vorzubeugen und die quälendsten Symptome zu lindern.
Dabei ist eine vorbeugende Maßnahme die Zufuhr von ausreichenden Mengen an Flüssigkeit wie beispielsweise Tees, heiße Zitrone oder Säften. Die Zufuhr von zu wenig Flüssigkeit erhöht nämlich die Zähigkeit des Schleims in den Atemwegen und verhindert damit den Hinaus-Transport von Viren und Bakterien, die sich auf den Schleim-

häuten der Atemorgane angesammelt haben. ›Trockene‹ Schleimhäute verlängern die Kontaktzeit von Viren und Bakterien mit den Zellen der Schleimhäute und erhöhen damit beispielsweise auch die Vermehrung von Viren. Flüssigkeit ist zudem wichtig, um ausreichend schwitzen zu können. Mit dem Schwitzen wird Wärme abgeführt, folglich Fieber gesenkt. Ziegler: »Das alte Hausmittel, bei einer Erkältung viel heiße Flüssigkeit zu trinken, ist also unter zwei Gesichtspunkten sinnvoll.«

Mit anderen Worten: Omas Hausmittel waren doch recht wirksam!

Und – all die ›Viren‹ und ›Epidemien‹, die Jahr für Jahr durch die Zeitungen geistern, sind oft eher eine Grippe-Hysterie als eine Grippe-Epidemie.

Die meisten Erkältungskrankheiten sind zwar Virusinfektionen und können nicht durch gängige Antibiotika beeinflußt werden. Aber – ›schwere Geschütze‹ sollten letztendlich nur dann eingesetzt werden, wenn es sich um ein ausgefallenes Virus handelt, das vorher durch den Arzt eindeutig identifiziert wurde.

Die 79 Prozent der Erkälteten, die zunächst ›nur‹ ASS einsetzen, reagieren also völlig richtig.

ASS durchbricht den Erkältungsverlauf

Wie wir bereits wissen, greift die Acetylsalicylsäure in den Prostaglandinstoffwechsel ein. Prostaglandine werden durch die freigesetzte Arachidonsäure als Folge der viralen oder bakteriellen Infektion gebildet und sind an vielen Symptomen einer Erkältung ›schuld‹: Fieber, Kopf- und Halsschmerzen, Gliederschmerzen, Entzündungen und Entzündungsreaktionen.

Wird nun ASS eingenommen, wird die Bildung der Prostaglandine unterbunden (Prostaglandinsynthesehemmung), die Schmerzen lassen ebenso wie die Entzündungen nach, das Fieber sinkt.

Die Folge: Die unangenehmen Erkältungsbeschwerden klingen ab. So kann ein einziger Wirkstoff, die Acetylsalicylsäure nämlich, eine ganze Reihe von Symptomen lindern, indem nur eine einzige Substanz diesen Wirkmechanismus in Gang setzt. »ASS vermag über einen einzelnen Wirkmechanismus den Großteil der Erkältungssymptome auszublenden«, erklärt Professor Ziegler.

Wie lange sollten Patienten mit Fieber die antipyretisch wirkende Acetylsalicylsäure einnehmen?

Mediziner vertreten die Ansicht, ASS sollte so lange genommen werden, bis die normale Körpertemperatur erreicht ist, die bei etwa 36,8 °C liegt. Dabei muß man daran denken, daß gerade bei bakteriellen Infektionen die Körpertemperatur abends besonders hoch und morgens relativ niedrig sein kann. Günstig ist deswegen, zweimal am Tag die Körpertemperatur zu messen. Frösteln kann bei allen Fieberzuständen vorkommen, doch vor allem Patienten mit viralen Infekten klagen darüber. Hier hilft wieder ein Mittel aus Großmutters ›Hausapotheke‹: feuchte Wadenwickel. Man sollte allerdings darauf achten, daß die Feuchtigkeit ungehindert verdunsten kann; also nicht Plastiktücher oder zusätzliche Handtücher um die feuchten Frotte-Tücher wickeln, sondern diese alle 20 bis 30 Minuten erneuern.

Kinder unter zehn Jahren, die Fieber haben, dürfen Acetylsalicylsäure nur bei Anordnung und nach Anweisung des Arztes einnehmen.

Denn immer wieder wird über einen eventuellen Zusammenhang zwischen dem Auftreten des sogenannten *Reye-Syndroms* und der Einnahme von ASS diskutiert, obwohl dieser bisher noch nie nachgewiesen wurde. Das Reye-Syndrom befällt meist Kinder im Alter zwischen 2 und 16 Jahren und nur äußerst selten Erwachsene. Es handelt sich dabei um eine akute Krankheit mit schweren, nichtentzündlichen Hirnschäden, einer Verfettung aller Leberzellen und krankhaften Veränderungen der zellulären Energiespeicher (*Mitochondrien*) in Leber-, Hirn- und Muskelzellen. Die Ursache für ein Reye-Syndrom ist unbekannt, man vermutet aber eine genetische Disposition. Erst nach bestimmten Virusinfektionen kann die Krankheit ausbrechen und läuft dann phasenweise ab: Sie beginnt als fieberhafter Infekt der oberen Luftwege und wird sehr schnell akut mit langem, anhaltendem Erbrechen, neurologischen Schäden ein bis

zwei Tage später und in der dritten Phase mit Koma und unbehandelt mit einem letztendlich tödlichem Ausgang. Das Reye-Syndrom ist jedoch, wie gesagt, sehr sehr selten.
Wie steht es mit dem Husten bei einer Erkältung?
Ein banaler Husten durch Erkältungsviren klingt nach wenigen Tagen meist wieder ab. Dauert der Husten aber länger als vier Wochen, sollte die Ursache dieses chronischen Hustens durch den Arzt abgeklärt werden.
Wichtig ist dabei – und natürlich bei einer Erkältung überhaupt –, auf keinen Fall zu rauchen. Ein Trost – die Zigaretten schmecken bei Erkältung sowieso nicht!
Von den 69 Prozent der Erkälteten, die sich selbst ein Mittel aus der Apotheke besorgen, bevorzugen (nach einer deutschen Beobachtungsstudie) 40 Prozent Aspirin® plus C.
Warum ausgerechnet die Mischung von ASS und Vitamin C?

Bringt ASS mit Vitamin C Vorteile?

Wer seine Ernährung umstellt, weil er erkältet ist, kauft vor allem frisches Obst, Salate, Gemüse und Säfte, in erster Linie also Nahrungsmittel, die möglichst viel Vitamin C enthalten. Von allen Vitaminen gilt nach gängiger Meinung das Vitamin C als beste Hilfe bei Erkältungskrankheiten und Grippe. Frisch gepreßter Orangensaft gehört in dieser Situation ebenso zu den ›Hausmitteln‹ wie heißer Zitronensaft mit Honig oder eine Messerspitze Ascorbinsäure in den Tee.
Und Wissenschaftlichkeit hin oder her – es hilft. Das weiß jeder, der es schon einmal probiert hat.
Schützt dieses Vitamin tatsächlich vor und hilft es bei Erkältungen?
In einer Doppelblindstudie versuchten kanadische Ärzte herauszufinden, ob ein Gramm Vitamin C täglich die Häufigkeit von Erkältungen reduziert und die Dauer von Erkältungskrankheiten verkürzt. Es stellte sich heraus, daß die Teilnehmer der Vitamin-C-Gruppe tatsächlich etwas weniger oft erkrankten als die der Placebo-Gruppe, jedoch

war der Unterschied nicht so groß, wie man ihn sich vorgestellt hatte. Aber – die Personen der Vitamin-C-Gruppe hatten um 30 Prozent weniger Krankheitstage, in denen sie komplett ausfielen, als die anderen Studienteilnehmer. Vor allem litten sie weitaus weniger an schweren Erkältungen und Erkrankungen, nicht nur, was den oberen Bronchialtrakt betraf. Und wenn sie von einem Erkältungsvirus ›erwischt‹ worden waren, wurden sie schneller wieder gesund.

Zahlreiche weitere Studien kamen zu ähnlichen Ergebnissen.

Vitamin C oder, chemisch ausgedrückt, die L-Ascorbinsäure ($C_6H_8O_6$) ist ein kristallines weißes Pulver mit einem zitronensäureähnlichen Geschmack. In Wasser löst es sie sich gut auf, nicht dagegen in Fett und fetten Ölen. Es ist hochempfindlich gegen Hitze, Luftsauerstoff, helles Licht, Wasser und langes Lagern. So verliert beispielsweise frisch gepreßter Orangensaft bereits innerhalb einer Stunde 30 Prozent seines Vitamingehaltes.

Beim Menschen wie auch bei Affen und Meerschweinchen fehlt das Schlüsselenzym für das Vitamin C, der Körper kann es also nicht selbst herstellen, sondern muß es über die Nahrung zuführen. Das ist nicht weiter schwierig, da Vitamin C in fast allen Pflanzen vorkommt und sämtliche anderen Tiere es selbst herstellen können. Die besten natürlichen Quellen dafür sind Zitrusfrüchte, Beeren, grünes Blattgemüse, Tomaten, Blumenkohl, Kartoffeln, Paprikaschoten und rohes Sauerkraut; außerdem ist es enthalten in Nüssen, Sprossen und Keimen, aber auch speziell in Milch, Leber und Nieren.

Vitamin C spielt eine grundlegende Rolle bei der Bildung von *Collagen,* einem Gerüst-Eiweiß, das Haut, Gewebe, Knorpel, Bänder und Sehnen zusammenhält. Es ist wichtig für das Wachstum und die Reparatur von Körperzellen, Zahnfleisch, Blutgefäßen, Knochen und Zähnen. Es hilft dem Körper bei der Aufnahme von Eisen und Kalzium (*Osteoporose!*), und es läßt Wunden schneller heilen. Es schützt andere Vitamine wie die der B-Gruppe sowie die Vitamine A und E vor *Oxidation* und die Körperzellen, vor allem in Gehirn und Rückenmark, vor einer Zerstörung durch die gefährlichen *freien Radikalen,* krebserregenden Stoffen also; und es ist beteiligt an der Herstellung verschiedener *Hormone* (Keimdrüsen, Nebennierenrinde usw.). Kurz und gut, Vitamin C ist lebensnotwendig für den Menschen.

Und da Vitamin C in vielen (frischen) Nahrungsmitteln vorkommt, läuft kein gesunder Mensch Gefahr, an Vitamin-C-Mangel zu leiden. Das ändert sich allerdings in Krisensituationen.

Der Tagesbedarf eines Erwachsenen liegt bei etwa 75 mg Vitamin C. Der ist leicht zu erreichen beispielsweise mit zwei Orangen oder Äpfeln, 150 g frisch gepreßten Orangensaft, einer roten Paprikaschote, drei mittelgroßen Kartoffeln oder einer Portion Sauerkraut. Wer mehr tun will, ißt noch täglich eine Schüssel voll grünen Salats mit Fenchel, Kräutern, angemacht mit Zitronensaft statt Essig.

Bestimmte Situationen erfordern jedoch eine stärkere Vitamin-C-Dosis. So haben Männer prinzipiell einen höheren Vitamin-C-Verbrauch, ebenso ältere Menschen, Schwangere und stillende Mütter sowie Patienten mit Tumorerkrankungen; und Vitamin C wird nicht so gut im Körper aufgenommen von Patienten, die Antibiotika oder Cortisonpräparate einnehmen müssen. Wer viel raucht, wer viel Alkohol trinkt, wer Antidepressiva oder ASS einnimmt, benötigt ebenfalls mehr Vitamin C.

In hohen Dosen wirkt es als natürliches Abführmittel, was nicht ganz ungefährlich sein kann, da zugleich vermehrt Kalzium, Eisen, Mangan, Harnsäure und Oxalsäure abgehen und auch Zink und Kupfer dem Organismus vermindert zur Verfügung stehen. Eine übermäßige Einnahme kann zu Übelkeit, Magenbeschwerden und über längere Zeit zur Bildung von Nierensteinen führen, obwohl man das durch die tägliche Einnahme von Magnesium, Vitamin B_6 und reichlich Wasser ausgleichen kann. Zudem wird überschüssiges Vitamin C je nach Nahrungsmenge im Magen innerhalb von zwei oder drei Stunden wieder ausgeschieden.

Gleichzeitig scheint Vitamin C ideal zu sein bei der Vorbeugung von vielen Virus- oder Bakterieninfektionen, als Behandlung und Vorbeugung von normalen Erkältungen und ganz allgemein, um das Abwehrsystem zu stabilisieren.

Seit rund 25 Jahren gibt es Aspirin® plus C, eine Kombination, die im ersten Moment verblüffend wirkt, da ja die Einnahme von ASS den Vitamin-C-Bedarf erhöht. Warum es sich dennoch um eine ideale Kombination handelt, darauf kommen wir gleich.

James Lind (1716–1794) führte 1747 den ersten klinischen Versuch – wahrscheinlich war dies der erste klinische Versuch überhaupt – mit Vitamin C durch. Er stellte fest, daß sich die Seefahrer- und Entdecker-Krankheit *Skorbut* mit Hilfe von Orangen und Zitronensaft heilen ließ.

Als sich schließlich der zweifache Nobelpreisträger Linus Pauling mit diesem Vitamin befaßte und 1970 sein Buch ›Vitamin C und der

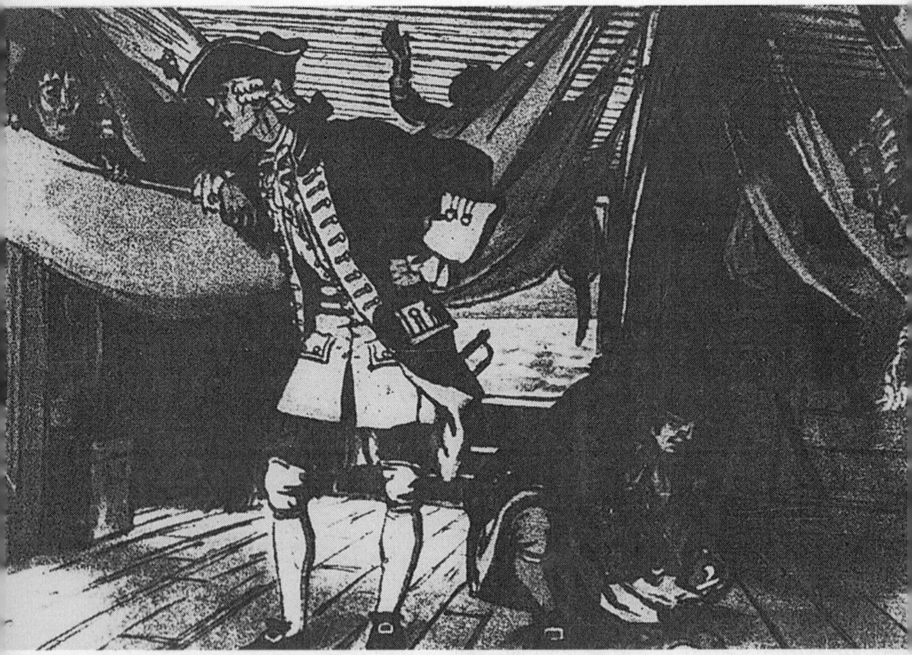

James Lind auf der HMS Salisbury.

© Institut für Geschichte der Medizin, Düsseldorf

Schnupfen‹ (Originaltitel: ›Vitamin C and the Common Cold‹) veröffentlichte, löste er damit einen Riesenboom aus: Eine Reihe von Forschern begann, das Potential von Vitamin C auch außerhalb der Verhütung von Skorbut zu ergründen.
In den fünfziger und sechziger Jahren stellten Wissenschaftler fest, daß sich der Vitamin-C-Gehalt der Nebennieren durch Salicylate, also auch durch die Acetylsalicylsäure vermindert. Zu wenig Vitamin C im Blut und Gewebe als Folge eines erhöhten Verbrauchs nach Überforderung, Alkohol- und Nikotingenuß wiederum erhöht die Anfälligkeit des Organismus für Infektionen. Als Beispiel: Wer eine Nacht mit Alkohol und Zigaretten ›durchgemacht‹ hat und morgens Aspirin gegen

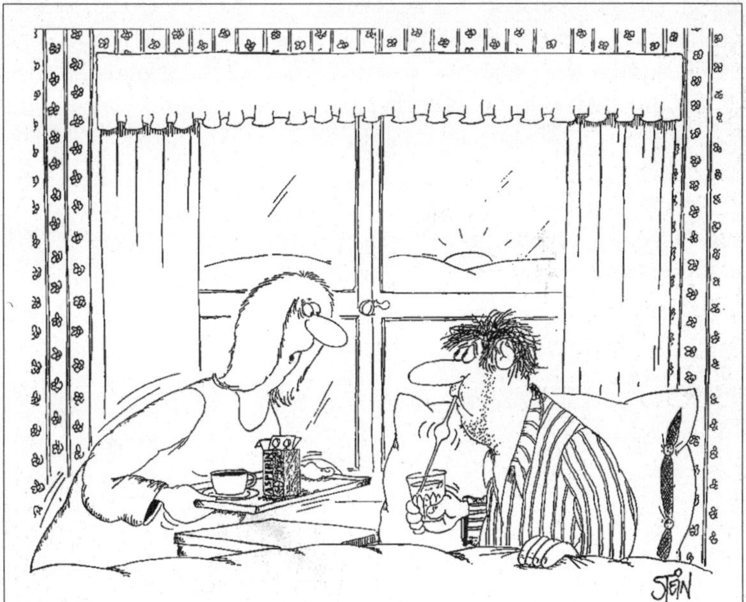

Warum wartest du nicht einfach, bis sich dein Aspirin aufgelöst hat?
© Bayer AG

seinen Kater nimmt, dürfte einen viel zu niedrigen Vitamin-C-Spiegel aufweisen.

Auch wenn nicht der ›Kater‹ am nächsten Morgen, sondern eher die Forschungen von Linus Pauling die Firma Bayer veranlaßten, 1971 ein mit Vitamin C kombiniertes Acetylsalicylsäure-Präparat auf den Markt zu bringen, so ist die Brausetablette Aspirin® plus C unbestreitbar eines der hilfreichsten Mittel nach zu viel Alkohol- und/oder Nikotingenuß – und eine clevere Vorsorgemaßnahme gegen Kopfschmerzen, wenn man weiß, daß es ›feucht-fröhlich‹ werden wird.

Doch zurück zu den Erkältungskrankheiten: Die schmerzlindernde, entzündungshemmende und fiebersenkende ASS ist bei der Brausetablette also mit dem Vitamin kombiniert, dessen Bedarf bei Infektionskrankheiten erhöht ist und das andererseits die Immunabwehr stärkt. Die Kombination von Ascorbinsäure und ASS gleicht die Abnahme des Vitamin C im Körper infolge der Infektionskrankheit und der Einnahme von ASS aus; in Form von Brausetabletten werden durch das Lösen in Wasser beide Substanzen vom Organismus schneller resorbiert und ihm gleichzeitig die notwendige Flüssigkeit zugeführt.

Die wenigsten wissen, daß Vitamin C außerdem zur Verbesserung der Magenverträglichkeit von ASS beiträgt: es verhindert Schäden und fördert den Zellaufbau der Magenschleimhaut.

Aspirin in der Rheumatherapie

Der Mensch empfindet dann Schmerzen, wenn körpereigene Botenstoffe eine Gewebereizung oder -schädigung an das Gehirn weitermelden. Auch Pflanzen spüren Verletzungen und produzieren dann Botenstoffe – dies als Hinweis für diejenigen unter den Vegetariern, die andere zu diesem ›Lebenstil‹ mit dem Hinweis auf die Tötung eines armen Tieres zu ›missionieren‹ suchen –, die zum Absterben des verletzten Pflanzenteils führen.

ASS hilft sogar Pflanzen

Der Mensch kann sich mit Aspirin behelfen – und dasselbe gilt für Pflanzen!
Die entzündungs- und schmerzstillende Wirkung von ASS beruht auf der Hemmung der Prostaglandinsynthese: ASS hemmt das Enzym Zyklooxygenase (*COX*), das die Umwandlung von Arachidonsäure in Prostaglandin katalysiert.
Mensch und Tier sind also auf eine Zufuhr von außen (*exogen*) der ASS angewiesen. Dagegen können einige Pflanzen den ASS-Vorläufer Salicylsäure selbst synthetisieren und damit das Ausmaß von Gewebeschädigungen als Folge von Infektionen und Verletzungen eingrenzen. In vielen Pflanzen, wie beispielsweise der Silberweide oder dem Mädesüß, aktiviert die Salicylsäure den Abwehrmechanismus in den betroffenen Pflanzenteilen. Als man experimentell eine Tabakpflanze mit Tabakmosaik-Viren infizierte, erhöhte sich die Salicylsäurekonzentration in den befallenen Blättern um das 20- bis 180fache. Pflanzen mit Salicylsäure verfügen also über ein natürliches Abwehrsystem gegenüber Viren, Bakterien und Pilzen. Wird Pflanzen, die selbst keine Salicylsäure enthalten, dieser Wirkstoff zugeführt, so erhöht

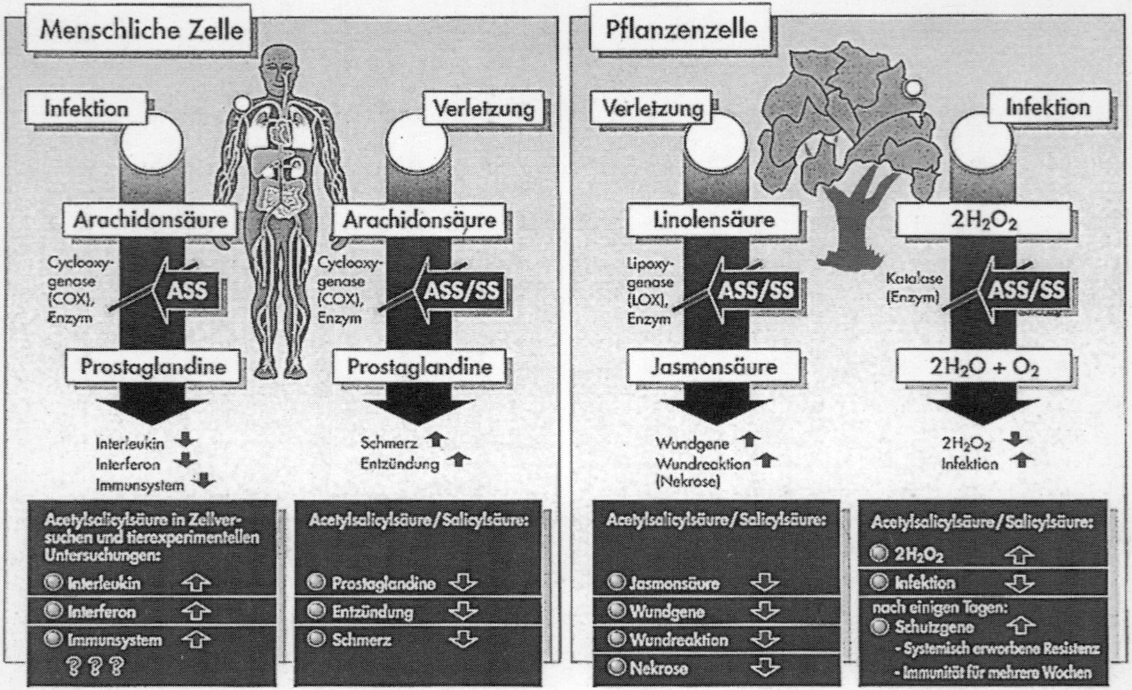

Wirkmechanismen von ASS und Salicylsäure bei Mensch und Pflanze. *© Bayer AG*

sich ihre Widerstandskraft gegenüber krankheitsauslösenden Keimen sogar noch über die Dauer der Salicylgabe hinaus.
Um wieder einmal auf unsere Großmütter zurückzukommen: Der Trick, ins Wasser von Schnittblumen ein Aspirin zu geben, ist gar nicht schlecht. Die Blumen halten länger.
Die Salicylsäure regt nämlich bestimmte Gene in den Pflanzen an, die ihrerseits die sogenannte ›systemic aquired resistance‹, die systemisch erworbene Widerstandskraft, aktivieren. Neben diesem Einfluß auf das Abwehrsystem stellte man auch direkte Effekte auf die Wundheilung in der Pflanze fest.
Bei einer Gewebeschädigung setzt die betroffene Pflanzenzelle einen Signalstoff, die *Linolensäure,* frei. Ein Enzym wandelt die Linolensäure in einen Botenstoff, die *Jasmonsäure,* um. Damit sendet die Zelle die Information, daß sie verletzt ist, und der gestiegene Jasmonsäurespiegel wiederum führt zur Aktivierung von Wundgenen. Diese wiederum veranlassen das Absterben des verletzten Pflanzenteils. Wenn jedoch einer Pflanze Salicylsäure oder Acetylsalicylsäure von außen zugeführt wird, bewirkt dies, daß weniger Jasmonsäure gebildet wird und so das Ausmaß der Verletzung geringer bleibt.
Die in manchen Pflanzen enthaltene Salicylsäure ist, wie wir inzwischen wissen, ein natürlicher Vorläufer des Aspirin-Wirkstoffes Acetylsalicylsäure.
Wie die ASS beim Menschen wirkt, weiß man seit den wegweisenden Forschungen von Sir John Vane, der die Hemmung der Prostaglandinsynthese als Mechanismus der entzündungs- und schmerzhemmenden Wirkung entschlüsselte. Aber bereits Paracelsus und die Kräuterfrauen des Mittelalters gaben die damals noch nicht acetylisierte Salicylsäure ihren Patienten gegen *Rheuma.*

ASS als Basismedikation bei Rheuma

Zwischen 15 und 20 Prozent aller Patienten, die ihren Hausarzt aufsuchen, leiden an *rheumatischen Beschwerden,* zwei Drittel dieser

Patienten sind weiblich. Die Bezeichnung *Rheuma* oder *Rheumatismus* ist verwirrend. Denn weltweit bezeichnet man damit alle Beschwerden am Stütz- oder Bewegungsapparat. Doch ganz so einfach ist das nicht, da nicht nur die Krankheitsursachen, sondern vor allem die sich daraus ergebenden Therapien völlig unterschiedlich sind. Und nicht alles, was in der Schulter, im Rücken oder in einem Gelenk schmerzt, hat eine rheumatische Erkrankung als Ursache.
Die WHO (World Health Organization = Weltgesundheitsbehörde) hat 1979 eine allgemein gültige Definition herausgegeben, bei der die rheumatischen Erkrankungen in vier Hauptgruppen mit entsprechenden Untergruppen eingeteilt wurde.

1. *Entzündlich rheumatische Erkrankungen:* Darunter fallen entzündlich-rheumatische Erkrankungen im engeren Sinne wie zum Beispiel chronische Polyarthritis, rheumatoide Arthritis; alles, was man unter dem Begriff ›Arthritis‹ zusammenfaßt. Die Endung ›itis‹ deutet immer auf eine Entzündung hin.
2. *Degenerative Gelenk- und Wirbelsäulenerkrankungen,* auch als Arthrose oder degenerativ-rheumatische Erkrankungen bezeichnet.
3. *Muskel- und Weichteilrheumatismus,* wozu die verschiedenartigsten entzündlichen und degenerativen Erkrankungen an Muskeln, Sehnen, Sehnenscheiden, Bändern und Schleimbeutel zählen.
4. *Metabolische Knochenerkrankungen* wie *Osteoporose* (gestörter Hormonstoffwechsel) oder *Osteomalazie* (Knochenerweichung aufgrund eines gestörten Mineralstoffwechsels).

Daneben gibt es etwa 85 verschiedene Erkrankungen, deren Symptome denen von rheumatischen Erkrankungen sehr ähneln. Es ist also wirklich nicht einfach, diese Krankheiten einzuordnen und zu definieren.
An rheumatischen Schmerzen Erkrankte haben oft das Gefühl, von niemandem ernst genommen zu werden. Wie kann man schon jemandem erklären, daß morgens die Fingergelenke so steif sind und so unerträglich schmerzen, daß man nicht einmal die Kaffeetasse hal-

ten kann? Oder daß man nicht in der Lage ist, einen Pullover oder Strümpfe anzuziehen?
Krankheitssymptome wie häßlich verkrümmte Finger und unförmig geschwollene Knöchelgelenke haben diese Patienten in den ersten Jahren – glücklicherweise – noch nicht.
Was passiert bei so einer rheumatischen Erkrankung?
Ein Erreger hat das Immunsystem mobilisiert und es haben sich *Immunkomplexe* gebildet. So bezeichnet man vom Immunsystem gebildete Abwehrstoffe (*Antikörper*), die sich mit einem Virus oder Virus-

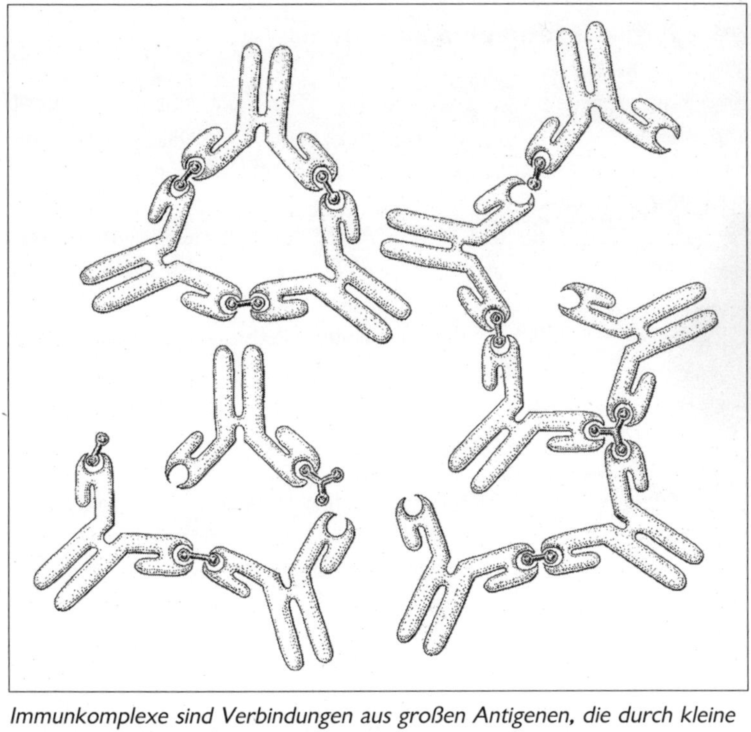

Immunkomplexe sind Verbindungen aus großen Antigenen, die durch kleine Antikörper aneinander gekettet werden.

© Mucos Pharma / W. Heyne Verlag

teil (oder mit anderen Fremdkörpern wie Bakterien) verbinden. Es gibt ganz unterschiedliche Immunkomplexe, aber stets handelt es sich um eine größere Zusammenballung von Antikörpern und Antigenen, die aus irgendwelchen Gründen von den *Makrophagen* im Moment nicht abgebaut werden können. Solche Immunkomplexe setzen sich in der Gelenkflüssigkeit oder -schleimhaut (oder im Gewebe) fest und lösen Entzündungen aus. Nach und nach werden so die Knorpel beziehungsweise Gelenkkapseln zerstört.
Man kann dies anhand sogenannter Rheumafaktoren messen.

Was hilft dem Rheumapatienten?

Eine hundertprozentige Therapie gegen Rheuma gibt es bedauerlicherweise bis heute noch nicht. Denn so variantenreich wie rheumatische Krankheiten auftreten, so vielfältig sind auch die therapeutischen Möglichkeiten.
Früher wurden Patienten mit rheumatoider Arthritis – vor allem in den USA – oft jahrelang ausschließlich mit Acetylsalicylsäure oder später mit *nichtsteroidalen Antirheumatika* (*NSAR,* zum Beispiel Diclofenac) behandelt. Inzwischen halten Rheumatologen eine solche Therapie auf Dauer für falsch.
Denn schon in den ersten beiden Erkrankungsjahren werden die Weichen für die Zukunft gestellt: Sie entscheiden über das weitere Schicksal des Patienten. Eine reine Entzündungshemmung oder Schmerzlinderung, so behaupten Fachleute heute, reiche nicht aus. Man solle statt dessen möglichst frühzeitig mit Medikamenten eingreifen, die wirkungsvoll die aggressiven gelenkzerstörenden Prozesse beeinflussen. Hier haben sich im Frühstadium *Enzymgemische* oder eine Therapie mit einzelnen Enzymen wie *Bromelain* oder *Trypsin* als überraschend erfolgreich erwiesen[5]. Diese Enzyme wirken antiphlogistisch (entzündungshemmend), dadurch etwas analgetisch

[5] Vgl. H. Vollmer: Enzyme für die Frau; Berlin 1995

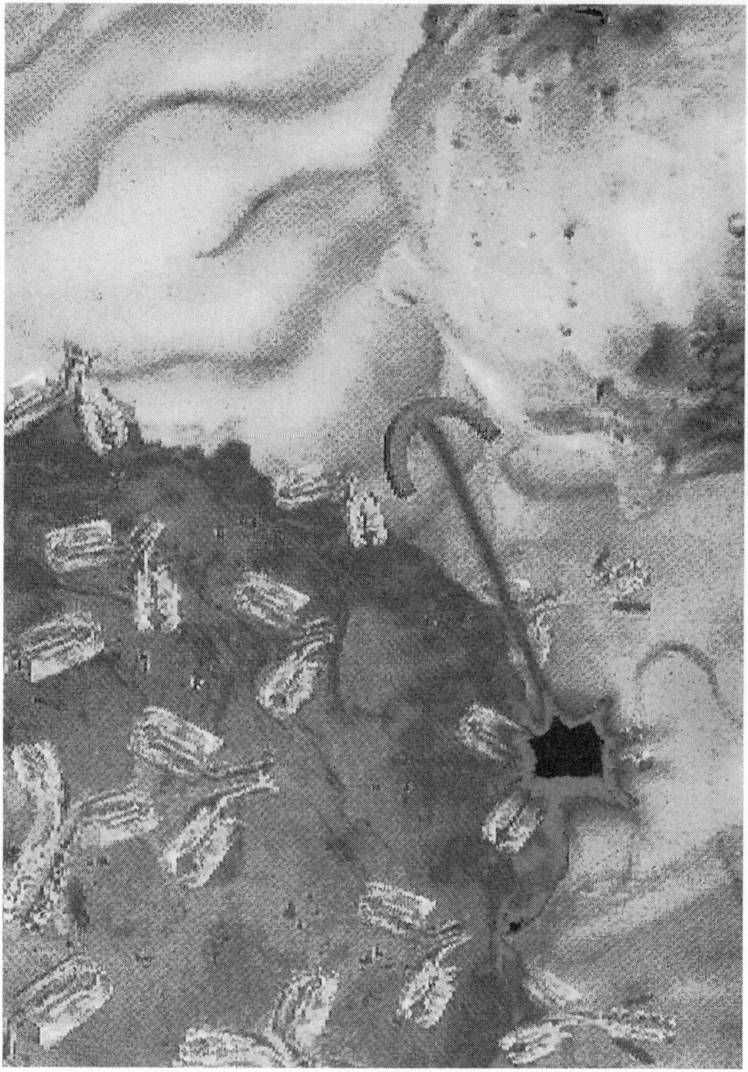

Bei einem mit Antikörpern besetzten Knorpel bauen Enzyme (E) die Immunkomplexe ab. *© Mucos Pharma / Erika Holzach*

(schmerzlindernd), sie sorgen für den Abbau von Blutgerinnseln (*fibrinolytisch*), sind gut verträglich und steigern zudem die Abwehrkräfte des Körpers. Vor allem aber sind sie in der Lage, die zerstörerischen Immunkomplexe wieder abzubauen.

Sie sind keine Wundermittel, aber sie sind ungefährlich und haben keine Nebenwirkungen. Allerdings können zwei bis drei Monate vergehen, bis sich eine allmähliche Besserung der Erkrankung zeigt, ja in manchen Fällen kommt es während der Enzymtherapie in der ersten Behandlungswoche möglicherweise sogar zu einer Verschlimmerung der Gelenkschmerzen. Dafür ist vermutlich die Mobilisierung der Immunkomplexe aus dem Gewebe verantwortlich. Das heißt, der Patient ist nach wie vor noch auf seine Schmerzmittel angewiesen, auf ASS also oder auf NSAR. Ein Vorteil dieser Therapie ist jedoch, daß diese Enzyme beziehungsweise Enzymgemische problemlos mit ASS oder NSAR kombiniert werden können. ASS – oder auch NSAR – helfen also gegen die Symptome wie die Schmerzen und Entzündungen, und die Enzyme gehen die Krankheitsursache an.

In der Rheumatherapie steht die Acetylsalicylsäure heutzutage also nicht mehr an erster Stelle, sondern als Begleitmedikation. ASS ist aber nach wie vor das Standardmedikament in der Behandlung des akuten rheumatischen Fiebers. Bei anderen Erkrankungen des rheumatischen Formenkreises wie Gelenkerkrankungen wären relativ hohe Tagesdosen – 3–4 g und mehr – notwendig. ASS in dieser Menge einzunehmen schlägt meistens auf den Magen oder führt zu Magenblutungen und sogar zu Hörstörungen (*Tinnitus*). Deswegen verordnen die Ärzte in diesen Fällen NSAR.

Die Eigenschaft der ASS, die Bildung von Prostaglandinen zu hemmen, ist die Erklärung für die Fähigkeit der Acetylsalicylsäure, bei so unterschiedlichen Phänomenen wie Kopfschmerzen, Halsschmerzen, Grippe, Zahnschmerzen, Rückenschmerzen, Fieber oder auch Rheuma helfen zu können.

Schon vor John Vane und der ›ASS-Entschlüsselung‹ hinsichtlich der

Prostaglandinsynthesehemmung, nämlich bereits 1968, fanden Wissenschaftler eine weitere Fähigkeit der Acetylsalicylsäure heraus: ihre Eigenschaft der *Thrombozytenaggregation*. Und als am 9. Oktober 1985 die FDA öffentlich bekannt gab, daß das tägliche Aspirin das Risiko eines Reinfarktes um ein Fünftel senken kann, war die Sensation perfekt.

ASS bei Herzinfarkt und Schlaganfall

Wenn man sich vorstellt, daß allein in Deutschland jedes Jahr die Bevölkerung einer Stadt von der Größe Nürnbergs einfach ausgelöscht wird, klingt das unglaublich. Es ist aber leider Tatsache. Jedes Jahr sterben bei uns knapp eine halbe Million Menschen, nicht wegen Krebserkrankungen, sondern weil ihr Herz versagt, ihr Kreislauf zusammenbricht oder sie sich nicht mehr von einem Schlaganfall erholen.
Pro Jahr erleiden davon etwa 260 000 Menschen einen *Herzinfarkt*, rund 170 000 überleben ihn nicht. Dazu haben jährlich über 250 000 Menschen einen *Schlaganfall*. Für jeden fünften endet er tödlich, etwa die Hälfte der zunächst Überlebenden übersteht das erste Jahr danach nicht. Der Schlaganfall, auch *Hirninfarkt* oder medizinisch *Apoplex* genannt, ist damit hinter Herz-Kreislauf- und Krebserkrankungen die dritthäufigste Todesursache bei uns und in anderen Industriestaaten.
Während man – vorausgesetzt, der Patient wird möglichst rasch behandelt – den Herzinfarkt dank zahlreicher Medikamente zur Vorsorge und zur Behandlung sowie medizin-technischer Geräte wie die *PTCA* und raffinierter Operationstechniken wie *Bypass* oder *Transplantation* bereits relativ gut ›im Griff‹ hat, sieht das beim Schlaganfall noch wesentlich schlechter aus. Dabei kommt es hier fast noch mehr als beim Herzinfarkt auf jede Minute an, um *Hirnschäden* zu begrenzen. Denn nach wie vor bleibt ein Drittel der Schlaganfall-Patienten zeitlebens pflegebedürftig.
Ein Glück nur, so kann man sagen, daß es die Acetylsalicylsäure gibt: Sie sorgt dafür, daß sich die neben den roten und weißen Blutkörperchen im Blutplasma schwimmenden Blutplättchen (*Thrombozyten*) in den Blutgefäßen nicht verklumpen können. ASS kann also nicht nur eine Ausschüttung von Prostaglandinen hemmen, sondern

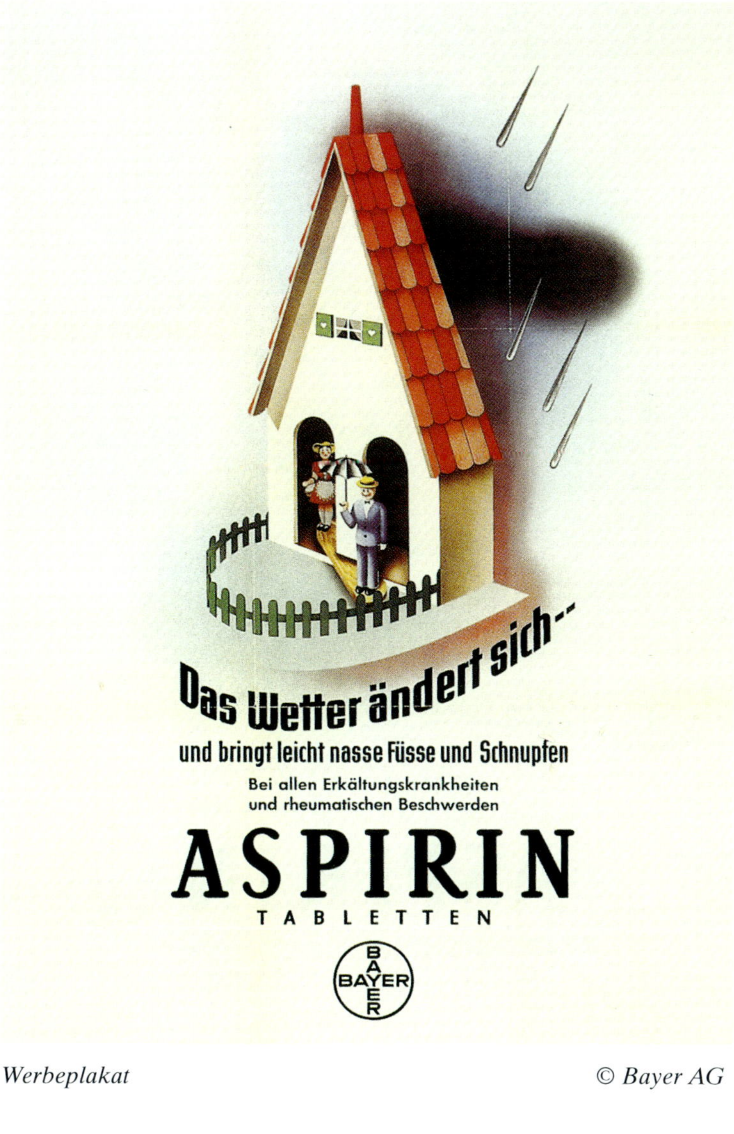

Werbeplakat *© Bayer AG*

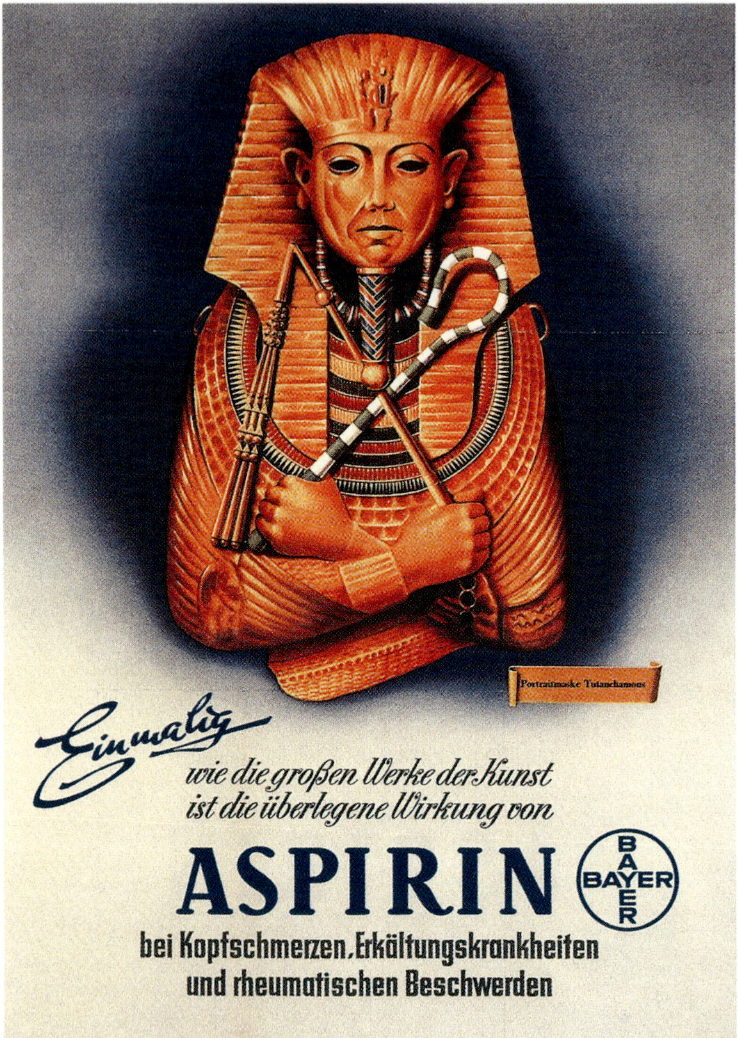

Werbeplakat © *Bayer AG*

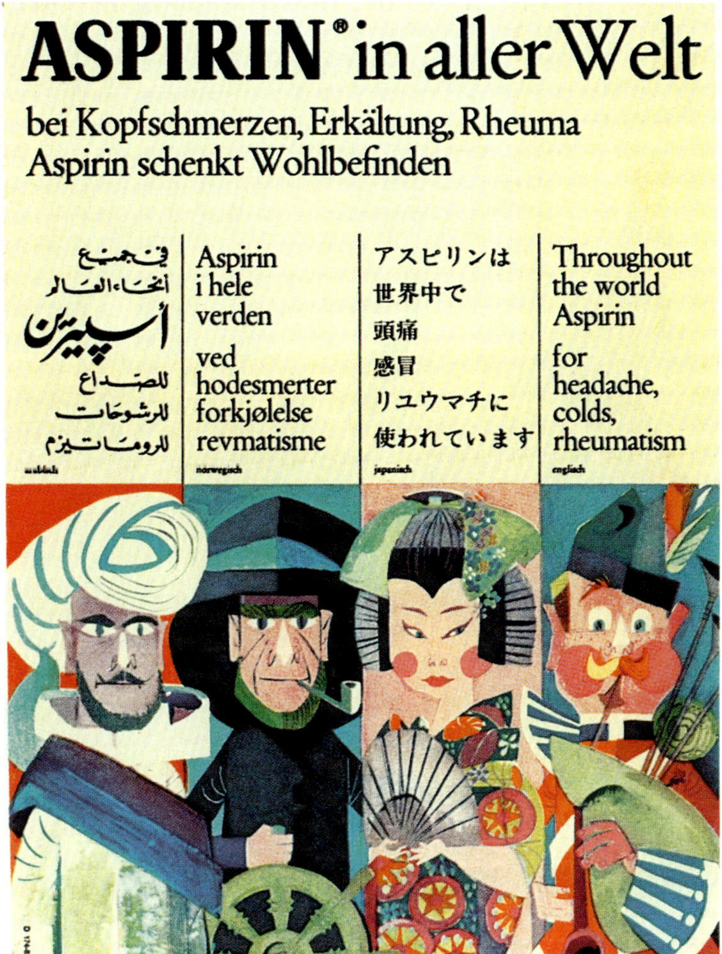

Werbeplakat © Bayer AG

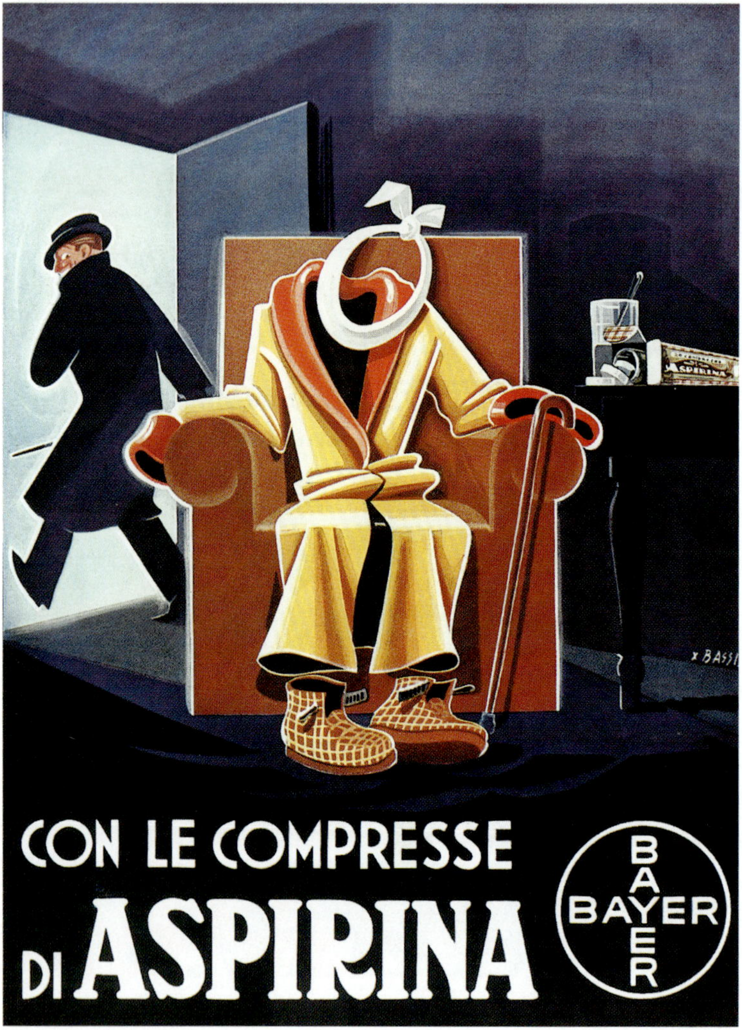

Spanisches Werbeplakat © *Bayer AG*

auch die Blutgerinnung oder – wissenschaftlich ausgedrückt – eine *Thrombozytenaggregation* verzögern oder verhindern.

Was ist überhaupt ein Infarkt?

Vorab etwas Tröstliches: Ein Infarkt kann, muß aber nicht tödlich sein. Dank der heutigen Medizin und Medizin-Technik ist er auch kein unabwendbares Schicksal mehr. Denn einerseits ist es möglich, die meisten Risiken, die zu einem Infarkt führen, durch eine Umstellung der Lebensweise zu vermindern oder nahezu auszuschalten. Man nennt dies *Primärprophylaxe.* Andererseits kann man bei vorhandenen *Risikofaktoren* wie zum Beispiel Bluthochdruck, erhöhtem Cholesterinspiegel, Übergewicht, Metabolischem Syndrom, Rauchen usw. herausfinden, ob sich ein Infarkt ankündigt. Denn jeder Infarkt hat eine Vorgeschichte. Mit entsprechenden Medikamenten können zudem bestimmte Risikofaktoren und damit ebenfalls das Infarktrisiko gesenkt werden[6].

Wichtig ist aber auch, im Moment des Geschehens das Richtige zu tun. Denn jeder Infarkt hinterläßt ›Spuren‹ und ›Narben‹, körperliche wie seelische. Wie umfassend diese Narben sind, liegt nicht nur an der Behandlung im Akutstadium, sondern auch in der anschließenden Therapie. Die entscheidet nämlich außerdem, ob es zu einem erneuten Infarkt, einem sogenannten Re-Infarkt (Reinfarkt) kommen kann. Man spricht bei dieser Therapie von einer Nachsorge und von einer *Sekundärprophylaxe.*

Eine bestimmte Vorstellung von einem Infarkt haben die meisten, man hört ja oft genug, daß dieser oder jener einen Herzinfarkt erlitten hat. Weniger oft dagegen spricht man von einem *Hirninfarkt,* obwohl dies die präzisere Bezeichnung für einen Schlaganfall wäre.

Prinzipiell kann man sagen, daß man unter einem Infarkt, egal, wo er stattfindet, das plötzliche Absterben eines Gewebebezirkes in einem

---

[6] Vgl.: H. Vollmer: Herzinfarkt und Schlaganfall, München 1995

bestimmten Organbereich versteht. Der Grund für das Absterben ist eine unzureichende Blutversorgung. Die wiederum ist die Folge einer Verengung oder eines Verschlusses einer Arterie durch *Thrombose*

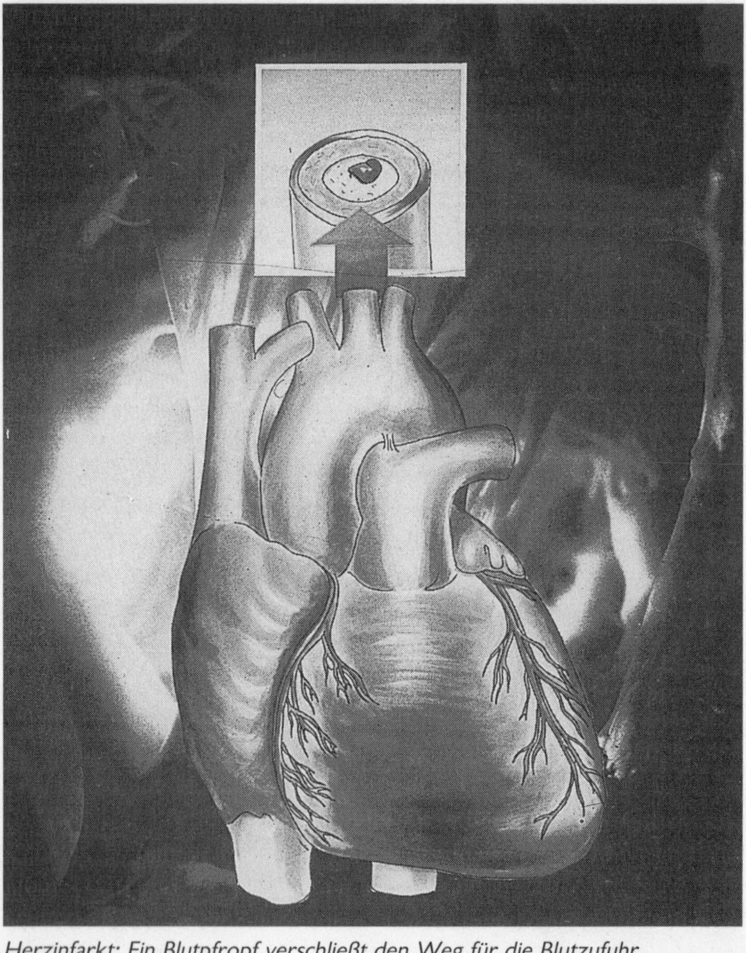

Herzinfarkt: Ein Blutpfropf verschließt den Weg für die Blutzufuhr.

oder *Embolie.* Wegen der mangelnden Durchblutung oder der kompletten Unterbrechung des Blutflusses wird der betroffene Abschnitt nicht nur von der Versorgung mit Energieträgern, sondern besonders

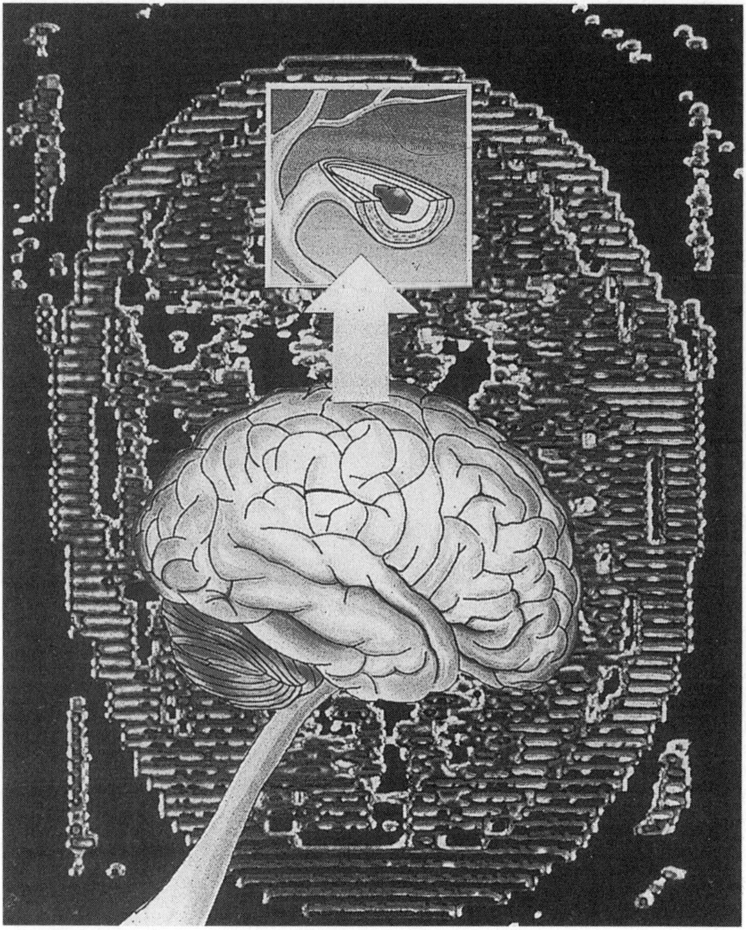

Hirninfarkt: Die blutzuführende Ader zum Gehirn ist blockiert.

auch von der lebensnotwendigen Sauerstoffzufuhr abgeschnitten (*Ischämie*). Die Zellen des nicht versorgten Abschnittes stellen zunächst ihre Tätigkeit ein und sterben schließlich ab. Denn weder die Nervenzellen des Gehirns noch die Muskelzellen des Herzens können längere Zeit ohne Sauerstoff überleben.

Infarkte kommen aber auch in anderen Organen vor, so in der Niere, der Milz oder der Lunge.

Herzinfarkt und Hirninfarkt beziehungsweise Schlaganfall zeigen viele Ähnlichkeiten. Beispielsweise haben sie fast ausschließlich gemeinsame Risikofaktoren, die jedoch in ihrer Wertigkeit und Reihenfolge unterschiedlich sind.

Wie entsteht ein Herzinfarkt?

Ein Herzinfarkt, medizinisch *Mykordinfarkt* genannt, entsteht durch den Verschluß eines die Herzmuskulatur versorgenden Herzkranzgefäßes. Wie alle anderen Organe des Körpers muß auch das pausenlos arbeitende Herz ständig durchblutet

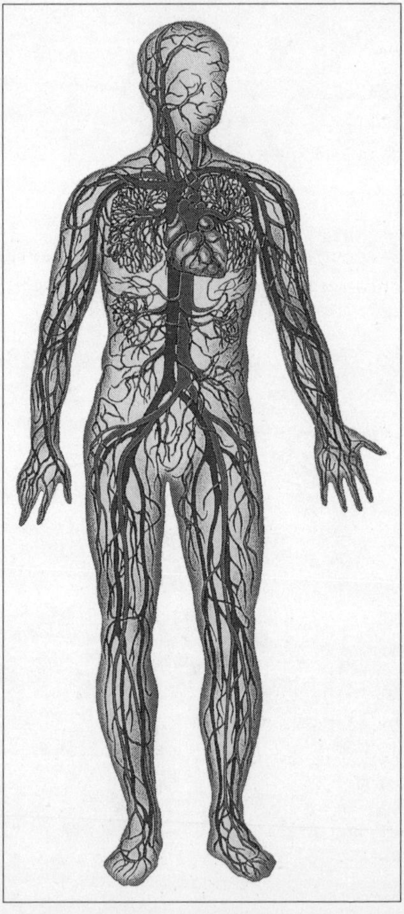

Arterieller und venöser Blutkreislauf des Menschen.
© (S+IP) Archiv H. Vollmer

werden. Immerhin treibt diese ›Pumpstation‹ jede Minute etwa fünf Liter Blut durch den gesamten Blutkreislauf, indem es etwa 100 000-mal pro Tag schlägt. Da das Blut ununterbrochen Sauerstoff, Nährstoffe und auch Abfallprodukte transportiert, sichert es so das Leben jeder einzelnen Zelle, auch derer des *Herzmuskels.*

Für die umfassende Durchblutung des Herzens sorgen die *Herzkranzgefäße* oder *Koronararterien,* die kranzförmig um das Herz liegen, daher auch ihr Name. Sie ernähren den Herzmuskel. Beginnend mit der Hauptschlagader (*Aorta*), durch die das sauerstoffangereicherte Blut in die linke Herzhälfte fließt, teilen sie sich dann in einen rechten und einen linken Hauptstamm. Dabei versorgen die rechten Koronararterien vorwiegend die *Hinterwand* (daher der Begriff ›Hinterwandinfarkt‹); das linke Herzkranzgefäß, das sich wiederum in zwei große Äste spaltet, beliefert die Vorder- und die Seitenwand des Herzens. Von beiden zweigen zahlreiche kleine Äste ab, die den gesamten Herzmuskel wie ein feines Netz überziehen und mit Blut versorgen. Voraussetzung für das problemlose Funktionieren des Herzens ist, daß sämtliche Koronararterien inklusive ihrer Verästelungen vollständig durchgängig sind.

Bei einem Herzinfarkt kommt es zu einer plötzlichen, örtlich begrenzten Mangeldurchblutung des Herzmuskels, weil ein Gefäß ganz oder teilweise verstopft ist. In dem Abschnitt des Herzens, der durch dieses Gefäß mit Blut versorgt werden sollte, geraten die Herzmuskelzellen dann in so starke Sauerstoffnot, daß sie nicht mehr überleben können, sondern unwiederbringlich absterben. Denn das Blut, welches ja den Sauerstoff zu den Zellen transportieren soll, fließt kaum oder gar nicht mehr durch die entsprechenden Herzkranzgefäße, der Zugang ist ganz oder teilweise verstopft. Und das Herz selbst hat eine nur für wenige Sekunden ausreichende Sauerstoffreserve. Der nicht belieferte Abschnitt des Herzens stirbt also ab und wird nach einiger Zeit durch Narbengewebe ersetzt.

Ist das Blutgefäß noch teilweise durchgängig, beispielsweise bei einer *Stenose,* womit man eine Engstelle beziehungsweise einen *Gefäßengpaß* bezeichnet, treten infarktähnliche Beschwerden auf, die jedoch

weniger intensiv sind und kürzer dauern. Bildet sich spontan ein Blutgerinnsel (*Thrombus*), weil ein *arteriosklerotischer Plaque* aufbricht, die Thrombozyten sich mit Hilfe von Collagen zusammenballen und dieser Blutpfropf die bereits verengte Arterie total verstopft, wird die Blutströmung komplett unterbrochen und der unversorgte Teil des Herzens schlagartig zerstört. Bei so einem *akuten Infarkt* gerät der Patient in höchste Lebensgefahr, jetzt geht es um Minuten.
An einem akuten Infarkt stirbt jeder vierte Patient, meist weil der Infarkt nicht erkannt oder nicht wahrgenommen und der Arzt viel zu spät benachrichtigt wurde. Dabei kann man inzwischen innerhalb der ersten drei bis sechs Stunden den Herzinfarkt noch unterbrechen und den Schaden begrenzen.

Warnzeichen eines Herzinfarktes

So weit sollte es nach Möglichkeit gar nicht kommen. Ein Myokardinfarkt kündigt sich nämlich meistens an: durch ›Herzschmerzen‹ oder ›Brustschmerzen‹, durch ein Gefühl der Enge, das gerade bei Anstrengungen in Schmerzen ausartet; oder durch Druckgefühl im Brustbereich, das sich allmählich steigert bis zu brennenden Schmerzen. Diese haben Ähnlichkeit mit Sodbrennen, sind aber ausgedehnter. Gelegentlich spürt der Patient ein Ziehen hinter dem Brustbein, das bis in den linken Arm, die Magengegend oder sogar in den Nacken und die Zähne ausstrahlt. Auch Durchblutungsstörungen am Herzen spürt der Betroffene häufig schon vorher, Schmerzen, die als *Angina pectoris* (Brustenge, *Stenokardie*) bezeichnet werden und die in immer häufigeren und stärkeren Anfällen auftreten. In so einem Fall ist es höchste Zeit, einen Arzt aufzusuchen, denn solche Schmerzen sind die Folge eines Mißverhältnisses zwischen dem Sauerstoffbedarf des Herzmuskels und der Sauerstoffzufuhr. Vor allem sind sie das wichtigste Warnsignal für einen drohenden Herzinfarkt, der ›Schrei‹ des Herzens nach mehr Sauerstoff.
Die Anzeichen eines *akuten Herzinfarktes* sind:

- Heftiger Druck oder schwere, langdauernde Schmerzen im Brustkorb, die in beide Arme (meist zunächst in den linken), den Bauch, zwischen die Schulterblätter und in den Unterkiefer ausstrahlen; oft auch ein Brennen im Brustkorb, Schmerzen im Hals oder im Oberbauch;
- Blasse, fahle Gesichtsfarbe, kalter Schweiß auf Stirn und Oberlippe oder im ganzen Gesicht;
- Atemnot;
- Kreislaufzusammenbruch mit oder ohne Bewußtlosigkeit;
- Todesangst.

Wie kommt es zum Schlaganfall?

Ein Schlaganfall oder Hirninfarkt (*Apoplex, Insult,* engl. *stroke*) ist nach der Definition der Weltgesundheitsbehörde (WHO) eine sich rasch entwickelnde Krankheit mit Beschwerden und Befunden, die auf eine umschriebene Störung des Gehirns zu beziehen sind und entweder länger als 24 Stunden anhalten oder zum Tod führen, ohne daß eine andere Ursache als Durchblutungsstörungen ersichtlich ist. Weniger kompliziert ausgedrückt bedeutet dies, daß – ähnlich wie beim Herzinfarkt Teile des Herzens – in diesem Fall ein bestimmter Abschnitt des Gehirns plötzlich nicht mehr (richtig) durchblutet wird, weil die Blut zuführende Ader infolge einer Thrombose oder Embolie verstopft ist. Und wie beim Infarkt am Herzen kommt es beim Infarkt am Gehirn durch eine Minderdurchblutung und einen entsprechenden Sauerstoffmangel zum Absterben des Gewebes beziehungsweise von Nervenzellen des Gehirns. Rund 80 Prozent aller Schlaganfälle sind die Folgen einer verminderten Durchblutung von Gehirnabschnitten. Man bezeichnet dies als *ischämischen Hirninfarkt* oder *zerebrale Ischämie.* Bei etwa 15 Prozent der Insults ist die Ursache eine Blutung im Hirngewebe, eine *intrazerebrale Blutung.* In etwa fünf Prozent der Fälle wird der Infarkt durch eine Blutung in das weiche Hirngewebe verursacht, durch eine *Subarachnoidalblutung.* Ab-

hängig von der Art sowie vom Ort und vom Ausmaß her sind die Folgeerscheinungen solcher Störungen sehr unterschiedlich: Beispielsweise äußern sie sich in Taubheit, Seh- oder Sprechstörungen, Kopfschmerzen, Lähmungen einzelner Glieder oder einer Körperhälfte; oder auch in für den Betroffenen schmerzlosen Beschwerden.
Ischämische Hirninfarkte haben viel Ähnlichkeit mit ischämischen Herzinfarkten – und sie ereignen sich häufig nachts, wenn es zu dem üblichen Blutdruckabfall während des Schlafs kommt. Dann reicht die Durchblutung infolge des verminderten Blutdrucks in dem ohnehin verengten Gefäß nicht mehr aus, das nicht versorgte Gewebe beziehungsweise die Nervenzellen sterben ab, der Infarkt ist da.

Wie ist das menschliche Hirn aufgebaut?

Da die meisten zwar wissen, wie das Herz strukturiert ist, aber nicht wie unser kompliziertes Hirn, soll dessen Aufbau – da er sehr wichtig für das Verstehen eines Schlaganfalles ist – hier kurz und vereinfacht erklärt werden.
Eigentlich muß man das menschliche Gehirn als einen Teil des *Zentralnervensystems* (ZNS) betrachten. Es ist in eine knöcherne *Schädelkapsel,* das Rückenmark in den Wirbelkanal eingebettet. Das Gehirn berührt an keiner Stelle direkt die Schädelknochen, sondern wird von ihnen durch die Hirnhäute (*Meningen*) getrennt. Grob unterteilt besteht es aus den beiden Hälften des *Großhirns,* dem *Hirnstamm* und dem *Kleinhirn.* Es wiegt zwischen 1245 und 1375 Gramm und besitzt über zehn Milliarden Nervenzellen. Unser Gehirn enthält die Schaltstellen oder ›Zentren‹ für unser Denken, Wahrnehmen, Sprechen und bewußtes Handeln.
Das Großhirn ist **spiegelbildlich** in zwei weitgehende gleiche Hälften oder *Hemisphären* unterteilt. Jede Hälfte untergliedert sich noch einmal in den *Frontal-*(Stirn-)*Lappen*, den *Temporal-*(Schläfen-)*Lappen*, den *Parietal-*(Scheitel-)*Lappen* und den *Okzipital-*(Hinterkopf-)*Lappen.*

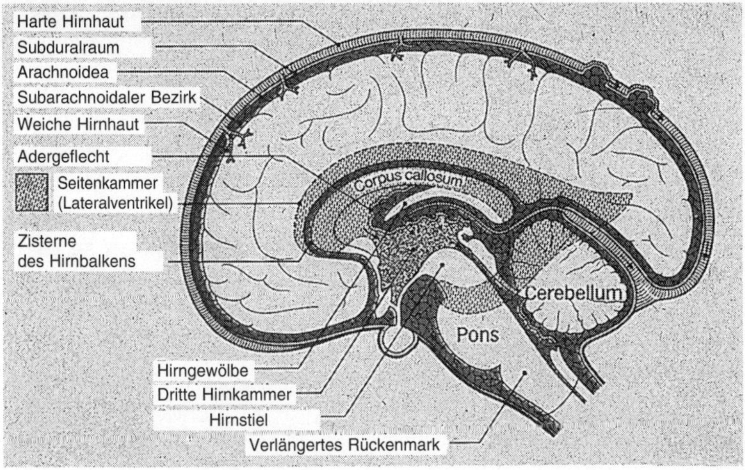

Aufbau des Gehirns im Längsschnitt. *© Bayer AG*

Die beiden Hemisphären des Großhirns ähneln in ihrer Form und dem inneren Aufbau spiegelbildlich den beiden Hälften einer Walnuß. Bestimmte Aufgaben und Leistungen werden ausschließlich oder bevorzugt von einer Hirnhälfte wahrgenommen oder gesteuert.

Und nun kommt etwas, was bei einem Schlaganfall äußerst wichtig zu wissen ist: Wir haben eben bereits über die beiden spiegelbildlichen Gehirnhälften gehört. Was heißt das? Nun könnte man annehmen, die rechte Seite des Hirns sei für die rechte Körperhälfte, die linke für die linke Seite zuständig. Aber genau das Gegenteil ist der Fall: Jeweils eine Hirnhälfte ist in der Hauptsache für die ihr **gegenüberliegende** Körperseite zuständig. Das ist mit ›spiegelbildlich‹ gemeint.

Das heißt, im Gehirn sind die Nervenzellen für den Bewegungsablauf der Beine nicht für beide Beine zuständig, sondern die entsprechenden Nervenzellen in der linken Hirnhälfte ›bewegen‹ das rechte Bein, die der rechten Hemisphäre das linke. Der Grund dafür ist, daß sämtliche vom Gehirn absteigenden Nervenbahnen sich etwa in Höhe des

Nackens kreuzen, um dann auf die gegenüberliegende Körperhälfte zu ziehen.

Wenn es also bei einem Schlaganfall zu Gefühlsstörungen oder Lähmungserscheinungen auf der rechten Seite kommt, kann man davon ausgehen, daß sich die Durchblutungsstörungen beziehungsweise der Infarkt in der linken Hirnhälfte befinden. Dagegen führen Infarkte im Hirnstamm, welcher zwischen dem Groß- und dem Kleinhirn auf der einen und dem Rückenmark auf der anderen Seite liegt, oft zu sogenannten ›gekreuzten neurologischen Ausfällen‹ oder Störungen: Das sind beispielsweise Taubheitsgefühl im rechten Arm und Lähmungen in der linken Gesichtshälfte.

Im Hirnstamm liegen außerdem die *Zellkerne* der meisten Hirnnerven, die für die Bewegungen der Augen, die Gefühlswahrnehmung, die Beweglichkeit der Gesichtsmuskeln, für Hören und Gleichgewicht sowie für Schlucken und Stimmbildung zuständig sind.

Man kann sich nun leicht ausmalen, welchen Schaden eine Unterversorgung eines beliebigen Gebietes im Gehirn nach sich zieht.

Wie wird das Gehirn denn überhaupt versorgt?

Um normal zu funktionieren, benötigt es – wie auch das Herz – ständig Sauerstoff und Energie. Beide werden auch hier durch das Blut herbeigeschafft: der Sauerstoff von den roten Blutkörperchen, die Energie in Form von *Glukose* (Zucker) und *Proteinen* (Eiweiß) im Blutplasma.

Schon im Ruhezustand pumpt das Herz jede Minute rund einen dreiviertel Liter Blut durch das Hirn, was pro Tag immerhin rund 1000 Litern entspricht. Und das, obwohl das Gehirn nur zwei Prozent des Körpergewichtes ausmacht. Doch wegen seiner Hochleistungsarbeit benötigt es zwischen einem Sechstel und einem Siebtel des gesamten Blutkreislaufes, ein Viertel des insgesamt zur Verfügung stehenden Sauerstoffs und ebenso viel der Energie.

Die Versorgung des Hirns läuft über die *Hirnarterien*. Drei große Arterien steigen vom *Aortenbogen* des Herzens zum Kopf auf und decken das Gehirn über zahlreiche Verzweigungen mit Sauerstoff und Glukose ab. Zurück zum Herzen und zur Lunge wird das Blut von klappenlosen Venen (im Gegensatz zu den *Venenklappen* beispielsweise in den Beinen, die ein Zurückfließen des Blutes verhindern) über den *Hirnsinus*, die *Hals-* und *Gesichtsvenen* oder von den Venen des *Wirbelkanals* zurückgeleitet.

Die Besonderheit der Hirndurchblutung besteht darin, daß viele Abschnitte des Gehirns ausschließlich von einer Arterie versorgt werden, ohne daß ausreichende weitere Zuflußmöglichkeiten über Ersatzgefäße oder Seitenwege bestehen.

Dabei wird der *vordere Hirnkreislauf* von der inneren Halsschlagader (*Arteria carotis interna*) gespeist und versorgt fast das gesamte Großhirn.

Sie verzweigt sich in die Augenarterie und teilt sich anschließend in die mittlere Hirnarterie. Dabei versorgt die mittlere Hirnarterie rund 70 Prozent der Großhirnhälften einschließlich der Arterien, die für die Sprache, die Kraft und die Gefühlswahrnehmung (vor allem in Armen und Gesicht) zuständig sind. Sie ist von allen Hirnarterien die bei Schlaganfällen am häufigsten beteiligte Arterie.

Der hintere Hirnkreislauf entspringt der rechten und der linken Wirbelsäulenarterie (*Arteria vertebralis*), die sich zur Hirnbasisarterie (*Arteria basilaris*) zusammenfügen und sich dann teilen in die *hintere Hirnarterie*, die *Kleinhirnarterien* und in die *Hirnstammarterien.* Durch den hinteren Hirnkreislauf fließen rund 20 Prozent des Blutes für das Gehirn. Die Gehirnarterien sind über einen Verbindungsring in den Anfangsabschnitten sowie ein Verbindungsnetz der verschiedenen Endäste miteinander verbunden. Dieser arterielle Verbindungsring, benannt nach einem englischen Arzt als *Circulus arteriosus Willisi*, ermöglicht zusammen mit anderen Gefäßen Umgehungskreisläufe oder Seitenwege für die Blutversorgung bei Verschlüssen der Halsschlagader oder von Arterien im Kopf.

Nach der Abgabe von Sauerstoff und Zucker aus den Kapillaren des Gehirns sammelt sich das Blut noch innerhalb des Kopfes im sogenanntem Hirnsinus, zwei vergleichsweise großen venösen Blutgefäßen. Beide sind von straffem collagenhaltigem Bindegewebe der Hirnhaut umgeben, weswegen der Druck in ihnen stets etwas niedri-

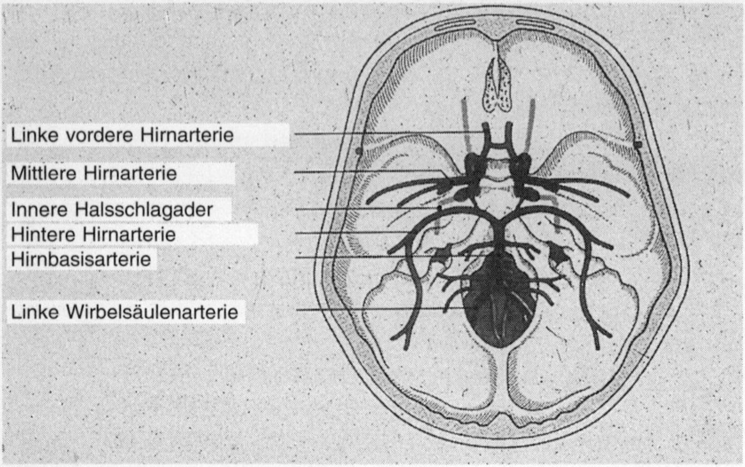

Das arterielle Versorgungssystem des Gehirns. *© Bayer AG*

ger ist als in den sonstigen Blutgefäßen des Gehirns. Die beiden vereinigen sich am Hinterkopf, um dann über die rechte und linke Halsvene zum Herzen zu gelangen.

Sinusvenenthrombosen machen etwa ein Prozent der Schlaganfälle aus.

Die Ursachen dafür sind entweder benachbarte eitrige Entzündungen wie Nasennebenhöhlenentzündungen (*Sinusitis*) oder eine erhöhte Gerinnungsneigung des Blutes.

Warnzeichen eines Hirninfarktes

Hört man, jemanden habe ›der Schlag getroffen‹, so kann damit sowohl ein ›Herzschlag‹ wie auch ein ›Hirnschlag‹ gemeint sein. Mit einem ›Schlag‹ bezeichnet man üblicherweise ein Ereignis, das einen – angeblich – völlig unvorbereitet trifft, als Blitzschlag, Hitzschlag oder Schicksalsschlag, als ein zufälliges Ereignis, das von außen auf einen einwirkt und an dem man selbst schuldlos ist. Insofern paßt dieser Ausdruck in vielen Punkten weder auf den Herz- noch auf den Hirnschlag. Beide sind nämlich in den meisten Fällen die Folge derselben Herz-Kreislauf-Erkrankung, wobei sich jedoch das Geschehen entweder am Herzen oder am Gehirn abspielt.

Gerade vom Schlaganfall haben viele Menschen die Vorstellung, daß er die Folge eines geplatzten Blutgefäßes im Gehirn sei. Dies passiert nur äußerst selten. Die Ursache für die meisten Hirninfarkte liegt in einer Störung der *Arterien* (Schlagadern) im Hals, im Kopf oder am Herzen. Ebenfalls sehr seltene Ursachen sind zum Beispiel Entzündungen von Gefäßen, Blutkrankheiten, bestimmte ärztliche Eingriffe oder Thrombosen in den Venen des Kopfes. Mit anderen Worten, ›der‹ Schlaganfall existiert nicht, sondern es gibt zahlreiche Varianten.

Nicht nur der Herzinfarkt, sondern auch ein Schlaganfall kündigt sich meistens, allerdings nicht immer an. Man kann also der Entstehung eines Schlaganfalles vorbeugen, indem man Warnzeichen zu erkennen lernt. Das ist lebenswichtig!

Die Anzeichen einer Mangeldurchblutung dauern oft sehr kurz, nur Sekunden oder Minuten. In solchen Fällen hat ein kleines Blutgerinnsel vorübergehend ein wichtiges Blutgefäß verschlossen und sich dann wieder aufgelöst. Danach stellt sich auch die Durchblutung wieder ein. Solche flüchtigen Durchblutungsstörungen nennt man *transiente* oder *transitorische* (vorübergehende) *ischämische Attacken,* abgekürzt *TIA.*

Sie sind für das Gehirn in etwa dasselbe wie ein Angina-pectoris-Anfall für das Herz.

TIA-Ausfälle dauern

- länger als 1 Minute,
- meist 5 bis 10 Minuten,
- weniger als 24 Stunden.

Auch wenn die im folgenden dargestellten, neurologischen Ausfälle nach spätestens 24 Stunden wieder abgeklungen sind, darf man TIA

keinesfalls als harmlos ansehen. Etwa ein Drittel der Patienten mit TIA erleidet innerhalb der nächsten fünf Jahre einen Schlaganfall mit bleibenden Folgen.
Noch gefährlicher sind TIA für Patienten, die bereits einen Schlaganfall überlebten: Sie haben mit TIA ein deutlich erhöhtes Risiko für den nächsten Hirninfarkt (Re-Infarkt). TIA müssen aber ebenso als Vorboten für einen Herzinfarkt angesehen werden. Denn auch hier besteht wieder ein Zusammenhang zwischen dem Infarkt des Hirns und dem des Herzens beziehungsweise umgekehrt.
Wie äußern sich nun TIA, wie kann man sie erkennen?
Schlaganfall-typische TIA-Kennzeichen sind:

- Plötzliche Schwäche oder Gefühlsstörungen einer Körperseite (halbseitig), besonders des Gesichtes oder des Armes.
- Plötzliche Sprechschwierigkeiten oder Schwierigkeiten, Gesprochenes zu verstehen (*motorische Aphasie*); eventuell verbunden mit Schluckstörungen (*Dysphagie*).
- Plötzliche Sehstörung, vor allem, wenn sie nur bei einem Auge auftritt.
- Vorübergehende Doppelbilder und/oder kurze Erblindung auf einem Auge.
- Erstmalig und plötzlich auftretende, äußerst heftige Kopfschmerzen, die dann schlagartig wieder verschwinden.
- Plötzlich eintretende Gleichgewichtsstörungen mit Unsicherheit beim Gehen.

Eine TIA ist jedoch unwahrscheinlich, wenn **nur** Schwindelgefühl, **nur** Kopfschmerzen oder Migräne oder **nur** Gedächtnislücken auftreten. Eine typische TIA ist eine Kombination aus Gleichgewichtsstörung, Sehstörung (Doppelbildern) und/oder Erblinden auf einem Auge.
Viele der TIA-Warnzeichen können genauso Hinweise auf andere Krankheiten sein. Gerade deswegen ist es wichtig, schnellstens einen Arzt aufzusuchen, wenn derartige (neurologische) Symptome auftreten. Und eine sofortige Behandlung ist schon deshalb notwendig, weil zu Beginn der Ausfallerscheinungen nicht absehbar ist, ob sie flüchtig

sein werden oder ob sich ein Schlaganfall mit bleibenden Symptomen entwickelt.

Wie setzt sich unser Blut zusammen?

Inzwischen haben Sie bereits von Begriffen wie roten und weißen Blutkörperchen, von Thrombozyten, von Thrombozytenaggregationen, Blutplasma, Thrombose oder Embolie gelesen, von Dingen, die mit unserem Lebenssaft, dem Blut, zu tun haben – und auf irgendeine Weise mit einem Infarkt zusammenhängen können. Bevor nun die Risikofaktoren für einen Infarkt beschrieben werden und vor allem, wie und welche man vermeiden kann, sollten wir uns noch kurz mit diesem ›flüssigen Organ‹ beschäftigen, denn darauf wirken sich die Risikofaktoren schließlich zunächst aus.
Unser Organismus, Herz und Kreislauf und damit auch die Durchblutung können nur funktionieren und Leistungen vollbringen, wenn sie ständig von ausreichend viel und normal zusammengesetztem Blut durchströmt werden. Unser Blut verbindet über den Kreislauf gemeinsam mit dem Nervensystem alle Organe des Körpers zur Ganzheit eines Organismus.
Im einzelnen hat das Blut folgende Aufgaben:

- Transport von Stoffen wie Sauerstoff, Kohlendioxid, Kohlensäure, Nährstoffe, Abfallprodukte, Hormone,
- Abwehrfunktion gegen Infektionen und Fremdkörper sowie
- Regulierung des Wasser- und Wärmehaushaltes.

Betrachtet man das Blut durch ein Mikroskop, so entdeckt man vier Hauptbestandteile:

- Die roten Blutkörperchen oder *Erythrozyten,* die das Blut rot aussehen lassen. Ihre Hauptaufgabe ist, den Sauerstoff von der Lunge zu den Zellen und das Kohlendioxid von den Zellen zur Lunge zu führen.

- Die weißen Blutkörperchen oder *Leukozyten:* Sie sind die ›Polizisten des Körpers‹ und unterteilen sich noch in *Granulozyten, Monozyten* und *Lymphozyten.* Die ersten beiden dienen als ›kleine‹ und ›große‹ Freßzellen der Infektabwehr; die Lymphozyten vermehren sich bei chronischen Infektionen, um dann als B- beziehungsweise T-Lymphozyten das Abwehrsystem des Körpers zu unterstützen.
- Die Blutplättchen oder *Thrombozyten:* Sie müssen zwei wichtige Aufgaben erfüllen:
  1. Sie sorgen dafür, daß sich eine verletzte Ader verengt und damit das Bluten aufhört; das heißt, sie lagern sich in der Wunde ab und setzen Stoffe frei, die die Adern kurzfristig verengen.
  2. Sie veranlassen gleichzeitig die Bildung von *Fibrin,* einer Art Klebstoff im Blut. Dieses durchzieht die Wunde wie ein Netz, in dem Blutbestandteile hängenbleiben. Wir kennen das als Schorf. Der wiederum verschließt die Wunde wie ein Pfropf und schützt sie nach außen, damit das verletzte Gewebe heilen kann.
- Dies alles schwimmt in einer gelben Flüssigkeit, dem *Blutplasma.* Ein Liter Blut enthält gut einen halben Liter – 55 Prozent genau – Blutplasma. Das wiederum besteht zu 90 Prozent aus Wasser, die restlichen 10 Prozent setzen sich aus lebenswichtigen Stoffen der Ernährung zusammen: *Eiweißkörper* (zum Beispiel *Albumine, Globuline*), Zucker, Fette, Salze (zum Beispiel *Natrium, Kalium, Kalzium*), Vitamine, *Hormone* usw.

Die verschiedenen Eiweißkörper des Blutes müssen Eiweiß (*Proteine*) transportieren, aber auch *Fettsäuren, Cholesterin* und ebenfalls Hormone. Sie spielen eine außerordentlich wichtige Rolle im Fettstoffwechsel.

Wie arbeiten Herz und Blutgefäße zusammen?

Damit die Versorgung des Körpers mit Sauerstoff und Nährstoffen sowie der Abtransport von Kohlendioxid und Stoffwechselabfällen reibungslos abläuft, muß das Blut in den Adern ständig in Bewegung sein: Das sind beim Erwachsenen fünf bis sechs Liter, die in der im Durchmesser zwei bis drei Zentimeter messenden Hauptschlagader (*Aorta*) eine Geschwindigkeit von 20 Zentimetern bis zu einem Meter pro Sekunde erreichen. Dieser Blutstrom verteilt sich über immer kleinere Adern bis in die Haargefäße (*Kapillaren*), wie sie unter anderem in den Finger- und Zehenspitzen enden. Sie haben dort nur noch einen Durchmesser von etwa einem Hundertstel Millimeter. Auf seinem langen Weg bis in die Kapillaren gibt das Blut Sauerstoff und Nährstoffe an die Zellen ab. Gleichzeitig nehmen die Kapillaren aus den Zellen das Kohlendioxid und andere Stoffwechselabfälle auf und geben sie an das Blut weiter. Das bedeutet: In den Kapillaren wechselt das Blut den Farbton. Das durch den Sauerstoff hellrote Blut wird nach der Sauerstoffabgabe und der Kohlendioxidaufnahme dunkelrot. Über immer größere Venen fließt es dann zur rechten Herzhälfte zurück.

Das Herz ist also das Zentrum unseres *Kreislaufs,* der aber noch nicht zu Ende ist, wenn das Blut wieder bis dorthin zurückgeströmt ist. Von der rechten Herzhälfte wird das jetzt mit Kohlendioxid beladene Blut in die *Lunge* gepumpt und dort mit neuem Sauerstoff angereichert. Das angereicherte Blut strömt nun zurück in die linke Herzhälfte und wird dort über *Vorhof* und *Kammer* in die Aorta gepumpt, wo der Kreislauf erneut beginnt. Die Blutwege, die vom Herzen zur Lunge und zurück zum Herzen führen, bezeichnet man als *Lungenkreislauf.* Die Blutwege, die vom Herzen in den gesamten Körper und wieder zu ihm zurück führen, nennt man *Körperkreislauf.*

Warum vermischt sich das sauerstoffangereicherte Blut im Herzen nicht mit dem mit Kohlendioxid beladenen Blut? Dafür sorgt eine Trennwand zwischen rechter und linker Herzhälfte. Eine weitere Trennwand, die quer verlaufende *Herzscheidewand,* trennt zudem

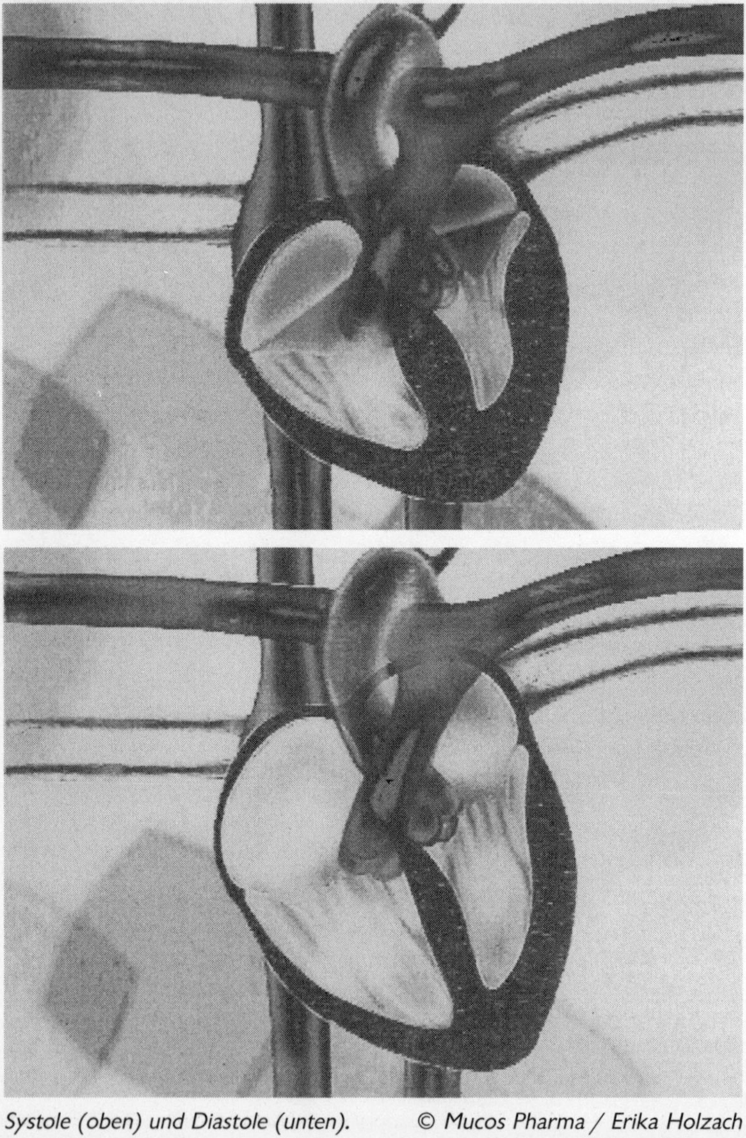

Systole (oben) und Diastole (unten). *© Mucos Pharma / Erika Holzach*

jede dieser Herzhälften in einen *Vorhof* und eine *Herzkammer*. Rechter wie linker Vorhof sind jeweils durch ventilartige Öffnungen – die sogenannten *Herzklappen* – mit der entsprechenden Herzkammer verbunden.

Was bedeuten systolischer und diastolischer Druck?

Unser Herz ist ein Hohlmuskel, der sich täglich rund 100 000mal zusammenzieht und wieder weitet. Beim Zusammenziehen des Herzens, der sogenannten *Systole*, verkleinert sich der Innenraum der *Herzkammern*, wodurch Druck erzeugt und das sich im Inneren befindliche Blut herausgepreßt wird. Dieser Druck während der Aktionsphase wird als *systolischer Blutdruck* bezeichnet, ein Ausdruck, den wir vom Blutdruckmessen her kennen.
Beim Erschlaffen des Herzmuskels, einer Erholungsphase, die *Diastole* genannt wird, fließt neues Blut in das vorher fast entleerte Herz nach. Daher gibt man beim Blutdruckmessen einen *systolischen* und einen *diastolischen* Wert an. Dieses Zusammenziehen und Erschlaffen findet im Normalfall zwischen 60- und 80mal pro Minute statt und ist als *Puls* zu fühlen.
Was oder wer treibt nun das Herz zu dieser regelmäßigen Pumparbeit an?
Schließlich kann niemand die Pumpfunktion des Herzens mit seinem Willen an- oder abschalten, sie geschieht automatisch und ohne unser Zutun. So wie das (alters-)schwache Herz durch einen künstlichen *Herzschrittmacher* auf ›Trab‹ gehalten werden kann, hat der gesunde Mensch einen ›körpereigenen Schrittmacher‹. Er sorgt dafür, daß Vorhöfe und Herzkammern regelmäßig nacheinander schlagen. Dieser körpereigene Herzschrittmacher sitzt im rechten Herzvorhof, heißt *Sinusknoten* und arbeitet ähnlich wie ein Sender. Von ihm gehen elektrische Impulse aus, die über ein besonderes Leitungssystem zu den Vor- und Hauptkammern gelangen. Sie lösen das rhythmische Zusammenziehen und Erschlaffen des Herzmuskels aus

und bestimmen, in Zusammenarbeit mit Nerven und Hormonen, beispielsweise das Tempo des Herzschlages. Diese Ströme kann man mit dem *Elektrokardiogramm* (EKG) aufzeichnen. Gibt der Sinusknoten unregelmäßige Impulse ab oder ist ihre Weiterleitung gestört, so treten *Herzrhythmusstörungen* auf.

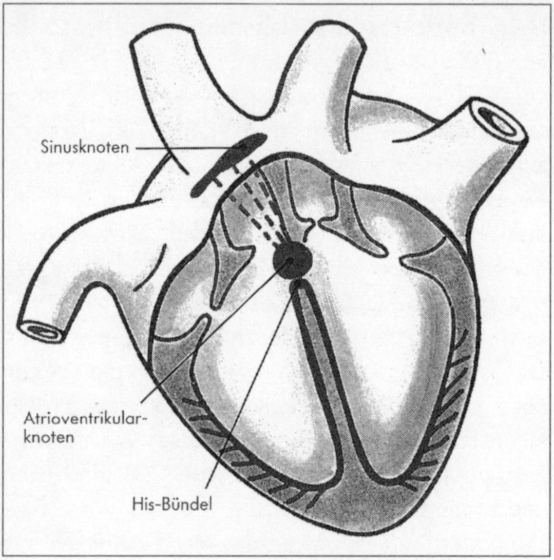

Herz und Sinusknoten.
© Minden Pharma

Risikofaktoren für einen Infarkt

Risikofaktoren – dieser Begriff taucht im Zusammenhang mit dem Herz- und Hirninfarkt immer wieder auf. Was sind Risikofaktoren?
Als Risikofaktoren bezeichnet man ererbte oder erworbene Faktoren, die in bestimmten Lebenslagen oder -abschnitten die Gesundheitsrisiken steigern können. Durch (rechtzeitige) Vorsorge wiederum kann man sie mildern, vermeiden oder ausschalten.
Risikofaktoren können krank machen oder die Gefahr einer Erkrankung signalisieren, sie können sich gegenseitig beeinflussen und in einer Art Wechselspiel das Risiko einer Erkrankung steigern. Was den Infarkt betrifft – und das sollte man sich unbedingt merken –, **addieren** sich Risikofaktoren nicht nur, sondern sie **potenzieren** sich. Das ist das Schlimme daran – oder auch das Gute. Denn wenn man einen Risikofaktor ausschaltet, vermindert man gleichzeitig die Gefährlichkeit diverser anderer Risikofaktoren.
Die moderne medizinische Forschung lehrt, daß jede Krankheit durch das Zusammenwirken mehrerer Risikofaktoren entsteht. Auch hier spielen wieder zwei Faktoren eine Rolle: die Vielfalt der Risikofaktoren und wie lange sie bereits bestehen. Der Risikofaktor Arteriosklerose, der schon in der Kindheit infolge falscher Ernährung beginnen kann, macht jahrzehntelang keine Beschwerden, bis eines Tages ...?!
Rund 70 Prozent derjenigen, die an Herz-Kreislauf-Erkrankungen sterben, haben einen zu hohen Blutdruck (*Hypertonie*). Darunter leidet jeder fünfte erwachsene Bundesbürger, ohne daß er in jedem Fall davon weiß. Denn auch der Bluthochdruck macht lange keine Beschwerden, begünstigt aber andererseits die Entstehung einer Arteriosklerose, weil er unter anderem die Gefäßinnenwände (*Endothel*) auf Dauer schwer schädigt.
Übergewichtige Menschen, die zuviel essen, womöglich noch rauchen

und Alkohol trinken und sich nicht zuletzt wegen ihrer Leibesfülle zu wenig bewegen, haben oft nicht nur einen Bluthochdruck, sondern gleichzeitig einen *Diabetes* sowie Fettstoffwechselstörungen wegen zu hoher Blutfettwerte. Dieses *Metabolische Syndrom* kann relativ rasch zu Nierenerkrankungen führen.
Für Zuckerkranke, die unter einem *Diabetes vom Typ II* leiden, der wiederum fast immer eine Folge von falscher Ernährung und Übergewicht ist, verdoppelt sich das Risiko eines Schlaganfalles. Falsche Ernährung und Übergewicht sind gleichzeitig Risikofaktoren für *Stoffwechselerkrankungen* und infolgedessen für Arteriosklerose und Herzinfarkt.
Andererseits: Raucher, die das Rauchen einstellen, senken ihr Schlaganfall- und Herzinfarktrisiko um die Hälfte. Dagegen sind neun von zehn Frauen mit Herzinfarkt Raucherinnen.
Grundsätzlich muß man unterscheiden zwischen *beeinflußbaren Risikofaktoren* und *nicht beeinflußbaren Risikofaktoren.*

Die nicht beeinflußbaren Risikofaktoren

Im Gegensatz zu den beeinflußbaren Risikofaktoren, auf die wir gleich näher eingehen, gibt es Risikofaktoren für einen Herzinfarkt oder Schlaganfall, die wir nicht oder nur mit Hilfe der Medizin beeinflussen können.
Dazu zählen:

- Lebensalter,
- Geschlecht,
- bestimmte genetische Dispositionen (erbliche Anlagen) und
- die Rasse.

Da mit zunehmendem Alter die Gefäßwände unsere Arterien und Venen unelastischer, härter, dicker und weniger durchgängig werden, steigt das Risiko eines Infarktes automatisch. Nicht zuletzt liegt das auch an Stoffen wie Kalzium, Cholesterin und anderen, die sich im

Lauf der Jahrzehnte in den Arterienwänden festsetzen. Besonders das Schlaganfallrisiko steigt mit dem Alter, auch wenn der Hirninfarkt an sich keine ›Alterskrankheit‹ ist. Prinzipiell nehmen im höheren Lebensalter alle Herz- und Gefäßerkrankungen sowie der Blutdruck zu. Aber erst im Zusammenhang mit anderen Risikofaktoren steigen auch die Risiken für einen Infarkt.

Männer sind zunächst im Nachteil. Sie erkranken im allgemeinen früher und häufiger an Arteriosklerose (vgl. Kapitel über beeinflußbare Risikofaktoren) als **Frauen,** bei denen Herzinfarkt und Schlaganfall bis zum Erreichen der Wechseljahre (*Klimakterium*) nur selten vorkommen. In der Altersgruppe 35 bis 44 Jahre haben Männer ein zehnmal größeres Herzinfarktrisiko als Frauen – vorausgesetzt, es liegen keine anderen Risikofaktoren vor. Nach den Wechseljahren nimmt das Risiko für Frauen rapide zu, besonders wenn eine Frau raucht, Bluthochdruck und Übergewicht hat. Die Ursache der geringeren Infarkthäufigkeit ist die Schutzwirkung der weiblichen *Sexualhormone,* speziell des *Östrogens.* Substituiert (das heißt, fehlende, normalerweise im Körper vorkommende Substanzen werden ersetzt) eine Frau in den Wechseljahren mit (*konjugierten*) *Östrogenen,* nimmt das Infarktrisiko wieder ab. Substituiert sie mit einer Kombination aus (konjugierten) Östrogenen **und** *Gestagenen* (Gelbkörperhormon) in ähnlicher Weise, wie ihr Körper diese Hormone vor den Wechseljahren produzierte, so senkt sie zudem das Risiko verschiedener Krebserkrankungen. Was viele nicht wissen: Die ›Pille‹ enthält synthetische Östrogene, die nicht ausschließlich ›natürlichen‹ Ursprungs sind und sich vom körpereigenen Östrogen und *Progesteron* (Gelbkörperhormon aus den Eierstöcken) unterscheiden. Sexualhormone, die Frauen während und nach den Wechseljahren nehmen (sollten), sind eher schwächere Hormone, vor allem aber entweder Östrogene tierischen Ursprungs oder natürliches Estradiol, wie es bis zur Menopause von den Eierstöcken der Frau produziert wird.

Unter **genetischen Dispositionen** versteht man ererbte Veranlagungen für beispielsweise Schilddrüsenerkrankungen, Fettstoffwechselstörungen oder *Diabetes* (Zuckerkrankheit). Entsprechend gibt es Familien, in denen Schlaganfälle, Herzinfarkte und andere Herz-Kreislauf-Erkrankungen relativ häufig und auch bei jüngeren Angehörigen auftreten. Das heißt übrigens nicht, daß die Kinder diese Veranlagung erben **müssen,** es **kann** aber vorkommen. Mit feinsten Blutuntersuchungen stellt man heute bereits beim Neugeborenen fest, ob es erblich belastet ist oder nicht. Sollte das der Fall sein, kann man sofort mit einer entsprechenden Therapie beginnen, um Folgeerkrankungen zu vermeiden. Deswegen ist es auch so wichtig, dem Arzt bei der *Anamnese* (Krankheitsvorgeschichte) ehrlich zu antworten, wenn er fragt, ob in der Familie gehäuft Herz-Kreislauf-Erkrankungen, Herzinfarkte oder Schlaganfälle vorgekommen sind.

Eigenartigerweise spielt die **Rasse** eines Menschen in bezug auf Infarkt ebenfalls eine Rolle. Während Weiße überwiegend Veränderungen in den Halsschlagadern außerhalb des Gehirns haben, treten die Veränderungen bei den Orientalen eher in den Gefäßen innerhalb des Schädels auf. Schwarze dagegen zeigen eine Mischung aus beiden Formen. Sie tendieren wiederum zu Bluthochdruck. Die Sterblichkeit infolge einer Hypertonie ist bei der schwarzen Bevölkerung viermal höher als bei der weißen.

Bei einer **Blutgerinnung** spielen im Blutplasma *Gerinnungsfaktoren* wie zum Beispiel Fibrinogen, Faktor VII oder Faktor VIII eine Rolle. Vor einiger Zeit begann man Vermutungen darüber anzustellen, ob nicht ein Zusammenhang zwischen den Gerinnungsfaktoren und *koronaren Herzkrankheiten* (KHK) beziehungsweise der Thrombosebildung und daraus resultierend dem Herz- und Hirninfarkt besteht. Bei verschiedenen Studien stellte sich heraus, daß ein eindeutiger Zusammenhang zwischen hohen Stufen des Gerinnungsfaktors *Fibrinogen* (Vorstufe des *Fibrins*) und einer *stenosierenden* (einengenden) Koronarsklerose besteht. Daher muß Fibrinogen als ein

unabhängiger Risikofaktor für die Entwicklung einer KHK und vor allem eines akuten Herzinfarktes sowie eines Hirninfarktes angesehen werden.
Fettarme Ernährung, körperliche Aktivität und das Einstellen des Rauchens senken die Fibrinogenwerte. Sind gleichzeitig die Triglyceridwerte (vgl. Kapitel über Fettstoffwechselstörungen) erhöht, empfehlen Fachärzte eine medikamentöse Behandlung (*Fibrate*). Zusammen mit Diät und viel körperlicher Bewegung können erhöhte Fibrinwerte dann bis zu 40 Prozent gesenkt werden.

Sie sehen, ganz machtlos steht keiner den nicht beeinflußbaren Risikofaktoren gegenüber – auch wenn man Alter, Rasse, Geschlecht und genetische Disposition nicht ändern kann. Aber – wie es in Bayern heißt – »a bißl was geht immer«: Wer sich vernünftig ernährt, wer sich möglichst viel bewegt, wer »dem Alter ein Schnippchen schlägt«[7] – vor allem aber, wer um seine nicht beeinflußbaren Risikofaktoren weiß und deswegen beeinflußbare Risikofaktoren ausschaltet, der braucht einen Infarkt eigentlich nicht zu fürchten. Besonders nicht, da er sich ja auch medikamentös davor schützen kann.

Risikofaktoren, die man beeinflussen und vermeiden kann

Die häufigste direkte Ursache von Herz-Kreislauf-Erkrankungen, und damit speziell von Herzinfarkt und Hirninfarkt, ist die *Arteriosklerose*, eine Erkrankung der Arterien (Schlagadern). Der Hauptrisikofaktor für einen Schlaganfall ist der *Bluthochdruck* (Hypertonie). Beides sind Risikofaktoren, die sich nicht von einem Tag auf den anderen entwickeln, sondern allmählich, schleichend und meist unbemerkt. Das Fatale ist, daß der Betroffene sich keineswegs krank fühlt.

---

[1] Vgl.: H. Vollmer: Die Jahre zählen nicht; München 1993

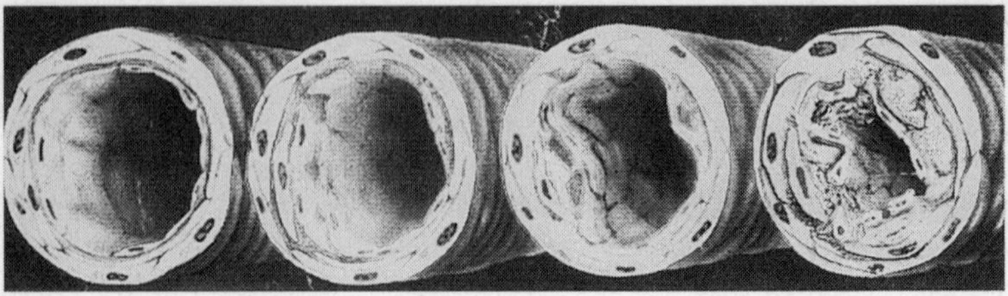

Entwicklung einer Arteriosklerose. *© Mucos Pharma*

Aber wenn sich durch den Verschluß von Herzkranzgefäßen ein Herzinfarkt oder bei der Blockade von Hirngefäßen ein Hirnschlag (Schlaganfall) oder beim Verschluß der Beingefäße (*Arterielle Verschlußkrankheit* = *AVK*) ein Absterben des Fußes (*Gangrän*) einstellt, schwebt der Betroffene bereits in Lebensgefahr.
Unter Arteriosklerose muß man normalerweise nicht leiden. Vor allem kann man sie größtenteils rückgängig (*reversibel*) machen, wenn man einiges an seinem Lebensstil ändert. Was ist überhaupt eine Arteriosklerose?
Sie ist die Folge der Einlagerungen von Cholesterin, Fetten und Kalk in den Gefäßwänden.
Diese Ein- beziehungsweise Ablagerungen (*Plaques*) werden im Laufe der Zeit immer größer und lassen den Raum für den Blutfluß enger und enger werden, bis es schließlich zum totalen Verschluß der Blutbahn kommt. Bei einem vollständigen Verschluß eines Gefäßes, einer akuten Thrombose, die zum Gewebetod (Infarkt) führt, spielen zusätzlich Auflagerungen von Blutgerinnseln (*Thromben*) eine Rolle. Löst sich so ein Thrombus von der Gefäßwand beziehungsweise von der Oberfläche der Plaque – was gelegentlich passiert – und wird er mit dem Blutstrom in einen bestimmten Bereich, beispielsweise der Lunge oder in eine Hirnarterie geschleppt, um dann dort irgendwo ein Gefäß zu verstopfen, spricht man von einer *arteriellen Embolie.* Dieser abgeschwemmte Thrombus wird medizinisch *Embolus* genannt.
Kleinere Gerinnsel können durch bestimmte bluteigene Substanzen

wieder aufgelöst werden. Geschieht das beispielsweise bei einer kurzfristig verstopften Hirnarterie, so tritt kein Schlaganfall ein, sondern es kommt zu den vorübergehenden Ausfallserscheinungen, zu TIA. Derartige Gerinnsel kann man, wie wir gleich sehen werden, durch Acetylsalicylsäure vermeiden oder mit bestimmten Medikamenten wieder auflösen.
Werfen wir noch kurz einen Blick auf die beeinflußbaren Risikofaktoren. Das ist wichtig, denn wer sie kennt, kann sie vermeiden – durch Umstellung des Lebensstils, durch Umstellung der Ernährung und gegebenenfalls durch eine medikamentöse Therapie.
Hauptrisikofaktor für einen Schlaganfall ist ein Bluthochdruck. Als einzelner Risikofaktor – vorausgesetzt, der Betroffene hat keinerlei andere Risikofaktoren – erhöht allein der Hochdruck das Schlaganfallrisiko um das vier- bis sechsfache!
Die Hypertonie ist aber auch ein bedeutender Risikofaktor für die Arteriosklerose – den Hauptrisikofaktor für den Herzinfarkt – und für *Koronare Herzkrankheiten* (KHK). Rund 70 Prozent der Menschen, die an Herz-Kreislauf-Erkrankungen sterben, haben einen Bluthochdruck. Eine Arteriosklerose der Hirnarterien ohne Symptome erhöht wiederum das Schlaganfallrisiko um das zweifache, eine Arteriosklerose mit Symptomen um das zehnfache. Sie sehen, die Risikofaktoren hängen voneinander ab, begünstigen und potenzieren sich. Deswegen ist es sinnvoll, möglichst viele auszuschalten.
Auch wenn die Reihenfolge der Wertigkeit sich beim Herzinfarkt etwas von der des Hirninfarktes unterscheidet, so sind für beide Infarktarten folgende Risikofaktoren besonders einflußreich – und möglicherweise lebensgefährlich:

- Arteriosklerose
- Erhöhte Cholesterin- beziehungsweise Blutfett(wert)e
- Fettstoffwechselstörungen
- Bluthochdruck (Hypertonie)
- Übergewicht
- Zuckerkrankheit (Diabetes) und Metabolisches Syndrom

- Erhöhte Harnsäurewerte
- Rauchen und Alkoholmißbrauch
- Streß

1. *Die Arteriosklerose*

Die Arteriosklerose (manchmal auch *Atherosklerose*) gilt – wie bereits gesagt – als Hauptrisikofaktor für den Herzinfarkt und ist einer der Risikofaktoren für den Hirninfarkt.
Sie ist – ähnlich wie der Diabetes vom Typ II – eine ›Wohlstandskrankheit‹. In erster Linie sind die Bewohner von Industriestaaten aufgrund ihrer zu üppigen und falschen Ernährung davon betroffen. Die Kennzeichen der Arteriosklerose sind nicht altersbedingte Verhärtung der Gefäße, Verlust deren Elastizität, Verengung der Gefäße und Verletzung der Gefäßwände.

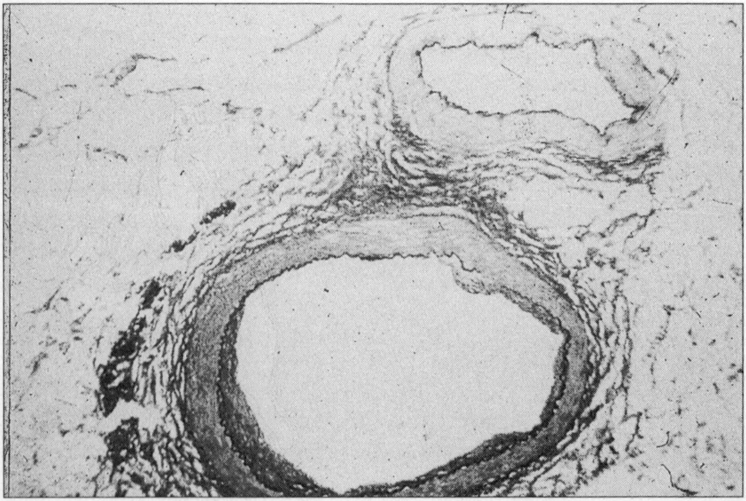

Innenansicht einer Arterie beim Neugeborenen. *© MSD*

Die Arterien, die man sich wie vielschichtige, elastische Rohre vorstellen muß, sind innen mit einer Gefäßinnenhaut ausgestattet, dem *Endothel.* Dieses Endothel läßt normalerweise nur gelöste Bestandteile aus dem Blut zur Ernährung an die anderen Schichten durch. In gesundem Zustand ist dieses Endothel völlig glatt, so daß das Blut ungehindert fließen kann.

Bei einer Arteriosklerose lagern sich an den Innenwänden Ablagerungen aus Fett, ›Schlackenstoffen‹ (Kalk) und Cholesterin ab. Derartige Ablagerungen bezeichnet man als *Atherome* (griech. athere = Brei), denn sie kleben wie ein fettiger Brei zunächst an der Gefäßinnenhaut. Genau genommen wird diese Frühform einer Arteriosklerose als *Atherosklerose* bezeichnet, doch oft werden die beiden Begriffe nicht exakt auseinandergehalten. Solche Ablagerungen wachsen zu beet- oder herdförmigen Platten an, zu sogenannten *Plaques,* und verändern das Gewebe an den Stellen der Gefäßwand, wo sie kleben.

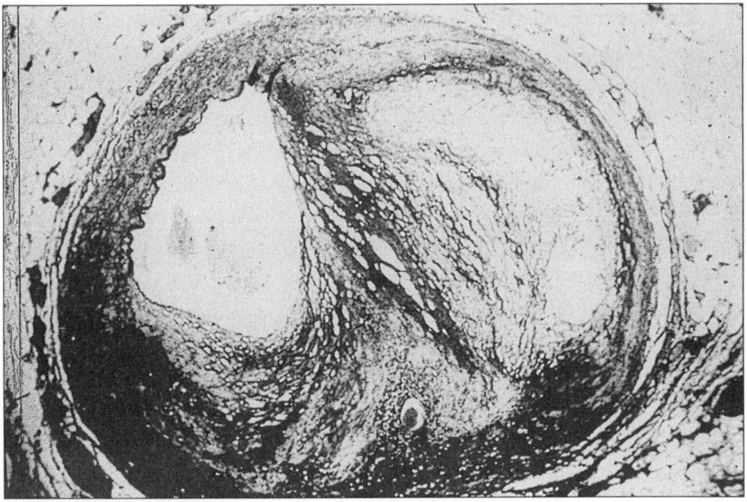

Innenansicht einer Arterie beim Opfer eines Herzinfarktes. © MSD

Dort werden nun Endothel und die anschließenden Schichten nicht mehr richtig versorgt und es bilden sich Entzündungen, weil statt dessen gewebefeindliche Substanzen in die Gefäßhaut eindringen. Gleichzeitig treten einzelne Muskelzellen aus, um die Beschädigung gemeinsam mit den *Blutplättchen* zu verschließen. An anderen Stellen, wo die Wände verhärtet und deswegen mit Sauerstoff und Nährstoffen unterversorgt sind, bilden sich *Nekrosen* (örtlicher Gewebstod). Durch so einen Entzündungsherd können Blutplasma, Fettstoffe und Eiweißkörper ungefiltert bis zu den Muskel- und Bindegewebszellen der Arterienrohre gelangen. Mit der Zeit durchsetzen die Plaques die Gefäßwände so sehr, daß schwere Funktionsstörungen entstehen. Daraus resultieren *Blutungen, Bindegewebswucherungen, Verkalkungen* und *Thrombosen.*

An diesem Punkt kommen erneut die Blutplättchen, die Thrombozyten ins Spiel. Erinnern Sie sich noch an deren Aufgaben? Sie spielen eine entscheidende Rolle bei der *Hämostase,* das heißt, beim Vorgang der Blutstillung als Reaktion auf eine Verletzung und den dadurch möglicherweise entstehenden Blutverlust. Wird das Endothel eines Blutgefäßes verletzt, so sorgen die Thrombozyten für die schnelle Abdichtung dieses ›Lecks‹, indem sie einen Plättchen-Pfropfen bilden. Dieser heftet sich an die Gefäßwand an. Verstopft so ein Thrombus das Gefäß vollständig, kommt es zum Infarkt.

Jährlich sterben hierzulande rund 170 000 Menschen an einem derartigen Blutgerinnsel. Dabei könnte dieser Thrombus, der zum Infarkt führte, im nächsten Krankenhaus mit einer speziellen Therapie (*Thrombolyse*) aufgelöst und damit wahrscheinlich das Leben des Patienten gerettet werden.

Ist das Gefäß nicht total verstopft und fließt noch etwas Blut hindurch, treten infarktähnliche Beschwerden auf (Ischämie, TIA). Bei jedem zweiten Patienten sind solche Beschwerden Vorboten eines Infarktes.

Der Prozeß der Arteriosklerose verläuft in Phasen über Jahre hinweg, der Betroffene spürt nichts davon – das ist der Nachteil.

Von Vorteil aber ist, daß sogar bereits fortgeschrittene Verletzungen

des Endothels wieder abheilen können – beispielsweise bei entsprechender Schonung und einer Ernährungsumstellung. Ein Arterioskleroseprozeß kann, das wurde in zahlreichen wissenschaftlichen Studien nachgewiesen, gestoppt werden. Es besteht sogar die Chance, die Arterienwände von den Fett- und Schadstoffablagerungen zu befreien, bevor Blutpfröpfe gebildet und Durchgänge total verstopft werden.
Wie, das erfahren Sie im Zusammenhang mit den Risikofaktoren Cholesterin und Fettstoffwechselstörungen. Denn alle hängen in gewisser Weise zusammen.

2. *Risikofaktor Cholesterin*

Cholesterin ist nicht gleich Cholesterin – und das ist vermutlich der Grund für immer wieder auftauchende, völlig gegenteilige Behauptungen.
Cholesterin ist sowohl lebensnotwendig als auch lebensgefährlich.
Lebensnotwendig, weil Cholesterin ein unersetzlicher Bestandteil aller Zellen und Gewebe ist. Es liefert das Grundgerüst für verschie-

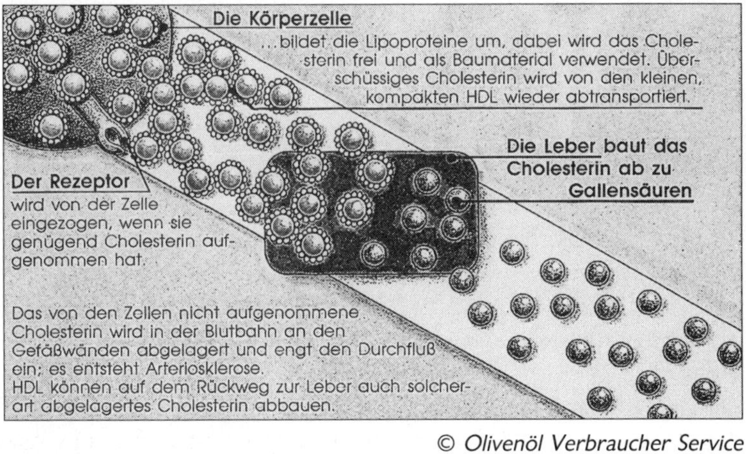

© Olivenöl Verbraucher Service

dene Hormone und den Hormonstoffwechsel, es ist die Ausgangssubstanz von Hormonen der Nebennierenrinde (zum Beispiel *Cortison*) und von Sexualhormonen, es ist zudem die Basissubstanz für *Gallensäuren,* die in der Leber gebildet werden und bei der Verdauung eine entscheidende Rolle spielen. Unser Körper benötigt also diese fettähnliche und in Wasser unlösliche Substanz – allerdings wohldosiert. Wir Menschen nehmen Cholesterin mit Nahrungsmitteln aus tierischen Produkten wie Fleisch, Milch, Käse, Eier oder Butter auf. Dieses von außen zugeführte ›exogene‹ Cholesterin speichert der Körper und ruft es bei Bedarf ab.

Nun produziert unser Körper aber auch selbst Cholesterin, das sogenannte ›endogene‹ Cholesterin, und zwar genau in der Menge, die er benötigt.

Führen wir nun durch die Nahrung dem Körper zu viel exogenes Cholesterin zu, wird dieses zuerst verbraucht. Ist die exogene Zufuhr zu gering (beispielsweise durch einseitige Ernährung), bildet der Körper selbst mehr Cholesterin. Gesunde Menschen können durchschnittliche Cholesterinmengen aus der Nahrung problemlos vertragen. Nicht dagegen Menschen mit Cholesterinstoffwechselstörungen. Dazu kommt noch etwas Wichtiges: Es gibt unterschiedliche Cholesterinzusammensetzungen.

Weil sich die Fettsubstanz Cholesterin nicht mit dem wässerigen Blutplasma mischt, braucht sie für ihren Weg durch den Kreislauf einen Transporteur. Dafür stehen ihr in erster Linie spezielle Eiweißstoffe (*Proteine*) zur Verfügung, die in unterschiedlicher Größe und Dichte herumschwimmen. Sie werden im Darm und in der Leber gebildet und verbinden sich dann im Blutplasma mit Cholesterin zu sogenannten *Fett-Eiweiß-Verbindungen,* zu *Lipoproteinen* (Fette = Lipide, Eiweiß = Proteine). Deswegen ist immer wieder die Rede vom ›guten‹ und vom ›bösen‹ Cholesterin: Wissenschaftliche Erkenntnisse haben ergeben, daß für die Entstehung einer Gefäßkrankheit nicht nur die Höhe des *Gesamtcholesterins* ausschlaggebend ist, sondern vor allem die Zusammensetzung, in der das Cholesterin durch den Kreislauf transportiert wird. Kommt es zu einer HDL-Verbindung, einer Fett-

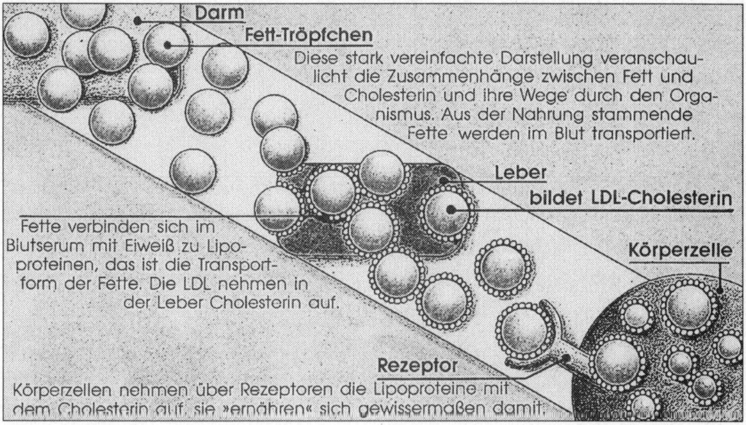

© Olivenöl Verbraucher Service

Eiweiß-Verbindung von hoher Dichte (*High Density Lipoprotein*), so schützt dieses HDL-Cholesterin in gewisser Hinsicht vor einer Arteriosklerose.

LDL-Cholesterin (*Low Density Lipoprotein*) dagegen beschleunigt die Arteriosklerosebildung. Denn das LDL-Cholesterin setzt sich in den Plaques ab, während die in der Leber gebildeten HDL-Partikel überflüssiges und gefährliches Cholesterin aus den Arterien in die Leber transportieren, wo es zu Gallensäure umgewandelt wird. Die HDL gleichen also als eine Art Räumkommando die Wirkung der ungünstigen LDL aus, indem sie diese aus den Zellen und Gefäßwänden abtransportieren – vorausgesetzt, es gibt genügend HDL!

Als Faustregel sollte man sich merken:

- Je höher die LDL-Cholesterinwerte im Blut sind, desto leichter und schneller lagert sich Cholesterin in den Gefäßwänden ab – und das ist schlecht!
- Je höher die HDL-Cholesterinwerte sind, desto mehr Cholesterin wird aus den Gefäßwänden und dem Blutkreislauf herausgeholt – und das ist gut!

Für die Herzinfarkt- und Schlaganfallprophylaxe ist es also günstig, den LDL-Cholesterinspiegel zu senken und parallel dazu den HDL-Cholesterinspiegel zu erhöhen.
Denn in zahlreichen Studien wurde weltweit nachgewiesen, daß Menschen mit hohen HDL-Spiegeln eindeutig weniger Herzinfarkte und vermutlich weniger Hirninfarkte haben.
Beispielsweise wird das Herzinfarktrisiko bei einem 15prozentigen Anstieg des HDL bereits um die Hälfte verringert. Dagegen erhöht sich das Risiko eines Hirninfarktes bei Cholesterinwerten über 240 mg/dl auf das Zweieinhalbfache.
Wie kann man seine Gesamt-Cholesterinwerte senken, den HDL-Spiegel erhöhen und so einer Arteriosklerose vorbeugen?

- Beispielsweise zwei- bis dreimal pro Woche eine Fleischmahlzeit durch Fisch (nicht paniert!) ersetzen, und zwar möglichst durch Meeresfische, gekocht, gesotten oder in Olivenöl gegrillt. Sie enthalten wertvolle *Omega-3-Fettsäuren,* welche das LDL senken und in gewisser Weise eine Verklumpung der Blutplättchen verhindern.
- Sie senken auch den *Triglyceridspiegel* (von dem wir gleich noch etwas erfahren) und fördern die *Fließeigenschaften* des Blutes. Zudem senken sie etwas den Bluthochdruck.

Gewarnt sei jedoch davor, sich im Supermarkt nun mit ›Fischölkapseln‹ einzudecken. Sie sind nicht nur teuer, sondern viele haben eine so schlechte Zusammensetzung und Qualität, daß sie sogar gesundheitsschädlich sein können. Viel wichtiger ist eine Ernährungsumstellung: weg von Wurst und fettem Fleisch, hin zu Salaten, Gemüse und Obst. Man muß deswegen nicht völlig auf Fleisch verzichten, sollte aber prinzipiell die mageren Fleisch- und Wurstsorten bevorzugen.

3. *Risikofaktor Fettstoffwechselstörungen*

Nicht nur erhöhte Cholesterinwerte, sondern auch zu hohe *Triglyceridspiegel* im Blut führen zu Gefäßerkrankungen und den Risiken eines Infarktes. Es ist daher wichtig, die Fettwerte in seinem Blut zu kennen und sie, besonders ab dem mittleren Lebensalter, mindestens einmal jährlich messen zu lassen (kostenloser Check-up!).

Cholesterin brauchen wir, damit unsere Hormone und Körperzellen funktionieren können. Den ›Brennstoff‹ zum Leben aber liefern die *Triglyceride* und die *Kohlenhydrate.*

Auch das Neutralfett Triglycerid kann unser Organismus selbst im Fettgewebe und in der Leber bilden. Es dient einerseits den Zellen des Körpers als Energiespeicher, andererseits als wichtige Quelle für den Energie- und Betriebsstoffwechsel. Überschüsse an Triglyceriden lagern sich im Fettgewebe als Depotfett ab für eventuelle Hungerzeiten. Nun führen wir aber dem Körper zusätzlich Triglyceride mit tierischen und pflanzlichen Nahrungsmitteln von außen zu: beispielsweise mit Fleisch und Wurst, Milch, Käse, Sahne, mit Nüssen, Pflanzen und Backfetten. Dazu bildet der Organismus selbst Triglyceride aus Kohlenhydraten wie Mehl, Brot, Teigwaren, Zucker und Alkohol. Also lassen sowohl Fette wie auch kohlenhydratreiche Mahlzeiten den Triglyceridspiegel ansteigen, ganz besonders aber Alkohol.

Für ihren Transport im Blut binden sich die Triglyceride ebenfalls an Lipide, bevorzugt an *VLDLs,* an Lipoproteine sehr geringer Dichte (*Very Low Density Lipoprotein*). Über einen komplizierten Stoffwechselkreislauf (auf den hier nicht näher eingegangen werden soll) verwandeln sich überschüssige VLDLs nach einiger Zeit in die gefährlichen LDLs. Damit sind also auch hohe Triglyceridwerte ein Risiko für den Infarkt.

Gerade *Diabetiker* haben oft einen erhöhten Triglyceridspiegel, vor allem, wenn sie schlecht ›eingestellt‹ sind. Dasselbe gilt für Patienten mit Übergewicht und/oder erhöhten Harnsäurewerten (*Hyperurikämie*); außerdem für alle Menschen die regelmäßig Alkohol trinken: Bereits zehn bis 15 Gramm Alkohol täglich steigern die Triglyceridwerte. Bei einer *Hypertriglyceridämie* heißt es, sofort auf Alkohol, Zucker und tierische Fette zu verzichten.

In verschiedenen wissenschaftlichen Studien konnte nachgewiesen werden, daß ein enger Zusammenhang zwischen einem erhöhten

Triglyceridspiegel und einem Herzinfarkt besteht, und zwar vor allem bei Männern und Frauen über 50 Jahren.
Um zu beantworten, ab welcher Höhe Lipidwerte gefährlich sind, haben sich die Forscher auf eine ›magische‹ Zahl, die ›200‹ geeinigt: Weder der Gesamtcholesterinwert noch der Triglyceridwert sollte 200 mg/dl (Milligramm pro Deziliter) übersteigen.
Vorsorge und – wenn nötig – eine möglichst frühzeitige Behandlung von Fettstoffwechselstörungen schützen vor Arteriosklerose und ihren Folgeerkrankungen wie Herzinfarkt und Schlaganfall. Cholesterin- wie auch Triglyceridspiegel im Blut sind relativ einfach zu messen, ein Tropfen Fingerblut genügt. Achten Sie auf folgendes:

- Bei Werten über 200 mg/dl Gesamtcholesterin ist es wichtig, die Höhe der HDL- und LDL-Cholesterinwerte zu kennen. Günstig ist ein LDL-Wert unter 160 mg/dl und HDL-Werte über 35 mg/dl.
- Der Triglyceridspiegel sollte ebenfalls unter 200 mg/dl liegen.

4. ***Risikofaktor Bluthochdruck*** (***Hypertonie***)

Ein Bluthochdruck, medizinisch *Hypertonie,* gilt als wichtiger Risikofaktor und Auslöser für Arteriosklerose und koronare Herzkrankheiten (KHK). Für den Infarkt des Gehirns, den Schlaganfall also, ist er der Hauptrisikofaktor.
Schon die Behandlung des Bluthochdrucks, nämlich den Druck wieder auf Normalwerte zu bringen, senkt das Schlaganfallrisiko um 40 Prozent! Rund 70 Prozent der Menschen, die an Herz- und Kreislauferkrankungen sterben, hatten einen Bluthochdruck. Schätzungsweise jeder vierte bis fünfte Erwachsene leidet daran, oft ohne es zu wissen. Wichtig ist also, besonders für Personen ab dem vierzigsten Lebensjahr, sich bei einem Arztbesuch auch den Blutdruck messen zu lassen – und umgekehrt: Viele wundern sich, warum der Arzt ihnen unter anderem den Blutdruck mißt, obwohl sie ihn wegen irgendwelcher anderer Beschwerden aufgesucht haben. Diese Maßnahme hat also seine Richtigkeit, ja sie ist lebensnotwendig.

Bei einem Ansteigen des Blutdrucks spielen verschiedene (Risiko-) Faktoren zusammen – und gegeneinander. Beispielsweise erhöht Alkohol den Blutdruck und fördert das Übergewicht. Nahezu jeder Übergewichtige wiederum hat einen zu hohen Blutdruck, aber auch zu hohe Cholesterin- und/oder Triglyceridwerte. Entsprechend läßt sich bei vielen Übergewichtigen oder denjenigen, die gerne regelmäßig ›ein Gläschen‹ trinken, der Blutdruck allein schon durch die Gewichtsabnahme und/oder den Verzicht auf Alkohol senken. Dadurch sinken automatisch auch Cholesterin- und Triglyceridspiegel.

Warum ist eine Hypertonie so gefährlich? Die meisten Betroffenen merken (zunächst) von ihrem Hochdruck nichts, ganz im Gegenteil. Sie fühlen sich aktiv und besonders wohl.

Normalerweise fließt in den Gefäßen das Blut gleichmäßig trotz der vielen Verzweigungen. Mißt man den Blutdruck, so werden stets zwei Werte angegeben: zunächst der höhere, der sogenannte *systolische*, dann der niedrigere, der *diastolische* Blutdruck.

Der *systolische Meßwert* gibt an, mit welchem Druck das Blut vom Herzen während der Systole (Zusammenziehen) durch die Adern gepumpt werden muß, um eine ausreichende Durchblutung zu gewährleisten.

Der *diastolische Druck* wird vom Durchmesser der Blutgefäße und hier vor allem von den zahlreichen kleinen arteriellen Blutgefäßen, den *Arteriolen*, bestimmt. Diese können sich verengen oder erweitern und so den Blutdruck regulieren.

Gemessen wird der Blutdruck in Millimetern an einer Quecksilbersäule, also in mmHg. Nach den Richtlinien der WHO (Weltgesundheitsorganisation) gelten für den Erwachsenen folgende Meßwerte:

bis 140/90 mmHg	=	normaler Blutdruck,
140/90 bis 160/90 mmHg	=	Grenzwert-Hypertonie,
Werte über 160/95 mmHg	=	Bluthochdruck.

Wenn nun einzelne Gefäße beispielsweise durch Plaques verengt sind, muß unser Herz das Blut gegen diesen Widerstand ›anpumpen‹. Das Blut strömt also nicht mehr gleichmäßig und glatt, sondern an bestimmten Stellen, besonders an Gefäßverzweigungen, kommt es zu Turbulenzen. Höhere Schwerkräfte werden wirksam, die die Gefäßwand schädigen und damit wiederum Thrombozyten zur ›Abdichtung‹ freisetzen und gleichzeitig neue Plätze für eine weitere Ablagerung von Cholesterin-, Fett- und Schadstoffablagerungen bilden. Es ist ein Teufelskreis, besonders weil dazu weitere – zum Teil bereits beschriebene – Risikofaktoren kommen.

80 bis 90 Prozent aller Schlaganfälle gehen auf einen Hochdruck mit Arteriosklerose zurück. Der Infarkt – am Herzen oder am Hirn – ist dann die letzte Konsequenz.

Daher ist es wichtig, die Arteriosklerose, eine relativ rasch fortschreitende Krankheit, möglichst zügig zu bremsen und gegebenenfalls mit Medikamenten dafür zu sorgen, daß das Blut sich wieder verflüssigt und ungehindert fließt, so daß sich auch der Blutdruck wieder normalisiert.

5. *Weitere Risikofaktoren*

Übergewicht ergibt sich nicht über Nacht, sondern wir bauen es über Monate und Jahre, Kilogramm für Kilogramm, allmählich auf.

Wann hat jemand Übergewicht? Als Faustregel gilt heute der sogenannte Broca-Index:

  Körpergröße in Zentimeter
– 100

= Normalgewicht in Kilogramm

Dabei sind Abweichungen nach oben oder unten von 10 bis 15 Prozent – abhängig von der genetischen Veranlagung, vom Knochenbau und der Muskulatur – weiter nicht tragisch.

Ein ständiges Übergewicht von 20 Prozent allerdings reduziert die Lebenserwartung bereits um 25 bis 33 Prozent, ein jahrelanges Übergewicht von 30 Prozent und mehr läßt die Lebenserwartung um rund 50 Prozent sinken. Im Vergleich zum Normalgewichtigen hat der Übergewichtige ein dreifach erhöhtes Risiko, nicht nur einen Hochdruck zu bekommen, sondern auch an Diabetes, an Störungen des Fettstoffwechsels und an einem erhöhten Blutharnsäurespiegel zu erkranken.

Und damit sind wird bei zwei weiteren Risikofaktoren, der *Zuckerkrankheit* und dem *Metabolischen Syndrom.* Beide, der *Diabetes vom Typ II* (›Altersdiabetes‹) und das *Metabolische Syndrom* sind sogenannte ›Wohlstandserkrankungen‹.

Die Anlage zum Diabetes ist eine erbliche Stoffwechselerkrankung, die man aber unter Kontrolle halten kann. Ausgelöst wird ein Diabetes fast immer durch zu üppiges und zu fettes Essen und zu wenig Bewegung. Sein Hauptrisikofaktor ist Übergewicht beziehungsweise Fettsucht (*Adipositas*). Als Metabolisches Syndrom oder *Syndrom X* wird ein Bündel charakteristischer, gemeinsam auftretender Störungen bezeichnet, die alle gezielt zur Arteriosklerose und ihren Folgeerkrankungen führen:

Kennzeichen des Metabolischen Syndroms sind

- Übergewicht (mit *androider Fettverteilung* = Fettdepots im Bauchbereich),
- Hypertonie,
- erniedrigtes HDL-Cholesterin,
- erhöhte Triglyceridwerte (Hypertriglyceridämie) und eine
- fortschreitende *Glukoseunverträglichkeit*, die zum Diabetes mellitus Typ II führt.

Letzteres bedeutet, daß der Körper zunächst dem eigenen *Insulin* gegenüber weniger empfindlich reagiert. Als Folge von Übergewicht und Bewegungsmangel erwirbt der Betroffene eine *Insulinresistenz*, auf die die Bauchspeicheldrüse mit einer erhöhten Ausschüttung von Insulin reagiert (*Hyperinsulinämie*). Sie verhindert zwar, daß der Patient bereits zu diesem Zeitpunkt diabetisch wird, führt aber bereits zu Schädigungen an den Gefäßen, begünstigt eine Erhöhung des Blutdrucks und macht den Weg für Fettstoffwechselstörungen frei. Er-

gebnis: Bereits jetzt lagern sich vermehrt Lipide in den Gefäßwänden ein, die Arteriosklerosebildung nimmt rapide zu.
Bei gleichen Cholesterinwerten hat ein Diabetiker ein etwa 3,5fach höheres Risiko, an einer Herz-Kreislauf-Erkrankung zu sterben, als ein Nicht-Diabetiker.
Dazu kommt, daß durch die Hyperinsulinämie das vorhandene Fett sozusagen konserviert und der Appetit zusätzlich angeregt wird. Die allerersten und wichtigsten Behandlungsmaßnahmen für den Diabetiker sind jedoch, abzunehmen und sich möglichst viel bewegen.
Durch dieses Bündel von kardiovaskulären Risikofaktoren entstehen bei solchen Patienten frühzeitige Gefäßverengungen und sehr rasch koronare Herzerkrankungen. Eine der ersten Maßnahmen des Arztes ist, den Patienten sofort auf Diät zu setzen – das heißt, die Ernährung muß umgestellt werden, Alkohol und Zigaretten sind strikt verboten –, und er muß sich so viel wie möglich bewegen: zum Beispiel Spazierenlaufen, Sport treiben, Gymnastik machen.

Ob ein erhöhter **Harnsäurewert** (*Hyperurikämie*) im Blut als einzelner Risikofaktor das Risiko für Herz-Kreislauf-Erkrankungen steigert, ist noch nicht endgültig geklärt. Erhöhte Harnsäurewerte sollten aber dennoch sehr ernst genommen werden, weil sie meist mit anderen Risikofaktoren kombiniert sind und diese wiederum potenzieren.
Die Hyperurikämie und die daraus resultierende *Gicht* gehören nämlich ebenfalls in die Kategorie ›Wohlstandskrankheiten‹. Die Ursache ist eine erbliche Störung des Eiweiß- und Zellkernstoffwechsels. Ausgelöst wird sie – ähnlich wie der Diabetes – jedoch durch üppige und falsche Ernährung: zu süß, zu fett, zu purinhaltig. *Purine* sind zwar notwendige Bausteine aller Zellen, die im Stoffwechsel zu Harnsäure abgebaut werden. Enthält jedoch die Nahrung zu große Purinmengen, wie das bei Innereien wie Leber, Bries, Hirn, Nieren, Herz oder Lunge (die alle auch sehr cholesterinhaltig sind) der Fall ist, aber auch bei Fleisch, Meeresfrüchten und Hülsenfrüchten, kann es zu Harnsäureablagerungen in Gelenken und in der Niere kommen, da nicht

mehr genügend Harnsäure über die Nieren und teilweise über den Darm ausgeschieden wird.
Die Harnsäurewerte erhöhen sich außerdem bei Risikofaktoren wie Übergewicht, regelmäßigem Alkoholgenuß und bei einer relativ eiweißreichen Ernährung.
Überschreiten die Harnsäurewerte 7 mg % bei Männern und 6 mg % bei Frauen, so ist neben einer purin- und fettarmen Ernährung ohne Alkohol nach Ansicht der meisten Ärzte eine medikamentöse Therapie notwendig, um Folgeerkrankungen zu vermeiden.

Alkohol läßt – wie schon erwähnt – den Blutdruck ansteigen. Nach Schätzungen in den USA, in Australien und in Deutschland sind fünf bis zehn Prozent der Hypertonieerkrankungen auf einen täglichen Alkoholkonsum von über 40 Gramm zurückzuführen. Wer einen Bluthochdruck, hohe Triglyceridwerte, einen Diabetes, hohe Harnsäurewerte und/oder Übergewicht hat, sollte seinen Alkoholkonsum möglichst ganz einschränken – zumindest, bis diese Werte wieder im Normalbereich liegen.
Dabei – sozusagen als Anhaltspunkt – entsprechen

- einem Liter Wein etwa 100 Gramm Alkohol,
- einem Liter helles Bier etwa 40 Gramm Alkohol und
- einem Liter Schnaps etwa 400 bis 500 Gramm Alkohol.

Und nicht zu vergessen: ein Gramm Alkohol liefert 7,2 Kilokalorien!

Rauchen ist »der Hauptgrund für die männliche Impotenz«, behauptet der amerikanische Forscher Irving Goldstein. Die Diskussionen um Rauchen beziehungsweise Rauchverbot nehmen zwar allmählich mehr als extreme Züge an, aber eines wissen wir alle: Rauchen ist nicht unbedingt gesund.
Es ist schädlich für die Gefäße, es läßt das Herz schneller und stärker schlagen sowie den Blutdruck ansteigen, wodurch der Herzmuskel mehr Sauerstoff benötigt. Sowohl in den großen wie auch in den kleinen Arterien führt Rauchen zu einer Verengung und damit zu einer

Drosselung der Blut- und Sauerstoffversorgung des Gehirns. Durch die Inhalation des in den Zigaretten enthaltenen Kohlenmonoxyds werden zehn bis 15 Prozent aller roten Blutkörperchen ihres Sauerstoffes beraubt. Die Fließeigenschaften und die Gerinnungsbildung des Blutes verändern sich, und die Thrombozyten lagern sich jetzt sogar an die normale Gefäßwand an. Das wirkt sich natürlich besonders schlimm aus, wenn bereits durch Cholesterin- und Schadstoffablagerungen vorhandene Plaques in den Arterien durch die zusätzliche Ablagerung an Dicke und Höhe zunehmen.

Rauchen verdoppelt nicht nur das Risiko, überhaupt an einem Infarkt zu erkranken, sondern läßt dieses Ereignis im Durchschnitt auch zehn Jahre früher eintreten als bei Nichtrauchern. Rauchen erhöht das LDL und erniedrigt das HDL. Überlebende eines Herzinfarktes, die das Rauchen eingestellt hatten, hatten im Vergleich zu Patienten, die weiterrauchten, weitaus weniger Risiken für einen erneuten Infarkt (*Reinfarkt*).

Und »neun von zehn Frauen, die (vor den Wechseljahren) einen Herzinfarkt erleiden, sind Raucherinnen«.

Raucherinnen kommen zudem rund zwei Jahre früher in die Wechseljahre, und ihre Haut altert rascher.

Wer raucht, geht Risiken ein. Und wer bereits einen Infarkt – im wahrsten Sinne des Wortes – erlebt hat, sollte wirklich für den Rest seines geschenkten Lebens ein für allemal auf das Rauchen verzichten.

Wie schützt ASS vor Herzinfarkt und Schlaganfall?

Vorab muß eines gesagt werden: Kein Medikament auf der ganzen Welt kann hundertprozentig vor einem Herzinfarkt oder vor einem Hirninfarkt schützen!
Der beste Schutz ist – manche mögen sich gewundert haben, weshalb hier so ausführlich auf die Risikofaktoren eingegangen worden ist, aber das ist der Grund – eine Umstellung des Lebensstils, wenn Risikofaktoren vorhanden sind. Denn auch Medikamente, seien es Blutdrucksenker (*Antihypertonika* wie Betablocker, ACE-Hemmer, Kalzium-Antagonisten, Diuretika usw.) oder *Herzmedikamente* (zum Beispiel Nitrate oder Digitalis beziehungsweise Glykoside) oder *Lipidsenker* (beispielsweise Fibrate, CSE-Hemmer, Nikotinsäure usw.) oder *Diabetes-Präparate* oder *Insulin-Injektionen* für Diabetiker, entbinden nicht von einer Ausschaltung der Risikofaktoren zum Beispiel durch eine Änderung der Ernährung oder mehr Bewegung.
Das gilt sowohl für die Primär- als auch für die Sekundärprophylaxe.

Inwieweit spielt nun die Acetylsalicylsäure in diesem Zusammenhang eine Rolle? Wo kann sie eingesetzt werden, wovor schützt sie?
Acetylsalicylsäure gegen akute Schmerzen (Muskeln, Bänder, Gelenke, Knochen), gegen Fieber (bei Erkältungen) und auch gegen chronische Schmerzen (Arthrose, Rheuma) – damit etablierte sich ASS zu einem Medikament, dessen Name nicht nur der medizinischen Fachwelt, sondern auch der breiten Öffentlichkeit, in diesem Fall als ›Aspirin‹, seit Jahrzehnten vertraut war. Doch dann – Sie erinnern sich – unterbrach ein aufsehenerregendes Ereignis das langjährige Gebrauchsschema: 1971 wurden in der Zeitschrift ›Nature‹ drei Arbeiten der Forschergruppe um John Vane vom Königlichen Ärztekolleg in London publiziert. Darin erklärte der britische Phar-

makologe das eigentliche Wirkprinzip der Acetylsalicylsäure: deren hemmende Wirkung auf verschiedene körpereigene Schmerz- und Entzündungsmediatoren, die sogenannte Prostaglandinsynthesehemmung.

Etwa zur gleichen Zeit machten andere Wissenschaftler eine weitere Wirkweise der Acetylsalicylsäure ausfindig: ASS verhindert, daß sich die neben den roten und weißen Blutkörperchen im Plasma schwimmenden Blutplättchen, die Thrombozyten, verklumpen. Das heißt, die Acetylsalicylsäure nimmt Einfluß auf die *Blutgerinnung*, indem sie – wissenschaftlich ausgedrückt – eine *Thrombozytenaggregation*, eine Zusammenballung der Blutplättchen, verhindert.

Wir erinnern uns: Bei einer Verletzung beispielsweise ballen sich die Blutplättchen zusammen, unter anderem, um den Blutfluß zu stoppen.

Dieser Vorgang läuft ähnlich ab wie bei den Prostaglandinen beziehungsweise der Protaglandinsynthesehemmung: Wenn die Blutplätt-

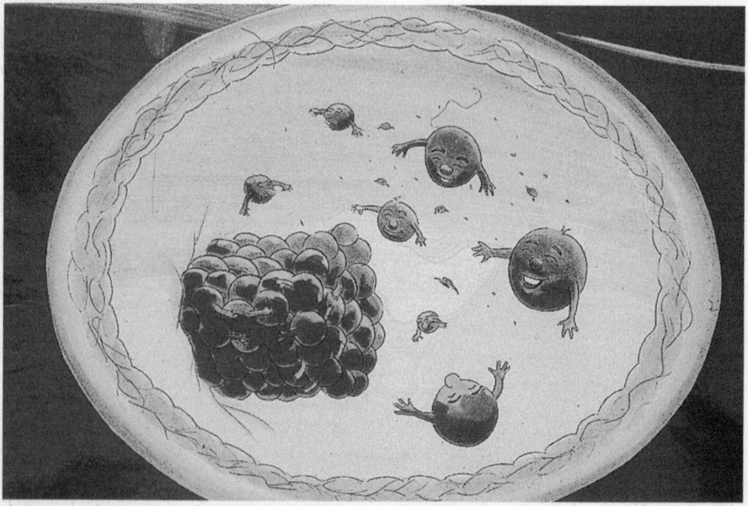

Thrombozyten ballen sich zusammen. *© Bayer AG*

chen aktiviert werden, setzen sie eine den Prostaglandinen verwandte Substanz frei, das gerinnungsfördernde *Thromboxan* (Thromboxan A_2 = TXA_2). Dieser ›Vermittler‹ (*Mediator*) fördert die Zusammenballung von Thrombozyten und das Zusammenziehen der Gefäße (*Vasokonstriktion*) und begünstigt daher die Entstehung von Thromben (*Thrombogenese*). Das kann bereits – wie wir wissen – passieren, wenn, aus welchen Gründen auch immer, die Innenwand eines Blutgefäßes nur leicht ›angekratzt‹ wird. Während bei anderen Verletzungen die Blutgerinnung vor dem Verbluten schützt, kann sie sich hier tödlich auswirken. Denn das aus zusammengeballten Thrombozyten entstandene Blutgerinnsel saugt sich an der Gefäßwand wie ein Korken am Leck fest, verstopft eventuell das gesamte Gefäß und unterbricht so den Blutfluß. Wird dagegen die Synthese von Thromboxan gehemmt – etwas, wozu die Acetylsalicylsäure in der Lage ist –, wird die Thromboseneigung gesenkt und das gefährliche Zusammenklumpen der Blutplättchen verhindert.

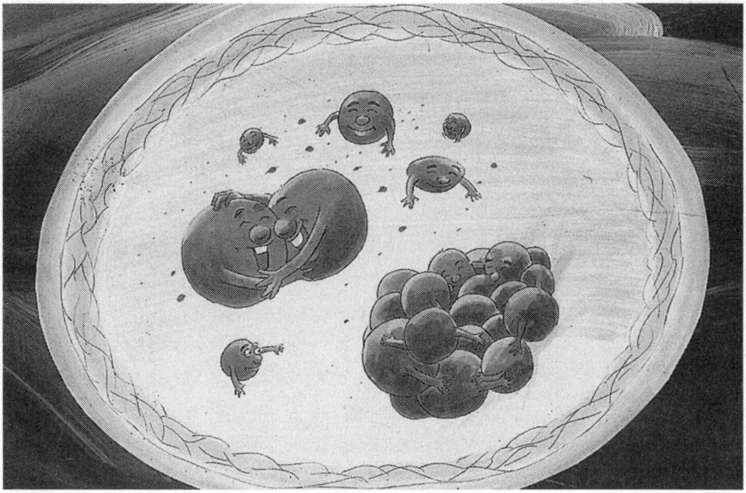

Thrombozytenaggregationshemmung des ASS. © Bayer AG

1992 wies der Pharmakologe Henning Schröder von der Universität Düsseldorf nach, daß bereits ein einmaliger Kontakt eines Thrombozyten mit ASS die verhängnisvolle Thromboxan-Bildung für die gesamte Lebensdauer des Blutplättchens blockiert, nämlich für rund acht Tage.
Diese Möglichkeit kann man prophylaktisch nutzen, und zwar durch bereits sehr geringe Mengen von ASS.
Die Hemmung der Thrombozytenfunktion durch ASS wurde erst gegen Ende der sechziger Jahre entdeckt (Weiss und Aledort, 1967). In den folgenden Jahren untersuchten verschiedene Forscher dieses Phänomen systematisch (O'Brien et al., 1968; Weiss et al., 1968). Seine Ergebnisse veranlaßten J. R. O'Brien 1968, in der renommierten ärztlichen Fachzeitschrift ›Lancet‹ die Acetylsalicylsäure erstmals als *Antithrombotikum* zu empfehlen.
Die zweite ›Karriere‹ der Acetylsalicylsäure hatte begonnen, ASS war auf dem Weg zum Megastar.
Für Menschen, die unter mangelnder Gerinnungsfähigkeit des Blutes leiden, ist die Acetylsalicylsäure also eine lebensgefährliche Substanz. Und für die anderen? Umgekehrt, so sagte sich der Epidemiologe Peter Elwood vom Medical Research Council im englischen Cardiff, kann ASS den Menschen, die von Thrombosen bedroht sind (beispielsweise bei einem Infarkt), vielleicht nützen. Er begann 1971 mit einer Untersuchung an 1239 Männern, die bereits einen Herzinfarkt erlitten hatten. Die eine Hälfte dieser Risikopatienten bekam täglich eine Tablette ASS, die andere ein Placebo, ein Scheinpräparat. Es handelte sich um einen ›Doppelblindversuch‹: Wer was einnahm, wußten weder die Patienten noch die behandelnden Ärzte. 1974 veröffentlichte Elwood das Ergebnis seiner Studie: Nach durchschnittlich 12,2 Monaten der Einnahme waren in der ASS-Gruppe 26 Prozent weniger Patienten gestorben als in der Placebo-Gruppe. Dennoch war dieser beachtliche Unterschied nach den strengen Regeln der Wahrscheinlichkeitsrechnung statistisch nicht signifikant. Auch weitere ähnliche Untersuchungen blieben ohne statistisch gesicherte Resultate. Zusammengenommen jedoch, so errechnete der Epidemio-

loge Prof. Richard Peto von der Universität Oxford/UK, konnte durch die Studien belegt werden, daß ASS Infarktpatienten zu besseren Überlebenschancen verhilft.

Sensationelle Studienergebnisse zu ASS

»Eine ›Prise‹ Aspirin täglich würde ausreichen, um jährlich weltweit über 100 000 Todesfälle bei unter 70jährigen zu verhüten«, kommentierte Peto 1994 eine Mega-Metaanalyse zur Wirkung von ASS in der kardiovaskulären Sekundärprophylaxe. Unter Leitung der Oxforder Expertengruppe hatten Dutzende von Wissenschaftlern und Ärzten weltweit nach veröffentlichten und nichtveröffentlichten Studien zur antithrombotischen Therapie der Acetylsalicylsäure gefahndet. Schließlich hatten sie 300 Studien mit insgesamt 140 000 erfaßt, ausgewertet und gewichtet.
Eine erste Metaanalyse war bereits 1988 erschienen. Danach reduzierte die Therapie mit ASS das Risiko von Gefäßtodesfällen um ein Sechstel, das von nichttödlichen Herzinfarkten und Schlaganfällen um ein Drittel, und zwar bei Hochrisiko-Patienten mit instabiler Angina pectoris, Verdacht auf Herzinfarkt, bereits überlebtem Infarkt oder Schlaganfall einschließlich TIA.
In der zweiten Metaanalyse wurden auch verschiedene Formen von Verschlußkrankheiten (unter anderem der Beinvenen oder arteriellen Verschlußkrankheiten = AVK) geprüft, außerdem, ob es geschlechtsspezifische Unterschiede in der Wirkung zwischen Männern und Frauen gibt und ob Patienten mit den Begleit- oder Hauptkrankheiten Hypertonie und Diabetes mellitus ähnliche Ergebnisse aufweisen würden.
Sicherlich fragen sich manche nun, wie eine Untersuchung von 300 Studien mit insgesamt 140 000 Patienten finanziert wird. Neben verschiedenen Instituten und Stiftungen beteiligten sich auch eine Reihe von Pharmafirmen finanziell an dieser Auswertung, ohne Einfluß auf die Ergebnisse zu haben. Das nur zwischendurch als Feststellung, wie

und wozu unter anderem die ›Einkünfte‹ von Pharmafirmen verwendet werden.

Die Oxforder Studienleitung kam zu folgenden Ergebnissen:

»Die Dauermedikation mit niedrig dosiertem (75 bis 325 mg) Aspirin muß heute als Standard gelten für folgende Gruppen von Hochrisikopatienten:

- Verdacht auf Myokardinfarkt,
- instabile Angina pectoris,
- wenn aus der Anamnese bekannt ist, daß bereits Herzinfarkt, Schlaganfall oder Angina pectoris aufgetreten sind sowie ein Bypass oder eine Angioplastie durchgeführt wurden,
- wenn andere okkulierende (verschließende) Gefäßerkrankungen bekannt sind.

Die Ergebnisse der neuen Metaanalyse schließen die Frauen ebensowenig aus wie junge oder ältere Patienten. Eingeschlossen sind auch Hypertoniker und Diabetiker. Bei keiner dieser Subgruppen (Untergruppen) gab es Hinweise für eine abgeschwächte oder gar konträre Wirksamkeit von Aspirin. Lediglich eine ganz kleine Minderheit von diesen Patienten sollte kein Aspirin erhalten, dann nämlich, wenn eindeutige Kontraindikationen wie zum Beispiel eine Aspirin-Allergie oder gastrale Symptome vorliegen.«

(nach MMW Extrablatt 113/1994)

Mit anderen Worten, bereits eine halbe Aspirin-Tablette täglich über mehrere Jahre hinweg, nach einem Herzinfarkt, Schlaganfall oder einer anderen Verschlußkrankheit, könnte jährlich weltweit zwischen 100 000 und 200 000 vorzeitige Todesfälle verhindern!

Aspirin – das weltweite Synonym für die Acetylsalicylsäure – ist nicht nur ein sensationell wirkungsvolles Arzneimittel, sondern auch ein sehr preiswertes.

Das gilt für Industrieländer wie auch für Entwicklungsländer. Das wohl am intensivsten untersuchte Arzneimittel, für Pfennige auch in armen Ländern zu haben, ist lebensrettend für Patienten mit hohem

Risiko für Herzinfarkt und Schlaganfall. Ein weiterer Vorteil: ASS in so niedriger Dosierung – empfohlen werden 100 mg pro Tag – läßt nur in äußerst seltenen Fällen Nebenwirkungen erwarten.
Eine weitere Neuigkeit dieser umfassenden Analyse war, daß ASS vor Gerinnseln in den Venen ebenso gut schützt wie vor Thrombosen in den Arterien. Denn bis dahin war man der Ansicht, daß Aspirin für die Prophylaxe von Thromben beziehungsweise Embolien in den Venen nicht geeignet sei.
Eine sogenannte *Thromboembolie* ist nämlich die große Gefahr bei orthopädischen oder chirurgischen Eingriffen, nach denen der Patient längere Zeit zur Ruhe gezwungen ist, sei es aufgrund des Eingriffs oder auch aufgrund einer Immobilisation wegen des Verbandes (zum Beispiel Gipsverband). Solche Patienten entwickeln sehr leicht *Lungenembolien* oder Thrombosen in den tiefliegenden (Bein-)Venen. Bislang gab man diesen Patienten für einige Zeit *Heparin,* einen Gerinnungshemmer oder im medizinischen Fachbegriff *Antikoagulantium.* Antikoagulantien sind – wie der Name schon sagt – Mittel zur Abschwächung oder Verhinderung einer Gerinnung (*Koagulation*) des Blutes. Die bekanntesten Gerinnungshemmer dürften Marcumar® und (niedermolekulares) Heparin sein. Sie werden beispielsweise bei einem Herzinfarkt im Akutstadium eingesetzt, um zu verhindern, daß sich das durch *Thrombolyse* (Auflösung des Thrombus) eröffnete Gefäß wieder verschließt. Außerdem soll damit der Bildung von (weiteren) Gerinnseln vorgebeugt werden. Und zum dritten will man damit verhindern, daß sich in den Venen durch die Bettruhe begünstigte Gerinnsel (*Embolien*) bilden, eine Vorsorge, wie man sie eigentlich bei jeder Operation trifft.
Doch sowohl die Zahl der tiefen Venenthrombosen als auch die der Lungenembolien war – wie man anhand der Megaanalyse feststellen konnte – in der Aspirin-Gruppe um die Hälfte geringer als in den Kontrollgruppen. Dabei war es gleichgültig, ob die Patienten einen allgemeinchirurgischen Eingriff, einen orthopädischen Eingriff oder einen Eingriff nach einer Verletzung hatten.
Wichtig war auch die Feststellung, daß ASS bei Frauen ebenso gut

wirkt wie bei Männern. Gerade in Herzinfarkt- und Schlaganfall-Studien wurden nämlich bisher die Frauen ›vernachlässigt‹. Zum Teil lag und liegt das sicherlich daran, daß Frauen bis zu den Wechseljahren durch das Sexualhormon Östrogen einen gewissen Infarktschutz haben und ihnen dieser Schutz nach den Wechseljahren durch eine Östrogensubstitution erneut gegeben werden kann. Erst seit kurzem beschäftigt sich die Wissenschaft intensiver mit dem ›Herz der Frau‹ – und hat unter anderem festgestellt, daß bestimmte Medikamente bei Frauen und Männern unterschiedlich wirken. Aber ASS – das steht nun fest – wirkt bei Frauen und Männern gleich gut, ebenso gut bei alten Menschen wie bei Personen im mittleren Alter, bei Hypertonikern genauso wie bei Menschen mit normalem Blutdruck, bei Diabetikern ebenso gut wie bei Nicht-Diabetikern. Aspirin schützt zudem Patienten, die sich beispielsweise einer Bypass-Operation oder einer *Ballondilatation* (*PTCA = percutane transluminale Coronarangioplastie,* ein Verfahren, bei dem das verstopfte Gefäß mit einem Ballon an der Spitze eines Katheders gedehnt wird) unterziehen müssen, und auch jene Menschen, die eine Hämodialyse benötigen.

Natürlich lag auch die Frage nahe, wie ASS bei Menschen wirkt, die noch keinen Herzinfarkt erlitten haben. 22 071 amerikanische Ärzte im Alter von 40 bis 84 Jahren beteiligten sich an der Physicians' Health Study, einer Doppelblindstudie. Jeden zweiten Tag nahmen sie 325 Milligramm ASS oder ein Placebo ein. Ursprünglich sollte diese Studie von 1984 bis in die neunziger Jahre laufen, doch dann wurde sie im Januar 1988 frühzeitig beendet. Der Grund dafür war sensationell: Die bis dahin gewonnenen Daten bestätigten so eindeutig die günstige Schutzwirkung der Acetylsalicylsäure, so daß das wissenschaftliche Überwachungskomitee den Abbruch schon nach vier Jahren empfahl. In der Kontrollgruppe war es zu 239 Herzinfarkten, davon 28 tödlichen, gekommen, in der gleich großen ASS-Gruppe zu nur 139, davon zehn mit tödlichem Ausgang. Dagegen war die Anzahl der Schlaganfälle in der ASS-Gruppe mit 119 gegenüber der Placebo-Gruppe mit 98 leicht erhöht, statistisch aber nicht signifikant. Denn Hirninfarkte können – im Gegensatz zu Herzinfarkten – nicht nur durch ein verstopftes Gefäß, sondern auch durch eine Blutung im Gehirn hervorgerufen werden. Und diese Neigung zu Blutungen wird durch Aspirin begünstigt.

Insgesamt konnte das Infarktrisiko in der Aspirin-Gruppe um 47 Prozent gesenkt werden.

Es würde ausufern, hier nun weitere beeindruckende Studien zu Aspirin aufzuführen, nur eine äußerst wichtige soll noch genannt werden:

An der in den USA durchgeführten Studie ISIS-2 beteiligten sich 17 189 Probanden aus 400 Kliniken in 16 Bundesstaaten. Es sollte ermittelt werden, ob die Acetylsalicylsäure oder ein aus einer Bakterienkultur gewonnenes Enzym namens *Streptokinase* oder aber eine Kombination beider Substanzen die Überlebenschancen nach einem akuten Herzinfarkt erhöhen. Auch dieses Ergebnis war eine Überraschung: Wurde die Akutbehandlung mit Streptokinase durch eine niedrige Dosis ASS ergänzt, verbesserten sich die Überlebenschancen des Patienten um 50 Prozent! Mit einer alleinigen Aspirin-Behandlung ließ sich die Sterblichkeitsrate bereits um 21 Prozent senken.

Eine weitere amerikanische Studie, an der fast 90 000 Krankenschwestern teilnehmen (Nurses' Health Study, Beginn 1991) und die über sechs Jahre laufen soll, ist noch nicht abgeschlossen. Durch sie soll herausgefunden werden, ob der zuvor nur an Männern beobachtete Aspirin-Schutzeffekt bei Frauen ebenso groß ist. Ein Zwischenergebnis: Das Risiko eines Erstinfarktes verringerte sich durch ASS auch bei Frauen um 25 Prozent, wenn sie bis zu sechs ASS-Tabletten pro Woche einnahmen. Demgegenüber verringerte sich das Risiko nicht, wenn die Frauen pro Woche sieben bis 14 ASS-Tabletten einnahmen.

In die Women's Health Study sollen insgesamt etwa 40 000 Krankenschwestern aufgenommen werden. Neben Plazebo oder ASS erhält eine weitere Gruppe alternierend jeden zweiten Tag Vitamin E

(600 I. E.), eine andere Gruppe Betakarotin (50 mg), zwei weitere Substanzen (*Antioxidationsmittel*), denen ein Herz-Schutzeffekt nachgesagt wird. Damit will man nicht nur die Schutzwirkung vor kardiovaskulären Krankheiten herausfinden, sondern auch, ob man sich so vor Krebs schützen kann.
Auf die Ergebnisse darf man gespannt sein.

ASS als Thrombozytenaggregationshemmer – ein Überblick

Die Vielzahl der Daten und der Studienergebnisse ist sicherlich verwirrend.
Fassen wir also die möglichen Einsatzgebiete (*Indikationen*) der Acetylsalicylsäure als Thrombozytenaggregationshemmer zusammen:
Bewährt hat sich ASS bei

- Angina pectoris,
- akutem Herzinfarkt,
- Sekundärprophylaxe nach einem Herzinfarkt,
- koronaren Revaskularisierungsmaßnahmen (Bypass, PTCA),
- Sekundärprophylaxe nach TIA und Schlaganfall,
- arteriovenösen Shunts bei Dialysepatienten,
- peripheren arteriellen Verschlußkrankheiten,
- tiefen Venenthrombosen.

Weniger Erfahrungen – dazu laufen jedoch ständig Forschungen – liegen zu folgenden Krankheitsbildern vor:

- Primärprävention der koronaren Herzkrankheit,
- Vorhofflimmern (Herzrhythmusstörung),
- Primärprophylaxe zerebraler ischämischer Ereignisse (Schlaganfall, TIA),
- Embolieprophylaxe nach mechanischem Herzklappenersatz,
- Plazentainsuffizienz und Präklampsie.

Die zuletzt genannten Krankheitsbilder werden im folgenden Kapitel besprochen.

Inwieweit Aspirin bei einem akuten Schlaganfall eingesetzt werden soll, ist zur Zeit noch unklar. 85 Prozent der Schlaganfälle haben eine Unterbrechung der Blut- und Sauerstoffzufuhr als Ursache. Bei ihnen könnte ASS hilfreich sein. 15 Prozent der Hirninfarkte haben jedoch eine *hämorrhagische* (Blutungen) Ursache. Hier würde Aspirin ungeheuren Schaden anrichten, da es die Blutung unterstützt. Ob Aspirin beim akuten Schlaganfall hilfreich ist, kann also erst entschieden werden, wenn beispielsweise durch eine *Computertomographie* (CT) die Ursache des Schlaganfalls geklärt worden ist.

Fest steht auch, daß für die Thrombozytenaggregationshemmung wesentlich geringere Dosen von Acetylsalicylsäure erforderlich sind als für die antirheumatische, fiebersenkende, entzündungshemmende oder schmerzlindernde Wirkung. Tagesdosen von ca. 100 bis 300 mg genügen völlig. Da täglich nur rund 10 Prozent der Blutplättchen erneuert werden, genügt es sogar, ASS nur jeden zweiten Tag einzunehmen.
Andererseits schützen kleinere tägliche Dosen vor unerwünschten Nebenwirkungen wie beispielsweise Magenbeschwerden. Schon deswegen sollte ASS stets erst nach einer Mahlzeit eingenommen werden. In dieser Dosierung beeinträchtigt ASS zudem kaum die Prostaglandinsynthese. Das heißt, es wirkt nach wie vor auch als Schmerzmittel oder entzündungshemmend.
Übrigens ein Vorteil, den sich ›Vielflieger‹ seit längerem zunutze machen, vermutlich ohne genau zu wissen, warum Aspirin bei Langstreckenflügen so hilfreich ist:
Viele Menschen bekommen bei längeren Flugreisen Kopfschmerzen, sei es durch den Klimawechsel, die sauerstoffangereicherte ›künstliche Luft‹ im Flugzeug, die Höhenunterschiede bei Start und Landung, den Reisestreß oder was auch immer.
Den meisten schwellen zudem die Füße und Knöchel während der

langen Flugzeit an. Durch das stundenlange Sitzen auf beengtem Raum, die abgewinkelten Beine, den Bewegungsmangel und die letztendlich unnatürliche Körperhaltung wird der Blutkreislauf doch erheblich behindert, Blut und auch Wasser (Ödeme) stauen sich.
Diese Behinderung des Kreislaufs birgt auch die Gefahr einer Thrombose. ASS verhindert die Zusammenballung von Blutplättchen, läßt das Blut besser fließen und hilft gegebenenfalls gegen Kopfschmerzen.
Es gibt auch keinerlei Hinweise, daß nach dem Absetzen von ASS mit einem erhöhten Thrombose-Risiko zu rechnen ist.
Aspirin als Infarktprophylaxe, zum Schutz vor einem Reinfarkt und den anderen zuvor genannten Krankheitsbildern sollte – um es nochmals zu betonen – nicht in eigener Regie eingenommen werden. Die Einnahme, die Höhe der Dosis sowie die Einnahmezeit muß der Arzt nach einer gründlichen Untersuchung verordnen und festlegen.
Wie jedes wirksame Medikament hat auch die Acetylsalicylsäure *Nebenwirkungen.* Daß Menschen mit Magengeschwüren auf Aspirin verzichten sollten, haben wir bereits erfahren. Eine gleichzeitige Einnahme von Antikoagulanzien (Cumanderivate, Cumarine) verstärkt die thrombozytenaggregationshemmende Wirkung der ASS. Auch die gleichzeitige Einnahme von Alkohol verstärkt diese plättchenfunktionshemmende und blutungszeitverlängernde Wirkung.
So ein Effekt wird möglicherweise gefördert durch eine Leberfunktionsstörung bei chronischem Alkoholismus.
Um ASS bei empfindlichem Magen besser zu vertragen, empfiehlt sich

- die Anwendung von niedrigen Dosen Aspirin,
- die Einnahme von ASS in gelöster Form (zum Beispiel als Brausetabletten),
- ein begleitender Magenschutz (den Ihnen der Arzt verordnen kann),
- die Bevorzugung von mikroverkapselten und vor allem magensaftresistenten Darreichungsformen.

Die Kombination von Aspirin mit anderen Medikamenten sollte auf jeden Fall zuvor mit dem Arzt besprochen werden.

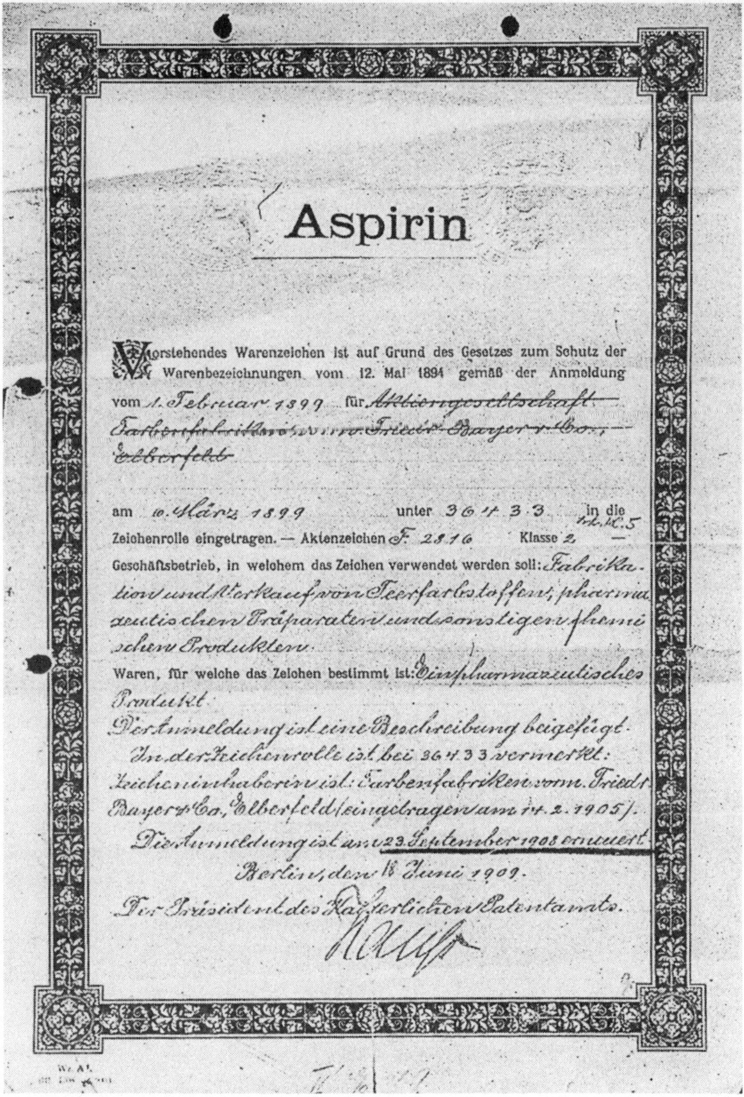

Aspirin

Vorstehendes Warenzeichen ist auf Grund des Gesetzes zum Schutz der Warenbezeichnungen vom 12. Mai 1894 gemäß der Anmeldung vom 1. Februar 1899 für ~~Aktiengesellschaft Farbenfabriken vorm. Friedr. Bayer & Co., Elberfeld~~

am 10. März 1899 unter 36433 in die Zeichenrolle eingetragen. — Aktenzeichen F. 2316 Klasse 2 —

Geschäftsbetrieb, in welchem das Zeichen verwendet werden soll: Fabrikation und Verkauf von Teerfarbstoffen, pharmazeutischen Präparaten und sonstigen chemischen Produkten.

Waren, für welche das Zeichen bestimmt ist: Ein pharmazeutisches Produkt.

Der Anmeldung ist eine Beschreibung beigefügt.

In der Zeichenrolle ist bei 36433 vermerkt: Zeicheninhaberin ist: Farbenfabriken vorm. Friedr. Bayer & Co, Elberfeld (eingetragen am 14. 2. 1905).

Die Anmeldung ist am 23. September 1908 erneuert.

Berlin, den 18 Juni 1909.

Der Präsident des Kaiserlichen Patentamts.

ASPIRIN wird 1899 als Warenzeichen eingetragen. *© Bayer AG*

Nicht nur der Blutdruck entgleist: Schwangerschaftshypertonie und Präklampsie

Daß die Hemmung der Thrombozytenaggregation durch ASS möglicherweise nützlich bei einer *Schwangerschaftshypertonie* und bei *Präklampsie* ist, wurde ebenfalls erst vor einiger Zeit herausgefunden. Worum handelt es sich da, wie kann Acetylsalicylsäure helfen?

Eine von zehn Frauen entwickelt während ihrer ersten Schwangerschaft einen Bluthochdruck, eine sogenannte Schwangerschaftshypertonie. Von einer Schwangerschaftshypertonie spricht man, wenn bei einer Frau mit einem bislang normalen (*normotensiven*) Blutdruck nach der zwanzigsten Schwangerschaftswoche zwei Blutdruckmessungen im Abstand von mindestens 24 Stunden einen Wert von 140/90 mmHg oder darüber ergeben. Dieser rapide Blutdruckanstieg kann jedoch auch bei Schwangeren vorkommen, die bereits Kinder zur Welt gebracht haben. Nach der Entbindung normalisiert sich der Blutdruck dann wieder.

Wenn jemand nun meint, daß diese Störung nicht weiter gefährlich sei, weil sich der Blutdruck ja wieder normalisiert, so ist das falsch. Der Blutdruck kann extrem hoch und zu einem lebensgefährlichen Risiko für Mutter und Kind werden. Zudem ist es schwierig, eine schwangere Frau mit Medikamenten zu behandeln. Genauso, wie sie auf Alkohol und Nikotin verzichten sollte, da diese Genußmittel dem Ungeborenen schaden, können auch Medikamente Auswirkungen auf das Kind haben. Weshalb in vielen Beipackzetteln darauf hingewiesen wird, daß dieses Medikament während der Schwangerschaft oder der Stillzeit nicht eingenommen werden darf.

Kommt es lediglich bei der ersten Schwangerschaft zu solch einer krankhaften Druckentgleisung, ist das Risiko, später eine *essentielle* (ohne bekannte Ursache) Hypertonie zu entwickeln, nicht höher als in der Gesamtbevölkerung. Das Hypertonierisiko steigt aber um das 6- bis 7fache an, wenn die Frau bei einer zweiten, dritten oder weiteren Schwangerschaft erneut so einen krankhaften Bluthochdruck entwickelt.

Trotz intensiver Forschung weiß man bis heute nicht, warum manche Frauen eine Schwangerschaftshypertonie bekommen.

Die ersten Anzeichen für eine Schwangerschaftshypertonie sind Schwellungen der Hände, der Beine und des Gesichts, verbunden mit plötzlicher und auffälliger Gewichtszunahme – mehr als ein Kilogramm pro Woche – aufgrund von Wassereinlagerungen im Körpergewebe: Schuhe werden zu eng, Ringe passen nicht mehr.

Jetzt ist eine sorgfältige ärztliche Überwachung dringend notwendig. Kommt zu der Schwangerschaftshypertonie noch ein – was nur der Arzt feststellen kann – extrem hoher Eiweißgehalt des Urins (*Proteinurie* mit mehr als 300 mg/l), spricht man von einer *Präklampsie.* Dabei können sich die Blutgefäße so stark verkrampfen, daß die Durchblutung lebenswichtiger Organe der Mutter und des Babies unter einen kritischen Wert sinken können. Bleiben diese *Gefäßspasmen* unbehandelt, können weitere Beschwerden hinzu kommen: Sehstörungen (Verschwommenheit), starke Kopfschmerzen, Reizbarkeit, wenig Urinproduktion, Verwirrungszustände, Erbrechen, Epilepsieähnliche Anfälle sowie Leber- und Nierenfunktionsstörungen, ja sogar Nierenversagen. Vor allem die *Plazenta* (Gebärmutter) ist nun gefährdet und damit das Ungeborene: Wird die Plazenta zu sehr geschädigt *(Plazentainsuffizienz*), kommt es bei dem Fetus zu verzögertem Wachstum, sein Leben ist in Gefahr, manchmal stirbt er in der Gebärmutter aufgrund eines *Plazentainfarktes* ab. Bei schwerer Präklampsie wird der Arzt – vorausgesetzt, der errechnete Termin liegt schon relativ nahe – die Geburt einleiten oder das Kind per Kaiserschnitt holen, da die Gefahr des Kindstodes in der Gebärmutter größer ist als die Risiken einer Frühgeburt.

Außerdem ist die Präklampsie eine der häufigsten Ursachen für die Müttersterblichkeit.

Zwischen der 12. und 14. Schwangerschaftswoche findet in der Gebärmutter ein Umbauprozeß statt mit dem Ziel, den Feten künftig mit mehr Blut zu versorgen. Bereits zu Beginn einer Schwangerschaftshypertonie ist dieser Umbauprozeß gestört, so daß der heranwachsende Fötus nicht richtig versorgt wird. Diese Umbaustörung der Gebärmutter wird begleitet von Abweichungen im Prostaglandin-Stoffwechsel, es kommt zu einer Plättchenaktivierung und zu Gefäßverkrampfungen durch eine zu hohe Thromboxan A_2-Bildung.
Normalerweise würde der Gegenspieler Protazyklin die Gefäße offen halten und die Plättchenaggregation hemmen.
Doch lassen wir die komplizierten biochemischen und histologischen Feststellungen beiseite. Sicher ist, daß niedrig dosiertes ASS nach der 13. Schwangerschaftswoche diesen schweren Schwangerschafts-Komplikationen vorbeugen kann. Die Acetylsalicylsäure in niedriger Dosierung hat sich hier als außerordentlich sichere Medikation erwiesen.
Therapeutisch wird ASS dann eingesetzt, wenn bestimmte (Früh-) Symptome auf eine mögliche Präklampsie hinweisen.

Achtung: Eine schwangere Frau sollte keinerlei Medikamente ohne Absprache mit ihrem Arzt einnehmen. Auch nicht Aspirin. Einnahmedauer und Dosierung müssen vom Arzt festgelegt werden.
Ohne Rücksprache mit seinem Arzt sollte weder ein Patient mit Herz-Kreislauf-Problemen noch eine Patientin mit Schwangerschaftsproblemen die Einnahmezeit oder die Dosis des Medikaments ändern.

Senkt Aspirin das Risiko von Dickdarmtumoren?

Die regelmäßige Einnahme von Acetylsalicylsäure scheint das Risiko für ein Karzinom des Magen-Darm-Traktes erheblich zu reduzieren. Dies ergab die Analyse einer Untergruppe der amerikanischen Cancer Prevention Study (Krebs-Vorsorge-Studie) mit fast 1,2 Millionen Teilnehmern.

Die Idee, daß Acetylsalicylsäure in seiner Eigenschaft als Prostaglandinhemmer einen Dickdarmkrebs verhindern kann, geht auf Untersuchungen vor über zwanzig Jahren zurück. Damals untersuchten Michael J. Thun von der American Cancer Society (Amerikanische Krebsgesellschaft) in Atlanta/USA und seine Mitarbeiter bei über 635 000 Personen von 1982 bis 1988 prospektiv die Häufigkeit und Dauer des ASS-Konsums. Auf einem Fragebogen wurde die monatliche ASS-Einnahme der Studienteilnehmer festgehalten. Dabei kam Thun zu einem bemerkenswerten Ergebnis: Je häufiger und je länger die beobachteten Personen Aspirin eingenommen hatten, desto niedriger lag ihre Sterblichkeitsrate (*Mortalität*) an *Malignomen* (bösartige Geschwüre) des *Ösophagus* (Speiseröhre), des Magens und an *kolorektalen* (den Dickdarm betreffenden) Karzinomen. Bei Personen, die mindestens ein Jahr lang einen ASS-Konsum von 16 Tabletten und mehr pro Monat angaben, lag die Mortalität der genannten Karzinome um 40 Prozent niedriger als bei Personen, die kein ASS nahmen. Am stärksten wirkte sich dieser Trend bei Personen aus, die über mehr als zehn Jahre regelmäßig Aspirin eingenommen hatten. Auf die Sterblichkeit wegen anderer Krebsgeschwülste hatte die Einnahme von Acetylsalicylsäure allerdings keinen Einfluß.

Bereits 1991 hatten Thun und seine Mitarbeiter Ergebnisse veröffentlicht, nach denen bei ASS-Benutzern das Risiko, an einem *Kolon-Karzinom* (Dickdarm-Krebs) zu sterben, um 40 bis 50 Prozent reduziert war. Die damaligen Untersuchungen waren begonnen worden, als man in Tierversuchen feststellte, das ASS-haltige Medikamente das Wachstum verschiedenster Tumoren hemmen.

Lange wußte man nicht, auf welche Weise die Acetylsalicylsäure dieses Karzinom-Risiko senkt. Inzwischen stellte Thun fest, daß Kolontumoren (Colon = Dickdarm) weitaus mehr Prostaglandine produzieren als die übrige Schleimhaut (*Mukose*) des Dickdarms. Die Wissenschaftler überprüften diese Tatsachen zunächst bei Ratten.

Hier eine kurze Bemerkung zu Tierversuchen, da sich immer mehr Menschen darüber empören. Sicherlich gab es eine Zeit, wo viele und vor allem höchst überflüssige Versuche an Tieren durchgeführt wurden. Es ist wirklich nicht akzeptabel, daß die möglicherweise allergischen Reaktionen von Kosmetika an Tieren getestet werden. Es ist auch in der Medizin nicht nötig, alles zunächst an Tieren auszuprobieren. Aber bestimmte Dinge müssen nun mal an einem lebenden Wesen erprobt werden, an einem Wesen, das zumindest annähernde Reaktionen wie ein Mensch aufweist. Und spätestens hier stellt sich die Frage, ob man Menschen zu Versuchszwecken heranziehen sollte – was aus ethischen Gründen nicht machbar beziehungsweise verboten ist – oder beispielsweise ein bestimmtes Präparat zunächst an extra für solche Versuche gezüchteten Mäusen oder Ratten erproben sollte.

Bei den zuvor genannten Rattenversuchen stellte sich heraus, daß Prostaglandinhemmer beziehungsweise nichtsteroidale Antiphlogistika (NSAIDs) die Häufigkeit wie auch die Größe dieser künstlich erzeugten Kolontumoren reduzierten. Und zwar sowohl, wenn NSAID gegeben wurde, bevor der Tumor induziert wurde, wie auch dann, wenn mit der NSAID-Gabe kurz nach der Bildung des Tumors gestartet wurde.

Zusammenfassend kann nach dem heutigen Stand der Forschung festgehalten werden: Ein regelmäßiger Gebrauch von Acetylsalicylsäure senkt die Sterblichkeit infolge eines Kolonkarzinoms. Allerdings muß ASS über Jahre eingenommen werden. Und das sollte nicht in Form einer Selbstmedikation, sondern nur unter ärztlicher Aufsicht geschehen.

Schmerztherapie bei Gürtelrose: ASS direkt auf die Bläschen

Wesentlich schmerzhafter als ein Herpes beispielsweise auf den Lippen ist die Gürtelrose, der *Herpes zoster.* Zum erstenmal zeigt sich diese Viren-Erkrankung bei Kindern und Jugendlichen – manchmal auch erst bei Erwachsenen – als *Windpocken.* Und die bekommen in Deutschland über neunzig Prozent der Menschen. Das Fatale an den Herpes-Viren ist, wer sie einmal hat, den lassen sie zeitlebens nicht mehr los. Das gilt für die *Herpes-simplex-Viren I und II,* die Ursache für Bläschen an den Lippen oder im Genitalbereich, wie auch für den Herpes-zoster- oder *Varizella-zoster-Virus.*[8]
Seinerzeit, während der Erkrankung an Windpocken, haben sich spezielle Antikörper gebildet und für das Abklingen der Krankheit gesorgt. Einige dieser Abwehrspezialisten sind zwar Jahre später immer noch im Körper, aber auch einige Varizella-Viren. Letztere haben sich überall dort eingenistet, wo sensible Rückenmarksnerven hinreichen. Dort ›schlafen‹ sie, zwanzig, vierzig Jahre lang. Eines Tages erwachen sie aus einem Grund, der bisher noch nicht bekannt ist. Man nimmt an, vor allem dann, wenn das Immunsystem auf irgendeine Weise gerade nicht in Topform ist. Eine Gürtelrose bricht aus. Ihr Verlauf ist mehr oder weniger immer derselbe: Nach einer Inkubationszeit von ein bis zwei Wochen, wo der Betroffene innerhalb eines begrenzten Hautgebietes, und zwar immer nur auf einer Körperseite, eventuell Kribbeln oder Jucken spürt, entstehen nun für zwei bis drei Tage Gruppen mit kleinen roten Punkten. Sie bilden sich relativ rasch zu stecknadelkopf-großen, mit Flüssigkeit gefüllten Bläschen aus. Diese sitzen tief in der Haut, trüben sich dann innerhalb von zwei bis sieben Tagen ein und verkrusten. Hinzu kommen fast immer heftige ›neu-

---

[8] Vgl. H. Vollmer; Enzyme für die Frau. Berlin 1995

ralgische‹ Schmerzen. Spätestens vier Wochen nach Krankheitsbeginn werden die Krusten abgestoßen.

Nun zieht jedoch der Zoster häufig Komplikationen nach sich: Eine davon ist das mehrmalige Nachschieben von Bläschen, in die es bluten kann und die dann tiefe Geschwüre mit mehr oder weniger ausgebildeten Narben verursachen sowie eine Subinfektion. Weitaus gefürchteter aber sind – gerade bei älteren Menschen, die wesentlich anfälliger gegen Gürtelrose sind als junge – sogenannte *postzosterische Neuralgien* (PZN). Die Betroffenen quälen später noch jahre-, manchmal sogar lebenslang Nervenschmerzen, die durch Medikamente kaum zu lindern sind.

Standardtherapie des Herpes zoster ist heute weltweit *Aciclovir,* eine antivirale Substanz, die hochdosiert entweder intravenös injiziert oder oral gegeben wird. Allerdings ist die Aciclovir-Behandlung nicht nur relativ teuer, sondern sie verursacht auch unerwünschte Nebenwirkungen (Schwangere dürfen das Medikament nicht einnehmen!). Vor allem aber – sie hat keinen Einfluß auf postzosterische Neuralgien, die weiterhin auftreten können. Als Schutz davor haben sich nach neuesten Studien Therapien mit Enzymgemischen bewährt.

Eine Enzymtherapie ist jedoch in der Akutphase so gut wie nicht schmerzlindernd.

Die Schmerzen bei der akuten Gürtelrose sind häufig sehr heftig, brennend und – die üblichen Schmerzmittel in Form von Tabletten helfen kaum.

Bringt man dagegen Acetylsalicylsäure direkt (*topisch*) auf das befallene Areal, führt das zu einer raschen Schmerzlinderung. Die ASS-Tabletten werden beispielsweise in Chloroform oder in der zinkhaltigen Lotio alba gelöst und mit einem Wattebausch direkt auf die Bläschen aufgetragen. Die Schmerzlinderung setzt nach bisherigen Erfahrungen innerhalb von etwa 5 bis 10 Minuten ein und hält zwischen zwei, vier und mehr Stunden an. In Studien wurde zudem festgestellt, daß so behandelte Patienten weitaus weniger Schmerzmittel benötigen als die nicht topisch mit ASS behandelten.

›Rezepte‹ für die topische Anwendung:

- ca. 400 mg fein zerriebene Acetylsalicylsäure mit 2 EL Vaseline vermengen;
- 750–1500 mg fein zerriebene ASS in 20–30 ml Dietylether suspendieren (ca. 60 mg ASS/ml DEE);
- ca. 1000 mg fein zerriebene ASS in 20–30 ml Chloroform suspendieren;
- 3prozentige Verreibung von Acetylsalicylsäure in Vaseline + Paraffin;
- 5prozentige frisch zubereitete Suspension aus fein zerriebener ASS in Lotio alba.

Egal welche Mixtur man verwendet, sie sollte frisch angesetzt und nicht älter als vier Stunden sein. Das heißt, ein Apotheker oder auch der behandelnde Arzt können die Ingredienzien so vorbereiten, daß sie der Patient zu Hause selbst jeweils frisch ansetzen kann.
Noch ist es durch Studien nicht wissenschaftlich belegt, aber es besteht die Möglichkeit, durch die frühe Schmerzbehandlung mit Acetylsalicylsäure auch das Risiko einer postzosterischen Neuralgie reduzieren zu können.
Und darüber wäre sicherlich jeder Betroffene überglücklich.

Sie ist kein ›Wundermittel‹, die Acetylsalicylsäure, inzwischen weltweit als ›Aspirin‹ bekannt, aber sie ist ein wunderbares Mittel: Das älteste Medikament – 1997 ist es hundert Jahre alt – kann gegen so viele Krankheiten und Beschwerden eingesetzt werden wie kein anderes Präparat, es kann das Leben retten, leichte bis schwere Schmerzen lindern mit extrem guter Wirkung und extrem wenig Nebenwirkungen, Fieber senken, Entzündungen hemmen, Thromben verhindern und – last but not least – es ist preiswert.
Gegen kleinere Beschwerden kann sich jeder überall auf der Welt ASS selbst aus der Apotheke, der Drogerie, ja aus dem Supermarkt besorgen. Als Medikament bei größeren oder sogar lebensgefährlichen Erkrankungen verordnet es der Arzt.

Aspirin® ist ein Megastar unter den Arzneimitteln, vermutlich sogar ein ›Jahrtausendmittel‹, denn sicherlich werden in absehbarer Zeit noch neue Einsatzbereiche entdeckt. Das deutet auch Prof. Karsten Schrör, ein Experte in Sachen Acetylsalicylsäure, im folgenden Interview an.

Interview mit einem ASS-Experten

Professor Dr. med. Karsten Schrör ist Direktor des Institutes für Pharmakologie an der Heinrich-Heine-Universität Düsseldorf. Eines seiner Spezialgebiete ist die Forschung auf dem Gebiet der Acetylsalicylsäure, die seit rund hundert Jahren unter ihrem Markennamen Aspirin® von den Völkern sämtlicher Länder dieser Welt als Schmerzmittel bekannt ist.

Frage: Der Ursprung war ein Extrakt aus der Weidenrinde. Kann man die heutige Acetylsalicylsäure oder das, was weltweit als Aspirin® bekannt ist, in Hinblick auf den derzeitigen Trend zu ›natürlichen Therapieformen und Medikamenten‹ noch als ›natürliches‹ Heilmittel bezeichnen?

Prof. Schrör: Viele Heilmittel und im übrigen auch Gifte stammen aus der Natur: Die herzwirksamen Glykoside aus dem Fingerhut oder Maiglöckchen, schmerzstillende Mittel (Opiate) aus dem Schlafmohn oder blutgerinnungshemmende Mittel (Cumarine) aus dem Süßklee sind Beispiele dafür. Die systematische Entwicklung dieser pflanzlichen Inhaltsstoffe zu Arzneimitteln begann mit der Identifizierung des Wirkstoffes und der Aufklärung der chemischen Struktur. Darauf folgte die Aufklärung des Wirkmechanismus und anschließend im Regelfall die Synthese (Herstellung)

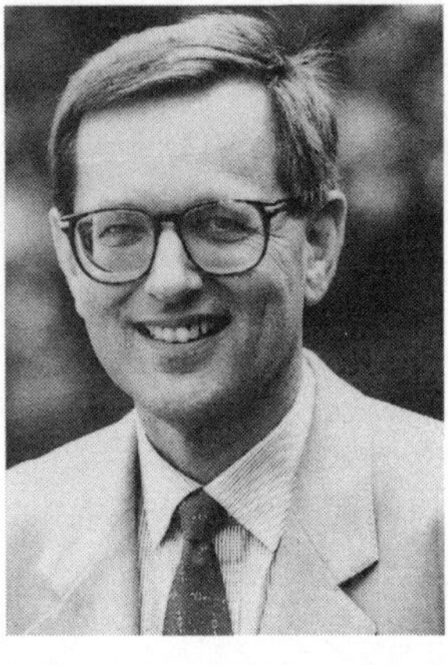

Prof. Dr. med. Karsten Schrör.
© privat

von strukturverwandten chemischen Stoffen, die das gleiche Wirkprinzip aufwiesen, aber weniger unerwünschte Wirkungen zeigten.

Insofern liegt der Ursprung vieler heute verwendeter Arzneimittel letztlich in der Natur, das heißt in pflanzlichen oder tierischen Organismen. Die chemische Synthese eines Wirkstoffs hat aber den Vorteil, den eigentlichen Wirkstoff rein, das heißt ohne störende, allergisierende oder toxische (giftige) Beimengungen in ausreichenden Mengen herzustellen. Darüber hinaus bietet sie die Möglichkeit, diesen gezielt hinsichtlich seiner wünschenswerten Eigenschaften als Arzneistoff zu verändern. Gelegentlich gelingt es dabei sogar, pharmakologische Eigenschaften eines Naturstoffes in einer Form weiterzuentwickeln, wie sie in der Natur nicht vorkommen.

Dafür ist die Acetylsalicylsäure ein schönes Beispiel. Die entzündungshemmende und fiebersenkende Wirkung von Weidenrindenextrakten war schon in der Antike bekannt. Erst in der Mitte des letzten Jahrhunderts aber wurde die Salicylsäure als der entscheidende Wirkstoff erkannt und synthetisch in den benötigten Mengen hergestellt. Damit waren zwar die Probleme eines ungereinigten natürlichen Produktes gelöst, aber der Anwendung als Arzneimittel durch einen unangenehmen Geschmack sowie schlechte Verträglichkeit Grenzen gesetzt. Doch dann gelang es der pharmazeutischen Chemie, durch chemische Modifizierung (Acetylierung) des Naturstoffes nicht nur Geschmack und Verträglichkeit zu verbessern, sondern auch seine Wirkung zu erhöhen. Außerdem besaß dieser modifizierte Wirkstoff Eigenschaften, die der Weidenrindenextrakt nicht aufwies – eine Hemmung der Blutgerinnung.

Insofern ist die Acetylsalicylsäure aus pharmakologischer Sicht ein Arzneimittel, dessen Ursprung in der Natur liegt, dessen Eigenschaften aber spezifisch für die Belange des menschlichen Organismus durch chemische Eingriffe verändert, nämlich sowohl in seiner Verträglichkeit als auch in seinem Anwendungsspektrum verbessert wurden.

Frage: Die Acetylsalicylsäure besitzt schmerzlindernde, entzündungshemmende und fiebersenkende Eigenschaften. Bei welchen Erkrankungen ist ASS empfehlenswert, wann ist sie mit anderen Medikamenten gleichzusetzen, wann ist sie nicht zu empfehlen?

Prof. Schrör: Die Acetylsalicylsäure ist ein bewährtes Hausmittel bei Schmerzen, zum Beispiel bei Kopfschmerzen, Fieber und entzündlichen Erkrankungen. Hier wirkt sie über die Hemmung der Synthese von Entzündungs- und Schmerzfaktoren, den sogenannten Prostaglandinen.
Prostaglandine sind aber auch für normale, also physiologische Funktionen des menschlichen Organismus bedeutsam. Da die Acetylsalicylsäure generell die Prostaglandinbildung hemmt, sind physiologische und pathologische, also krankmachende Eigenschaften der Prostaglandine betroffen. Dies gilt im übrigen auch für alle Medikamente, die nach der Entdeckung der Prostaglandinhemmung durch Acetylsalicylsäure aufgrund dieses Wirkmechanismus entwickelt wurden. Eine Alternative zur Acetylsalicylsäure ist Paracetamol, allerdings ohne die entzündungshemmende Komponente. Alternativen in Form von Entzündungshemmern sind Diclofenac, Indometacin oder andere Medikamente aus der Gruppe der sogenannten nichtsteroidalen Antiphlogistika. Für letztgenannte Präparate wie auch für die Acetylsalicylsäure selbst sind eine erhöhte Blutungsneigung sowie das Vorhandensein von Magen-/Darmgeschwüren wichtige Kontraindikationen (Gegenanzeigen). Wer derartige Probleme hat, dem sind weder solche Präparate noch Acetylsalicylsäure zu empfehlen, da der Wirkmechanismus prinzipiell gleich ist.

Frage: Da es Aspirin® rezeptfrei in der Apotheke gibt, kann es jeder kaufen. Wann und wie lange kann und darf der Patient sich selbst damit helfen, wann ist es Zeit, einen Arzt aufzusuchen?

Prof. Schrör: Wenn man einmal davon ausgeht, daß die wohl häufigste Anwendung von Acetylsalicylsäure in der Behandlung von Kopf-

schmerzen besteht, dann ist hier von einer Kurzzeitmedikation über einen, maximal zwei Tage die Rede, wobei im Regelfall ebenfalls vorausgesetzt werden kann, daß der Patient weiß, ob er das Medikament verträgt oder nicht. Eine besondere ärztliche Kontrolle ist hier nicht erforderlich. Auch eine Anwendung über mehrere Tage bedarf keiner besonderen ärztlichen Aufsicht, wenn der Patient weiß, daß keine Gegenanzeigen gegen die Anwendung des Präparates vorliegen, wenn er also beispielsweise weder eine erhöhte Blutungsneigung noch Magen-Darm-Geschwüre oder ähnliche Probleme hat und keine anderen Medikamente einnimmt. Ist dies aber der Fall, dann sollte er seinen Hausarzt befragen.
Eine ASS-Einnahme über eine längere Zeit dagegen, etwa zur Vorbeugung eines Herzinfarktes, darf nur nach ärztlicher Empfehlung durchgeführt werden, da die Acetylsalicylsäure auch in den hierfür verwendeten geringen Dosierungen das Blutungsrisiko erhöht und das individuelle Nutzen/Risiko-Profil nur vom Arzt bewertet werden kann.

Frage: In welcher Darreichungsform, sollte der Patient es sich wann besorgen?

Prof. Schrör: Acetylsalicylsäure als Wirkstoff ist schlecht wasserlöslich und reizt die Magenschleimhaut. Zu empfehlen ist daher, etwa bei Kopfschmerzen, daß man das Medikament nicht auf nüchternen Magen einnimmt, sondern möglichst in gelöster Form, es beispielsweise in einem Glas warmen Wassers auflöst. Eine einfachere Möglichkeit ist die Einnahme von Brausetabletten oder Kautabletten. Hier ist die Acetylsalicylsäure gut wasserlöslich verarbeitet. Grundsätzlich sollte die Einnahme nach dem Essen erfolgen, um den Kontakt mit der Magenschleimhaut möglichst kurz zu halten und um den Wirkstoff gemeinsam mit Nahrungsbestandteilen möglichst rasch in den Darm gelangen zu lassen, von wo er ins Blut aufgenommen wird.
Für die wiederholte oder Langzeitanwendung, etwa bei der Herzinfarktvorbeugung, stehen zusätzliche Darreichungsformen zur Ver-

fügung. Hier ist der Wirkstoff in einer magensaftresistenten Hülle verpackt, die erst im Dünndarm, dem Ort der Resorption, aufgelöst wird. Der Wirkungseintritt dieser Präparate ist dadurch etwas langsamer als bei der Standard-Acetylsalicylsäure oder den Brausetabletten. Dafür sind sie aber wesentlich besser magenverträglich.

Frage: Acetylsalicylsäure wird – wie Sie eben erwähnten – inzwischen auch zur Prophylaxe und Nachbehandlung des Herzinfarktes, ebenso nach einem Schlaganfall beziehungsweise zur Verhinderung eines zweiten Schlaganfalles eingesetzt. Ist es sinnvoll, wenn jemand vorsorglich Aspirin einnimmt?

Prof. Schrör: Acetylsalicylsäure hemmt die Blutgerinnung und damit auch die Bildung von Blutgerinnseln (Thromben), die zu Herzinfarkt und Schlaganfall führen können. Dies ist die Grundlage der vorbeugenden Anwendung der Substanz bei Risikopatienten. Andererseits ist eine Verlängerung der Blutungszeit nach Einnahme von ASS nicht auf diesen Patientenkreis begrenzt, sondern eine pharmakologische Eigenschaft dieser Substanz, die – vor allem bei regelmäßiger Anwendung – bei den meisten Personen auftritt. Bei der Frage, ob eine (Langzeit-)Anwendung mit regelmäßiger Einnahme von Acetylsalicylsäure für einen bestimmten Patienten geeignet ist, kommt es daher darauf an, ob das individuelle Nutzen/Risiko-Verhältnis eine solche Anwendung erfordert und rechtfertigt. Diese Frage kann nur ein Arzt beantworten, und eine generelle, unkontrollierte und letztlich auch unkritische Anwendung von Acetylsalicylsäure ohne ärztliche Empfehlung und Kontrolle ist abzulehnen.

Frage: Warum sind die Medikamente für Infarktpatienten teurer als das ›normale‹ ASS, obwohl sie weniger Acetylsalicylsäure enthalten?

Prof. Schrör: Ich denke, daß die Wirkstoffmenge allein bei den meisten Präparaten sicher nicht der preisbestimmende Faktor ist. Acetylsalicylsäure ist selbst in der dünndarmlöslichen Form, die speziell für die Langzeitanwendung geeignet ist, mit Arzneimittelkosten von etwa 20 Pfennig pro Tag immer noch relativ preiswert, wenn man andere Arzneimittel des gleichen klinischen Anwendungsbereiches zum Vergleich heranzieht.

Frage: Bestehen zwischen dem ›Bayer-Aspirin‹ und anderen Acetylsalicylsäure-Präparaten Unterschiede?

Prof. Schrör: Eine vom Zentrallaboratorium Deutscher Apotheker im Jahre 1988 durchgeführte Untersuchung hat ergeben, daß etwa ein Drittel von 62 untersuchten Acetylsalicylsäurepräparaten die vorgegebenen Mindestkriterien nicht erfüllten, und damit ein ähnlich schlechtes Ergebnis einer früheren Studie bestätigt. Damit ist auch die Arzneimittelqualität ein wichtiges Bewertungskriterium. Es ist sicher richtig, daß die Preisdifferenzen für unterschiedliche Acetylsalicylsäurepräparate erheblich und nicht unbedingt logisch nachvollziehbar sind. Aber der Preis eines Arzneimittels wird nicht allein von der Wirkstoffmenge bestimmt, sondern beinhaltet zum Beispiel auch Aufwendungen für die Forschung, die bei Arzneimittelherstellern sehr unterschiedlich ist. Der Preis für ein Essen wird auch weniger von der Größe der Portionen bestimmt als vielmehr vom Ort, wo es verzehrt wird. Um wieder ernst zu werden – nach welchen Kriterien eine bestimmte Firma den Preis eines bestimmten Produktes festlegt, das sollte man die dafür verantwortlichen Firmenmitarbeiter fragen. Für Außenstehende, also auch für mich, sind diese Entscheidungswege im Dunkeln.

Frage: Wenn jemand im Ausland nach ›Aspirin‹ fragt, bekommt er zwar ein Schmerzmittel, aber nicht unbedingt das Bayer-Aspirin. Worauf sollte er in diesem Fall achten?

Prof. Schrör: Der Wirkstoff Acetylsalicylsäure ist in allen ›Aspirin‹-Präparaten der gleiche. Wenn daher bei einem Auslandsaufenthalt ein akuter Bedarf an einem Schmerzmittel auftritt – und dies dürfte wohl der Hauptgrund für eine Anwendung sein –, ist die Art der Acetylsalicylsäurepräparation ziemlich gleich. Wichtig ist die Wirkstoffmenge, die für die Akuteinnahme bei Schmerzen ca. 500 mg bis maximal 1 g betragen sollte, sowie die Zubereitungsform, das heißt, Brausetablette, dünndarmlösliche Form oder Standard-Präparat. Als Alternative steht, wie bereits erwähnt, Paracetamol in gleicher Dosierung zur Verfügung, wenn Gegenanzeigen gegen die Anwendung von Acetylsalicylsäure bestehen.

Frage: Die Acetylsalicylsäure wird als Schmerzmittel, zu Fiebersenkung und zur Herzinfarktprophylaxe eingesetzt. Bei welchen anderen Erkrankungen hilft es noch?

Prof. Schrör: Ein interessantes neues Forschungsgebiet der Acetylsalicylsäure ist die mögliche Anwendung der Substanz zur Verhinderung bei Dickdarmkrebs. Die ersten Mitteilungen darüber haben großes Aufsehen erregt, allerdings ist das letzte Wort noch lange nicht gesprochen, und der schlüssige Beweis der klinischen Wirksamkeit steht ebenso aus wie ein allgemein plausibler Wirkungsmechanismus. Festzustehen scheint, daß in diesem Falle eine Einnahme von Acetylsalicylsäure in hoher Dosierung über einen Zeitraum von mindestens zehn Jahren erforderlich ist. Und dabei ist wiederum das schon erwähnte Nutzen/Risiko-Verhältnis einer solchen Langzeit-Einnahme zu beachten. Kontrollierte Studien, die zur Beantwortung dieser Frage erforderlich sind, werden derzeit geplant beziehungsweise begonnen. Mit dem Ergebnis ist aber erst in einigen Jahren zu rechnen.

Frage: Aspirin® wird hundert Jahre alt. Es ist nicht nur eines der ältesten Arzneimittel, sondern auch eines der vielseitigsten. Glauben Sie, daß alle seine Eigenschaften bereits bekannt sind, oder vermuten Sie, daß noch weitere – positive oder auch negative – Eigenschaften entdeckt werden? Und wenn ja, welche?

Prof. Schrör: Ich kann diese Frage so nicht beantworten, da ich auch nicht weiß, welche bis dato unbekannten Eigenschaften der Acetylsalicylsäure noch der Entdeckung harren. Zumindest wird auf diesem Gebiet auch heute noch intensiv geforscht.
Vor zwei Jahren wurde ein zusätzlicher Wirkmechanismus für die entzündungs- und vielleicht auch schmerzhemmende Wirkung der Acetylsalicylsäure entdeckt, der unabhängig vom Prostaglandinsystem ist.
Ob dieser Mechanismus auch für die klinische Wirkung der Substanz wichtig ist, muß noch gezeigt werden. Auch die bereits erwähnte tumorhemmende Wirkung von Acetylsalicylsäure bedarf intensiver experimenteller und klinischer Forschung.
Eine weitere wichtige Frage sind die Gründe für die sogenannte Aspirin-Resistenz, das heißt die Unwirksamkeit des Wirkstoffes bei einem Teil der Anwender. Schließlich hat die Forschung der letzten Jahre die schon seit längerem bestehende klinische Erfahrung einer besonders guten Wirksamkeit von Acetylsalicylsäure als Plättchenfunktionshemmer mit dem Nachweis einer besonderen Form des prostaglandinbildenden Enzyms in Blutplättchen bestätigt. Diese spezielle Form ist äußerst empfindlich gegenüber Acetylsalicylsäure und bedarf nur einer vergleichsweise geringen Substanzmenge, zum Beispiel 100 mg/Tag, um bei regelmäßiger Anwendung völlig ausgeschaltet zu werden.

Herr Professor, herzlichen Dank für das Gespräch.

LITERATURLISTE

ACKERKNECHT, ERWIN H.: Geschichte der Medizin; Stuttgart 1989
ALSTAEDTER, R.: Aspirin®, ein Jahrhundertpharmakon; Leverkusen 1983
DIAMOND, SEYMOUR: Headache and Migraine, Chicago 1996
GÖBEL, HARTMUT: Kopfschmerzen. Leiden, die man nicht hinnehmen muß, Berlin 1994
MANN, CHARLES C., PLUMMER, MARK L.: Aspirin, Wirtschaftskriege der internationalen Pharmaindustrie; München 1993
MIELKE, URSEL: Kopfschmerzen bei Kindern, Berlin 1993
MÜNZING-RUEF, INGEBORG: Kursbuch gesunde Ernährung; München 1995
NULAND, SHERWIN B.: Im Dienste des Hippokrates. Der Fortschritt in der Medizin; München 1994
SCHRÖR, KARSTEN: Acetylsalicylsäure; Stuttgart 1992
THORWALD, JÜRGEN: Macht und Geheimnis der frühen Ärzte; 7. Aufl. München 1977
VERG, ERIK/PLUMPE, GOTTFRIED/SCHULTHEIS, HEINZ: Meilensteine; Leverkusen 1988
VOLLMER, HELGA: Enzyme für die Frau; Berlin 1995
VOLLMER, HELGA: Herzinfarkt und Schlaganfall, Vorbeugung, Diagnose, Therapie; München 1995
VOLLMER, HELGA: Die Jahre zählen nicht, München 1994
VOLLMER, HELGA: Jungbrunnen Hormone, München 1993
ZÜNDORF UWE: research Nr. 6/1992

Register